Ergotherapie – Theorien und Modelle

Ergotherapie – Theorien und Modelle

Die Praxis begründen

Rosemary Hagedorn

Deutsche Übersetzung
von Barbara und
Jürgen Dehnhardt

25 Abbildungen

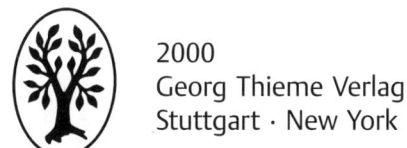

2000
Georg Thieme Verlag
Stuttgart · New York

Autorin:
Rosemary Hagedorn
DipCOT DipTCDHEd MSc FCOT
18 Priory Road
Arundel, West Sussex
England BN18 9EN

Übersetzer:
Barbara und Jürgen Dehnhardt
Sieverstraße 18
30625 Hannover

Die Deutsche Bibliothek – CIP-Einheitsaufnahme

Hagedorn, Rosemary
Ergotherapie – Theorien und Modelle
Die Praxis begründen
Dt. Übers. von Barbara und Jürgen Dehnhardt
Stuttgart ; New York : Thieme, 2000
Einheitssacht.: Foundations for Practice
in Occupational Therapy
NE:

Originalausgabe:
This translation of R. Hagedorn, **Foundations for Practice in Occupational Therapy, 2e** is published by arrangement with Churchill Livingstone, a division of Harcourt Brace and Company Limited
© Harcourt Brace and Company, 1991, 1996

© 2000 Georg Thieme Verlag
Rüdigerstraße 14, 70469 Stuttgart
Printed in Germany

Zeichnungen; Stefanie Gay, Bremen
Umschlaggestaltung: Martina Berge,
Erbach/Ernsbach
Satz: Mitterweger & Partner,
Plankstadt bei Heidelberg
Druck: Gutmann + Co. GmbH, 74388 Talheim

ISBN 3-13-125651-6   1 2 3 4 5 6

Wichtiger Hinweis: Wie jede Wissenschaft ist die Medizin ständigen Entwicklungen unterworfen. Forschung und klinische Erfahrung erweitern unsere Erkenntnisse, insbesondere was Behandlung und medikamentöse Therapie anbelangt. Soweit in diesem Werk eine Dosierung oder eine Applikation erwähnt wird, darf der Leser zwar darauf vertrauen, dass Autoren, Herausgeber und Verlag große Sorgfalt darauf verwandt haben, dass diese Angabe dem **Wissensstand bei Fertigstellung des Werkes** entspricht.

Vorwort zur deutschen Übersetzung

Als ich erfuhr, dass eine deutsche Übersetzung meines Buches 'Foundations for Practice in Occupational Therapy' geplant ist, war ich überrascht und habe mich sehr gefreut. Der Originaltext ist an englischen Schulen weit verbreitet, und ich hoffe, dass die Übersetzung auch in Deutschland eine brauchbare und anregende Ergänzung zur Fachliteratur wird. Die Zusammenarbeit mit Barbara und Jürgen Dehnhardt hat mir viel Spaß gemacht; die beiden haben es fertig gebracht, die sperrige englische Terminologie ins Deutsche zu übertragen.

Ergotherapeuten sind praktische Menschen, die praktische Tätigkeiten schätzen; aber in der Vergangenheit haben sie es nicht geschafft, die Verbindung zu einschlägigen Theorien herzustellen. Das Verständnis für die theoretische Basis des Berufes bereichert die Praxis. Es ermöglicht uns, unseren Klienten eine besser durchdachte Therapie anzubieten und unsere Arbeit anderen besser zu beschreiben und ihnen gegenüber zu vertreten. Bisher wurde die theoretische Fundierung überwiegend von amerikanischen, kanadischen und australischen Praktikern geleistet. Ich freue mich auf das Entstehen einer echt europäischen Perspektive im neuen Jahrtausend.

Arundel 1999   *Rosemary Hagedorn*

Anmerkungen zur Übersetzung

Wir haben uns bemüht, die Übersetzung dieses theoretischen Buches so leicht lesbar wie möglich zu gestalten. Aus diesem Grunde verwenden wir für alle Wörter, die Personen bezeichnen, nicht Doppelbenennungen (Therapeutin oder Therapeut, Klientin oder Klient), sondern durchgehend die männliche Form. Darin eingeschlossen sind selbstverständlich alle weiblichen Mitglieder der menschlichen Gesellschaft. Die Lösung dieses Problems im englischen Original, abwechselnd die männliche und die weibliche Form zu benutzen, erscheint uns nicht günstiger.

Ein zentraler Begriff des Berufes ist im Englischen das Wort 'occupation'. Dafür gibt es mehrere Möglichkeiten der Übersetzung wie Beschäftigung, Betätigung, Tätigkeit, Handeln, Berufstätigkeit .... . Im Einklang mit anderen kürzlich erschienenen Übersetzungen und einer Gruppe von Berufsangehörigen, die sich derzeit mit der Übersetzungsproblematik beschäftigt, haben wir überwiegend das Wort 'Betätigung' gewählt. 'Beschäftigung' erscheint uns auch deshalb nicht sinnvoll, weil sich in den Medien ein sehr negativer Gebrauch des Wortes 'Beschäftigungstherapie' eingebürgert hat. Die kürzlich erfolgte Änderung der Berufsbezeichnung von Beschäftigungs- und Arbeitstherapie in Ergotherapie wird deshalb allgemein begrüßt.

Ein weiterer wichtiger Begriff ist 'performance'. Je nach Kontext müsste dafür Durchführung, Leistung, Handlung oder Erfolg geschrieben werden. Um hier in der Übersetzung zu einer einheitlichen Formulierung zu kommen, haben wir in Ermangelung eines äquivalenten deutschen Wortes das in der Psychologie gängige 'Performanz' gewählt. Bisher ist in der deutschen ergotherapeutischen Literatur dieser Ausdruck noch wenig bekannt, wir sind aber sicher, dass er sich in Anbetracht der derzeitigen Bewegung zur Eroberung englischsprachiger Literatur in kurzer Zeit auch bei uns einbürgern wird.

Die Unterscheidung von Fähigkeiten (abilities) und Fertigkeiten (skills) wird im Deutschen nicht so konsequent benutzt wie im Englischen. Die Autorin ist in der Benutzung sehr viel genauer, allerdings auch nicht immer (so wie auch wir nicht in unserer Übersetzung). Der Begriff 'Fertigkeiten' mag für deutsche Leser an manchen Stellen etwas ungewohnt klingen. Die Unterscheidung zwischen einer Fertigkeit, die erworben wurde und der – angelegten – Fähigkeit, die jemand hat, um bestimmte Fertigkeiten zu erlernen, wird jedoch deutlicher.

Ein auch im Englischen noch relativ junger Ausdruck ist 'clinical reasoning'. Dies ist eine besonders harte Nuss, weil darin so viel Unterschiedliches mitschwingt. Dazu gehört das Informationssammeln, Auswerten, Beurteilen, Diskutieren, Vergleichen mit früheren Erfahrungen, aber auch das Entscheidung-Fällen. In anderen Übersetzungen steht 'klinisches reasoning' oder einfach das englische Original. Im Bemühen um einen deutschen Begriff haben wir uns auf 'klinische Argumentation' festgelegt.

Bei der Übersetzung des englischen 'student' haben wir uns im Hinblick auf die sich anbahnende Möglichkeit, diesen Beruf auch in Deutschland an Fachhochschulen zu studieren, für 'Student' entschieden – wohl wissend, dass die Auszubildenden an den Berufsfachschulen derzeit als 'Schüler' bezeichnet werden.

Im Glossar gibt die Autorin für manche Begriffe die Bedeutung in der Fassung an, wie sie im Concise Oxford Dictionary (dem in England weit verbreiteten Standard-Lexikon) stehen. Wir haben in diesen Fällen die Definitionen aus dem dtv-Lexikon übernommen.

Hannover 1999   *Barbara und Jürgen Dehnhardt*

Vorwort

Zu diesem Buch

Als ich 1990 anfing, die erste Auflage dieses Buches zu schreiben, wollte ich für Studenten und Praxisanleiter einen – relativ – einfachen Führer durch den trüben Morast von 'Modellen und dergleichen' bereitstellen. Für viele Studenten war dies ein wirklich 'schauriges Moor'. Fünf Jahre später ist dieser Schlamm immer noch recht zäh, und es ist für den Anfänger noch genau so schwierig, durch den Sumpf der Ideen zu waten, auch wenn sich schon ein paar feste Stellen an der Oberfläche zu bilden beginnen.

Genug der Metaphern. Ich freue mich sehr, dass das Buch sich als so nützlich erwiesen hat, dass eine zweite Auflage gerechtfertigt ist. Die ursprüngliche Form ist geblieben, aber ich habe versucht, den Inhalt entsprechend neueren Entwicklungen in der Theoriebildung zu aktualisieren und zu erweitern.

Falls Sie dieses Buch aufschlagen, um einfache 'Richtig- bzw. Falsch-Antworten' zu bekommen, so werden Sie wahrscheinlich enttäuscht sein. Das zurzeit entstehende Grundwissen ist zu komplex und widersprüchlich. Unser Beruf hat es immer noch nicht geschafft, Schlüsselpunkte und Konzepte übereinstimmend zu definieren. Vielleicht ist die Suche nach einer international anerkannten Terminologie in der Ergotherapie oder nach einem einheitlichen ET-Paradigma einfach nur eine Fata Morgana, die uns von unserer eigentlichen Arbeit – der Behandlung von Patienten – ablenkt? Entscheiden Sie selbst.

Wer die erste Auflage kennt, mag bedauern, dass ich einige meiner Gedanken verändert und manche Konzepte anders dargestellt habe. Dies ist teilweise auf Kommentare zum ursprünglichen Text hin geschehen und teilweise deshalb, weil wir alle einem sich verändernden Bild hinterher jagen. Das ist nützlich und sinnvoll. Ein Mensch oder ein Beruf, der sich nicht verändert, wenn Änderung nötig ist, ist verloren.

Zu meiner Person

Ich möchte in diesem Buch direkt zu Ihnen, meine Leser und Leserinnen, sprechen in der Hoffnung, dass Sie sich anregen lassen, über das, was Sie lesen, nachzudenken, aktiv zu lernen und nicht etwa meine Gedanken unbesehen zu übernehmen, nur weil sie gedruckt sind.

Jeder Autor hat eine Vergangenheit. Diese Vergangenheit färbt und filtert die Wahrnehmung und führt zu einer persönlichen Welt von Einstellungen, Ideen, Scheuklappen, Werten und Vorurteilen, aus der der Autor nicht ausbrechen kann, selbst wenn er es versucht. Ich glaube, dass es für Sie wichtig ist, das zu verstehen und dieses Buch mit kritischer Einstellung zu lesen und in Frage zu stellen.

Dafür mag es Ihnen dienlich sein, ein wenig über meinen beruflichen Werdegang zu erfahren. Ich habe mein Examen 1965 gemacht und habe dann hauptsächlich mit erwachsenen und älteren Menschen mit physischen Erkrankungen oder Verletzungen gearbeitet. Später habe ich als Ergotherapeutin für einen bestimmten Bezirk an der Bereitstellung verschiedener Dienste gearbeitet, darunter auch solcher für Klienten mit psycho-sozialen Störungen oder Lernschwierigkeiten. Nach vielen Jahren der Praxis bin ich dann 1986 in die Ausbildung gegangen und habe die Leitung der Ergotherapieschule in Crawley übernommen, wo Mitarbeiter und Studenten meine akademischen Interessen so beflügelten, dass ich dieses Buch schrieb. Nach dem Fortgang aus Crawley habe ich mir einige Zeit für meine persönliche Weiterentwicklung gegönnt (durch ein Magisterstudium in Ergotherapie) und weiterhin geschrieben. Jetzt bin ich zu einer Mischung aus praktischer Arbeit und Forschung zurückgekehrt.

Ich bin mehr und mehr davon überzeugt, dass Ergotherapie sich deutlich an menschlicher Betätigung ausrichten sollte und dass die wichtigsten Kernfähigkeiten des Therapeuten die Betätigungsanalyse und -anpassung sind.

Im Vorwort zur ersten Auflage habe ich geschrieben: 'Als Berufsgruppe verwenden wir nicht annähernd genug Zeit darauf, miteinander zu diskutieren, was wir tatsächlich tun und was wir wirklich denken ... in einer Zeit, in der wir mehr denn je kritisch beobachtet werden und unser Tun rechtfertigen müssen, ist dieser Dialog ein notwendiges Instrument, um unsere Methoden, Ziele und Standards zu definieren'. Dies gilt noch immer, und ich hoffe, dass dieses Buch die Diskussion anregt.

Arundel 1996   *Rosemary Hagedorn*

Inhalt

TEIL 2 Begriffliche Grundlagen für die Praxis

Ergotherapie: Überblick über Theorie und Praxis

1 Einführung

Es gibt jetzt so viele Bezugssysteme und Modelle für die Praxis der Ergotherapie (ET), dass es schwierig ist, sich in den Begriffen und der Terminologie zurecht zu finden. Wozu dient ein Modell? Welches sollte wann angewandt werden? Was ist der Unterschied zwischen Modell und Bezugssystem? Was hat die Theorie mit dem zu tun, was der Therapeut tatsächlich mit dem Patienten oder Klienten macht?

Das Buch soll eine Grundlage für Studenten darstellen aber ebenso nutzbringend für praktizierende Therapeuten sein, die ihr theoretisches Vokabular erweitern und analytischer vorgehen möchten. Es ist ein Buch über Ideen – das 'Warum' und das 'Was' der Ergotherapie – nicht über das 'Wie' von Techniken und Praxis; um mehr über Letzteres zu erfahren, sollten Sie sich an andere Quellen wenden, von denen ich einige in der Literaturliste angegeben habe.

Der Stoff ist auf der Einführungsebene dargestellt, und es ist zu empfehlen, sich in weiterführende Texte einzuarbeiten, wenn Sie ein Modell anwenden wollen. Am Ende des Buches befindet sich ein Verzeichnis der hier benutzten Literatur.

Studenten möchten meist gern eine Anleitung, wie sie Patienten behandeln sollen; dabei hoffen sie, dass ihnen gesagt wird, was 'richtig' und was 'falsch' ist. Wenn man mehr Erfahrung gewinnt, wird man erkennen, dass Behandeln in den seltensten Fällen so einfach ist. Es mag einerseits Dinge geben, die eindeutig unangemessen sind, aber andererseits gibt es meist mehrere Möglichkeiten zur Behandlung. Was Sie auswählen, wird zum Teil von den individuellen Umständen und Vorlieben Ihres Patienten abhängen, zum andern von dem Modell oder der Theorie, die Sie gewählt haben. Die Sicherheit, mit der Sie diese Auswahl treffen können, hängt von der Qualität Ihrer Klinischen Argumentation ab; es genügt nicht, wie ein Therapeut zu *handeln,* Sie müssen auch lernen, wie ein Therapeut zu *denken.*

Beispiele von möglichen Anwendungen sind jeweils bei der Beschreibung eines Ansatzes angegeben, jedoch sollten diese als aufgezeigte Möglichkeiten gesehen werden, nicht als 'Rezepte'.

Wenn Sie Fallbeispiele aus Ihrer derzeitigen Erfahrung einem speziellen Modell oder Bezugssystem zuordnen können, so wird dies hilfreich zum Verstehen der Anwendung sein. Außerdem kann es Ihnen weiterhelfen, wenn Sie sich vorstellen, was geschehen würde, wenn in einem speziellen Fall ein anderer Ansatz benutzt würde. Sprechen Sie mit anderen über Ihre Ideen. Teilweise finden Sie schon eine Erörterung im Text, und gelegentlich werden Fragestellungen aufgezeigt, aber erwarten Sie nicht, dass ich Ihnen eine einzige 'richtige' Antwort vorgebe: es gibt fast immer mehr als eine, und es ist gut möglich, dass Ihnen eine einfällt, an die ich noch gar nicht gedacht habe.

1.1 Es gibt nicht *die* 'richtige' Antwort

Die Tatsache, dass es nicht nur eine einzige 'richtige' Anwort gibt, wenn wir uns mit Modellen und Bezugssystemen für die Praxis beschäftigen, ist wichtig. Es ist zwar angenehm, die intellektuelle und emotionale Bestätigung zu haben, dass man es 'richtig macht'. Je weiter man jedoch in der Ausbildung fortschreitet, desto deutlicher entdeckt man, dass solche Sicherheiten selten sind, und dass selbst unveränderliche 'Fakten' bei näherem Hinsehen in Zweifel zu ziehen sind. Das Wissen verändert sich ständig.

Die Modellbildung und die Definition von Bezugssystemen in der Ergotherapie befindet sich immer noch in der Entwicklung.

Sie werden schnell feststellen, dass Ideen fließend und Begriffe verwirrend sind. Unterschiedliche Autoren benutzen unterschiedliche Versionen. Dies stellt große Ansprüche an den Studenten, und macht es auch für denjenigen schwer, der versucht, die derzeitigen Vorstellungen einfach zu formulieren.

Ein bekannter amerikanischer Pädagoge (Perry 1970) hat für den Entwicklungsprozess des Lernens neun 'Positionen' beschrieben, im Laufe derer der Student den schwierigen kognitiven Übergang vom grundlegenden Dualismus (richtig/falsch) über verschiedene Stufen auf der Leiter der Erkenntnis- und Begriffsbildung vollzieht, wobei er allmählich versteht, dass kompetente Personen durchaus verschiedener Meinung sein können, bis er schließlich erkennt, dass man seine eigenen Vorstellungen entwickeln und dennoch flexibel genug bleiben muss, diese im Laufe seines Lebens durch weitere Lernprozesse zu verändern.

Ob Sie nun Perry's Lernmodell zustimmen oder nicht, so lohnt es doch auf jeden Fall sich zu merken, dass Lernen neben kognitiven auch zu affektiven Reaktionen führt: Lernen kann an- und aufregend sein, dazu gehört auch, dass Sie Verwirrung, Herausforderung oder manchmal sogar Ärger verspüren, wenn Sie sich mit neuen, gelegentlich einander widersprechenden Konzepten herumschlagen.

In Teil 1 beschreibe ich, wie man den ergotherapeutischen Prozess einsetzt, und welches die dazu nötigen Kernfähigkeiten des Ergotherapeuten sind. Ich untersuche die Probleme, die der Therapeut mit der zur Beschreibung der Theorien benutzten Terminologie hat und die Beziehung zwischen Theorie und Praxis.

Im Teil 2 werden die unterschiedlichen Sichtweisen menschlicher Verhaltensformen und Funktionen beschrieben, die zu den in der Therapie angewandten Bezugssystemen und den dazugehörigen Ansätzen führen. Kapitel 9 behandelt Veränderungsprozesse, und Kapitel 10 stellt von Ergotherapeuten entwickelte Modelle vor, die den Blick auf das Individuum in seiner Rolle als Teilnehmer an Betätigungen lenken.

Dieses Buch enthält viel komprimierte Information. Ich hoffe, dass es Ihre intellektuelle Neugier anregt und dass Sie weiter lesen möchten, aber es ist vielleicht besser, das Lesen in verdauliche Happen aufzuteilen, so dass Sie Pausen zwischen den einzelnen Bissen haben – es könnte sonst geistige Verdauungsschwierigkeiten geben.

1.2 Wesen der Ergotherapie

Ergotherapie ist ein komplexer Beruf mit breiter Basis, der Medizin und Sozialwissenschaften verbindet und dazu noch praktische künstlerische und technische Aspekte einbezieht.

Zum Teil entstanden die Anfänge schon im 18. Jahrhundert durch die Arbeit des französischen Arztes und Psychiaters Philippe Pinel und des Engländers William Tuke, die den 'Retreat of York' gründeten, eine Anstalt, in der bahnbrechende und liberale Gedanken für die Behandlung der psychisch Kranken entwickelt wurden.

Diese und andere Ideen wurden zu Beginn des 20. Jahrhunderts in Amerika gebündelt, wo eine heterogene, zunächst weit verstreute Gruppe von Angehörigen unterschiedlicher Berufe – Psychiater, Ärzte, Schwestern, Lehrer, Architekten, Sozialarbeiter – sowohl das Konzept der Betätigung als heilendes Mittel entwickelten als auch das der aktiv an der eigenen Gesundheit und dem Wohlbefinden durch Betätigung beteiligten Person. Der englische Begriff 'Occupational Therapy' wurde 1914 durch George Barton geprägt, und die 'National Society for the Promotion of Occupational Therapy' (Vorläufer des amerikanischen Berufsverbandes) wurde 1917 gegründet.

Es gibt zahlreiche Definitionen für Ergotherapie, und nur einige der neueren sollen hier aufgeführt werden.

Der Weltverband der Ergotherapeuten (WFOT) konstatiert 1989, dass:

»Ergotherapie die Behandlung von physischen oder psychischen Zuständen durch spezifische Aktivitäten ist mit dem Ziel, Menschen dazu zu verhelfen, ein Maximum an Funktion und Unabhängigkeit zu erreichen.«

Die Kammer der Ergotherapeuten in Großbritannien stellte 1994 ihre Position in einer Erklärung zu Kernfähigkeiten und zu begrifflichen Grundlagen für die Praxis dar, die die WFOT-Definition aufnahm und fortfuhr:

»Der Ergotherapeut untersucht die physischen, psychischen und sozialen Funktionen eines Menschen, findet gestörte Bereiche heraus und bindet den Betreffenden in ein strukturiertes Programm von Aktivitäten ein, um Fähigkeitsstörungen zu überwinden. Die ausgewählten Aktivitäten entsprechen den persönlichen, sozialen, kulturellen und wirtschaftlichen Bedürfnissen des Klienten und spiegeln die Umweltfaktoren, die sein Leben bestimmen, wider.«

Dieses Statement umfasst auch die vom Committee of Occupational Therapists for the European Community (COTEC – Komitee der Ergotherapeuten in der EU) vorgestellte Definition:

»Ergotherapeuten untersuchen Menschen und behandeln sie durch sinnvolle Aktivitäten, um Fähigkeitsstörungen zu verhüten und die individuelle Unabhängigkeit zu entwickeln.«

Diese Definitionen besitzen zwar den Vorteil der Kürze, geben aber nicht die gesamte Bandbreite der derzeitigen ergotherapeutischen Praxis wieder, besonders nicht für den sich schnell weiter entwickelnden Bereich der gemeindenahen Arbeit.

Darüber hinaus gibt es noch viele, meist längere Definitionen und Erklärungen, und alle bieten Anlass zur Kritik. Es ist eine interessante Übung, einmal zu versuchen, selbst eine Definition zu schreiben – es macht einem deutlich, wie schwierig es ist, eine befriedigende informative Zusammenfassung von etwas so Facettenreichem wie der Ergotherapie zu erstellen.

Dennoch ist es notwendig, dass Ergotherapeuten mit den verfügbaren Definitionen vertraut sind und dass jeder in der Praxis Tätige Prinzipien, Sinn und Zweck des Berufes verinnerlicht hat.

Es wird noch immer viel über das Wesen der Ergotherapie diskutiert, aber es zeichnet sich doch Einigkeit in grundlegenden Annahmen und Sichtweisen ab. Ergotherapie:

– befasst sich mit dem Menschen und den Rollen, Betätigungen, Aktivitäten und Interaktionen innerhalb dessen persönlichem Umfeld.
– gibt dem Menschen die Kraft und die Fähigkeit, in seinem täglichen Leben kompetent und vertrauensvoll zu agieren und trägt zu seinem Wohlbefinden bei.
– nutzt Aktivitäten einfallsreich und therapeutisch, um für den Menschen sinnvolle Ziele zu erreichen und die Auswirkungen von Dysfunktion möglichst gering zu halten.
– braucht die aktive Teilnahme des Individuums am therapeutischen Prozess und die Partnerschaft zwischen Therapeut und Patient bei der Planung und beim Durchlaufen des Prozesses.

1.3 Handlungskompetenz und Handlungsdysfunktion

Eine Person kann kompetent handeln, wenn sie in der Lage ist, alle Anforderungen einer Aufgabe zu erfüllen, den Anforderungen in jeder Art von Umwelt gerecht zu werden und mit Hilfe erlernter Fertigkeiten in jeder Situation angemessen zu agieren, zu interagieren und zu reagieren.

Handlungsdysfunktion tritt auf, wenn eine Person unfähig ist, die normalen Dinge des Alltags, die sie tun möchte oder muss, zu bewältigen. Die Gründe hierfür können sehr unterschiedlich und komplex sein.

Eine Dysfunktion ist die zeitweilige oder dauerhafte Unfähigkeit, diejenigen Rollen, Beziehungen und Tätigkeiten wahrzunehmen, die von einer Person vergleichbaren Alters, Geschlechts und kulturellen Hintergrunds erwartet werden. Dies ist nicht das Gleiche wie eine Fähigkeitsstörung, also der Verlust einer körperlichen oder kognitiven Fähigkeit. Man kann eine Fähigkeitsstörung haben (z. B. Paraplegiker oder amputiert sein), aber dennoch fähig sein, ein vollgültiges und angemessenes Leben zu führen.

Andererseits kann man dysfunktional sein (z. B. schlecht angepasst oder unfähig, mit den Anforderungen des Lebens fertig zu werden), ohne irgend eine Fähigkeitsstörung zu haben. Alle Leute können bis zu einem gewissen Grade dysfunktional werden, wenn sie in eine ungewohnte oder schwierige Situation kommen oder wenn sie mit einem besonders belastenden Ereignis konfrontiert werden, aber solch eine Dysfunktion ist meist vorübergehend und verschwindet entweder bei Nachlassen des Drucks oder durch minimale Intervention. Die Art von Dysfunktion, mit der Ergotherapeuten zu tun haben, ist meist komplexer und schwieriger zu beheben.

Eine mögliche Definition von Dysfunktion ist, sie als fehlende Balance zwischen den Fähigkeiten des Individuums, den Anforderungen des Umfeldes und der Schwierigkeit der Aufgabe zu beschreiben.

Ein Mensch kann Fähigkeiten verloren oder sie noch nie erlernt haben. Er kann emotional negativ auf Aktivitäten reagieren. Das physische Umfeld kann ungünstig sein, mit zu hohen oder zu niedrigen Anforderungen. Das soziale Umfeld kann zu hohe Anforderungen stellen oder zu viel Unterstützung bieten. Die Aufgaben können zu schwierig oder die Instrumente unangemessen sein.

Die Rolle des Ergotherapeuten besteht darin einzugreifen, um dem Menschen beim Ausbalancieren dieser Faktoren und beim Wiedererlangen der Kompetenz zu helfen. Der Therapeut kann die Handlungsanforderungen anpassen, das Umfeld so verändern, dass es mehr Unterstützung bietet, und er kann dem Individuum ein neues Repertoire von Fertigkeiten beibringen bzw. ihm helfen, die verlorenen wiederzuerlangen.

Ergotherapie ist notwendigerweise ein Prozess, an dem das Individuum aktiv beteiligt sein muss. Aufgabe des Therapeuten ist es zu befähigen, zu bestärken und zu fördern, aber Lösungen kann er nicht verordnen. Diese Sichtweise von Ergotherapie und Handlungskompetenz stellt Abbildung 1.**1** dar.

1.4 Beziehungen zwischen Theorie und Praxis

Ein Beruf wie die Ergotherapie muss sich als Reaktion auf die Bedürfnisse von Menschen in bestimmten Kulturen und in Übereinstimmung mit Ent-

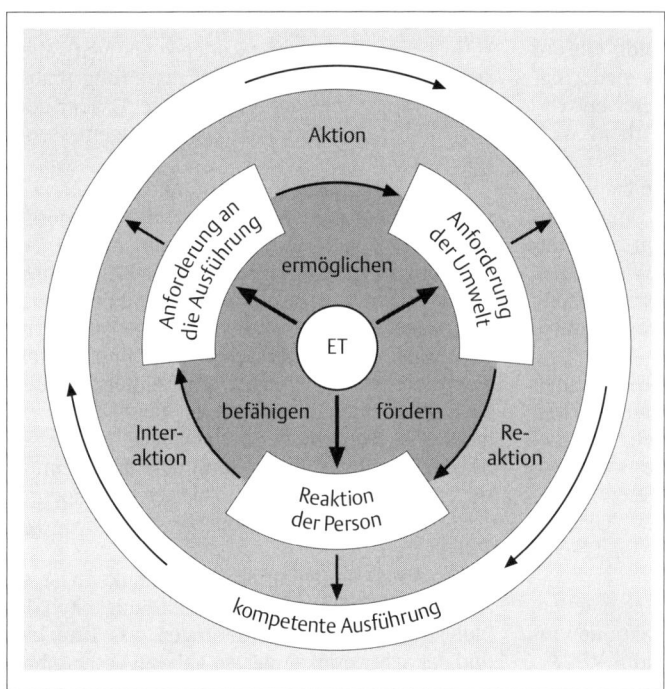

Abb. 1.**1** Ergotherapie und Betätigungskompetenz.

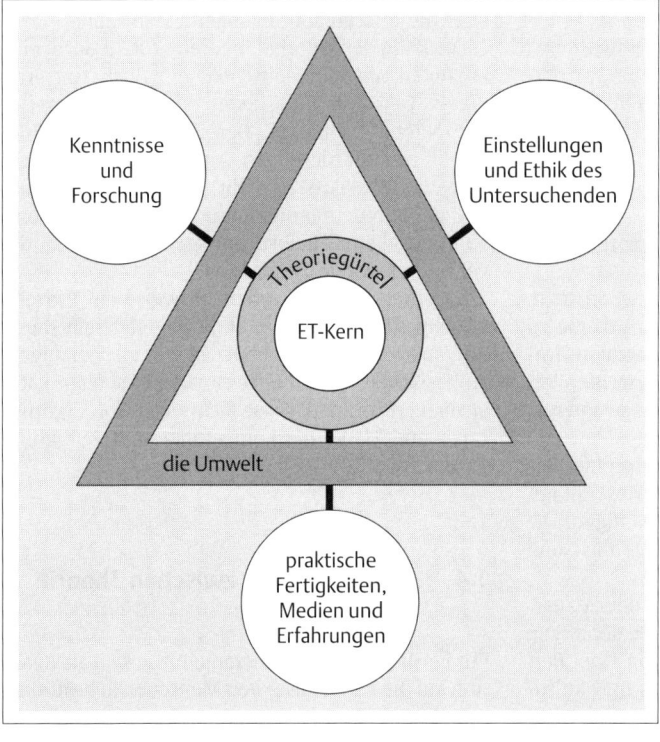

Abb. 1.**2** Beziehungen zwischen den Elementen der beruflichen Praxis.

wicklungen in der Medizin und anderen Wissenschaften ständig weiterentwickeln und entfalten.

Das zentrale Konzept der Ergotherapie muss jedoch geschützt und erhalten werden, sonst würde die Ergotherapie immer wieder Gefahr laufen, entweder von anderen Berufen vereinnahmt zu werden oder sich bis zur Unkenntlichkeit zu verändern. Diesem stabilen zentralen Kern hat man viele Namen gegeben wie 'Paradigma' und 'berufliches Modell' – siehe dazu Kapitel 4.

Um diesen Kern herum scharen sich Theorien und Praxismodelle aus vielen Quellen. Der Stoff dieses 'Theoriegürtels' wird sowohl durch den Inhalt des Kerns beeinflusst, der festlegt, was Ergotherapie ist, als auch dadurch, was sie tut (und was sie nicht tut), durch das Wissen und die durch Untersuchungen gewonnenen Erkenntnisse des Berufes, durch Wertvorstellungen, Einstellungen und Ethik der Praktiker und durch praktische Fertigkeiten, Erfahrungen und Medien.

Wenn ein Therapeut daran geht, dies in die Praxis umzusetzen, ist das, was er tut, zusätzlich beeinflusst durch das Umfeld der Praxis, also die Gesellschaft und Kultur, in der er praktiziert, die Bedürfnisse einer bestimmten Klientengruppe, den Ort (z.B. im Krankenhaus oder gemeindenah) und durch einen ganzen Berg von Kontextfaktoren, wozu auch die persönliche Erfahrung des Therapeuten gehört. Diese Zusammenhänge zwischen den Elementen der beruflichen Praxis zeigt Abbildung 1.**2**.

Für Studenten wahrscheinlich am schwierigsten zu erlernen und zu beherrschen ist die Beziehung zwischen dem stabilen zentralen Kern der beruflichen Praxis einerseits und den unterschiedlichen Theorien andererseits, die dazu dienen können, dass Studenten ihre Patienten besser verstehen und dass sie ihre praktische Tätigkeit in verschiedenen Situationen gestalten können.

Der erste Teil dieses Buches möchte diese wichtige Beziehung zwischen Wissen, Tun und Denken untersuchen und klären.

2 Ergotherapeutischer Prozess

Ergotherapeutischer Prozess wird die Folge von Aktionen genannt, die ein Therapeut unternimmt, um einen Patienten zu behandeln. Es ist keine Theorie, auch nicht Therapie, aber es bietet die organisatorische Struktur für beides.

Es gibt eine Reihe von Darstellungen dieses Prozesses in Lehrbüchern, die alle ein wenig unterschiedlich sind, je nach persönlicher Ansicht des Autors. Im Allgemeinen besteht aber weitgehende Übereinstimmung über das grundsätzliche Schema, als da sind das Sammeln von Informationen über den Patienten, seine Situation und Probleme, Auswertung dieser Informationen, Zielsetzung der Behandlung, Festlegung von Prioritäten, Entscheidung über notwendige Schritte, Durchführung des Ganzen und Evaluation des Ergebnisses.

Obwohl dies gemeinhin als 'ET-Prozess' bezeichnet wird, ist doch klar, dass das nicht nur in der Ergotherapie so ist. Es ist eine Form des grundsätzlichen Problemlösungsprozesses in allen Gesundheitsberufen.

So besteht zum Beispiel der 'Pflegeprozess' aus vier Stufen: Befund erheben, planen, durchführen und evaluieren (Yura u. Walsh 1988). Der ergotherapeutische Prozess könnte genauso gut auch als Fallmanagement-Prozess gesehen werden, in dem Intervention definiert, in eine Reihenfolge gebracht und strukturiert wird.

Wie aus Abbildung 2.1 ersichtlich, wird die Behandlungsabfolge begonnen, wenn eine Verordnung kommt. Der Therapeut tritt dann in den Zyklus der Informationssammlung und Problemanalyse, Durchführung der Aktionen und Evaluation des Ergebnisses ein. Dies wiederholt sich, bis die Behandlung als abgeschlossen betrachtet oder der Patient entlassen wird.

Wenn dies also der allgemeine Prozess ist, wie er auch von anderen Berufen benutzt wird – was macht ihn dann zu Ergotherapie und nicht beispielsweise zum Pflegeprozess? Die Antwort ist zugleich einfach und sehr komplex: Es ist ein Ergotherapeut, der den Prozess benutzt. Der Therapeut setzt die typische Kombination von persönlicher Erfahrung, Kenntnissen, Fertigkeiten und Werten ein, die zusammengenommen die Praxis der Ergotherapie ergeben. Er kann den ergotherapeutischen Prozess, geleitet durch seine Klinische Argumentation, dazu benutzen, andere Prozesse zu koordinieren und zu kombinieren. Dies wird später noch beschrieben, aber zunächst soll der ergotherapeutische Prozess näher betrachtet werden.

Der ergotherapeutische Prozess wird oft in Form eines Zyklus oder eines Flussdiagramms dargestellt, wobei einfach Phase auf Phase folgt. In der Praxis ist der ergotherapeutische Prozess weitaus flexibler und dynamischer als ein solches Diagramm erwarten lässt.

Zunächst einmal gibt es in jeder Phase 'Unterprogramme', in denen jeweils Informationen ausgewertet werden, und es gibt 'Ausstiegsstellen', wo entschieden werden kann, ob die Behandlung unnötig oder ineffektiv ist und daher beendet werden

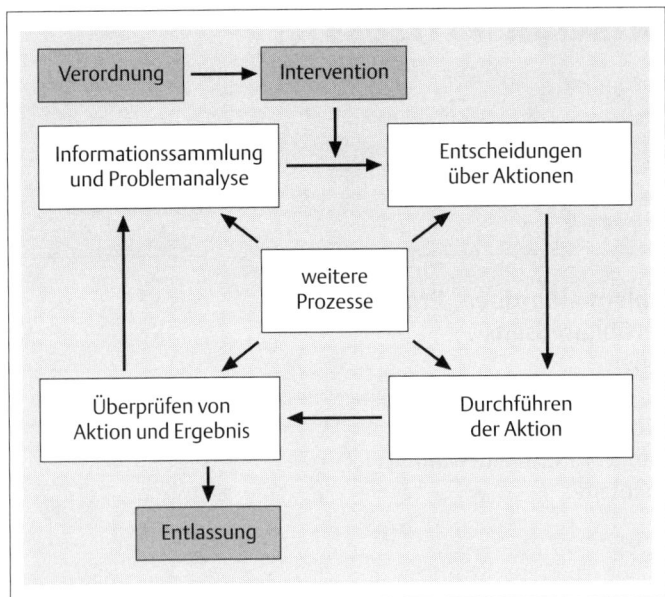

Abb. 2.**1** Der Prozess des Fall-Managements.

sollte. In Abbildung 2.**2** wird versucht, diese komplexere organische Form des problemorientierten ergotherapeutischen Prozesses darzustellen.

Der Student oder Berufsanfänger wird sich wahrscheinlich eng an diese Abfolge halten und muss als Hilfe für das Klinische Argumentieren genau danach vorgehen. Studien von erfahrenen Therapeuten zeigen jedoch, dass sich die Abfolge des ergotherapeutischen Prozesses durch die Erfahrung 'ausklinkt', und der Therapeut sich innerhalb der Phasen im Prozess vor und zurück bewegen kann je nach klinischen Entscheidungen, wobei er mit Informationen in seinem geistigen 'Problemraum' auf eine Weise umgeht, die einen anspruchsvollen Einsatz der Klinischen Argumentation erfordert (Mattingly u. Fleming 1994; Hagedorn 1995b).

Diese Flexibilität macht den Entscheidungsprozess erheblich schneller, aber sie setzt eine kognitive Veränderung voraus, die nur durch Erfahrung erworben werden kann. Studenten und Berufsanfänger müssen sich Zeit nehmen, um diesen Prozess zu beherrschen und bewusst für die Bereitstellung von Therapie einzusetzen; das 'Ausklinken' ist eine natürliche kognitive Entwicklung, die sich mit wachsendem Erfahrungswissen einstellt. Diese Entwicklung kann nicht beschleunigt werden.

2.1 Problem benennen, Problem einordnen, Problem lösen

Problemlösen ist eine Grundfertigkeit des Menschen, und zwar eine für die Therapie wesentliche. Der Therapeut muss die Art des Problems, das der

Patient hat, aufdecken und die Mittel für die Lösung herausfinden. Es ist verführerisch, sich auf das Element der Lösung zu konzentrieren – und natürlich werden Sie in der Literatur Hinweise auf Problemlösungen finden – aber es ist nicht möglich, ein Problem zu lösen, wenn nicht dessen Art und eventuell der Grund verstanden worden sind und solange Sie nicht wissen, was der Patient als Ergebnis erreichen möchte.

Das Problem benennen bedeutet 'sagen, was es ist'. Der Therapeut muss dem Patienten dabei helfen festzustellen, was in der momentanen Situation unbefriedigend ist und wie der Patient sich die Situation eigentlich wünscht.

Das Problem einordnen bedeutet, eine Interpretation auszuwählen, mit der man es beschreibt und behandelt. Zum Beispiel kann 'nicht aus dem Haus gehen' gesehen werden als ein Problem der körperlichen Mobilität, aber es könnte genauso gut ein Problem der Zugänglichkeit sein (Stufen im Weg), der sozialen Isolation (niemand, den man besuchen könnte) oder die Folge einer bestimmten Diagnose wie Platzangst. Jede dieser Interpretationen würde dazu führen, dass der Therapeut einen anderen Handlungsweg einschlägt, um das Problem zu beheben. In manchen Fällen kann mehr als eine Begründung zutreffen, aber man muss darauf achten, dass die Lösungen mit einander verträglich bleiben.

Sobald das Benennen und Einordnen des Problems geschehen ist – zumindest in vorläufiger Form – können sich Therapeut und Patient gemeinsam auf Prioritäten und Ziele einigen. Erst dann kann der Therapeut einen Plan für die Mittel ent-

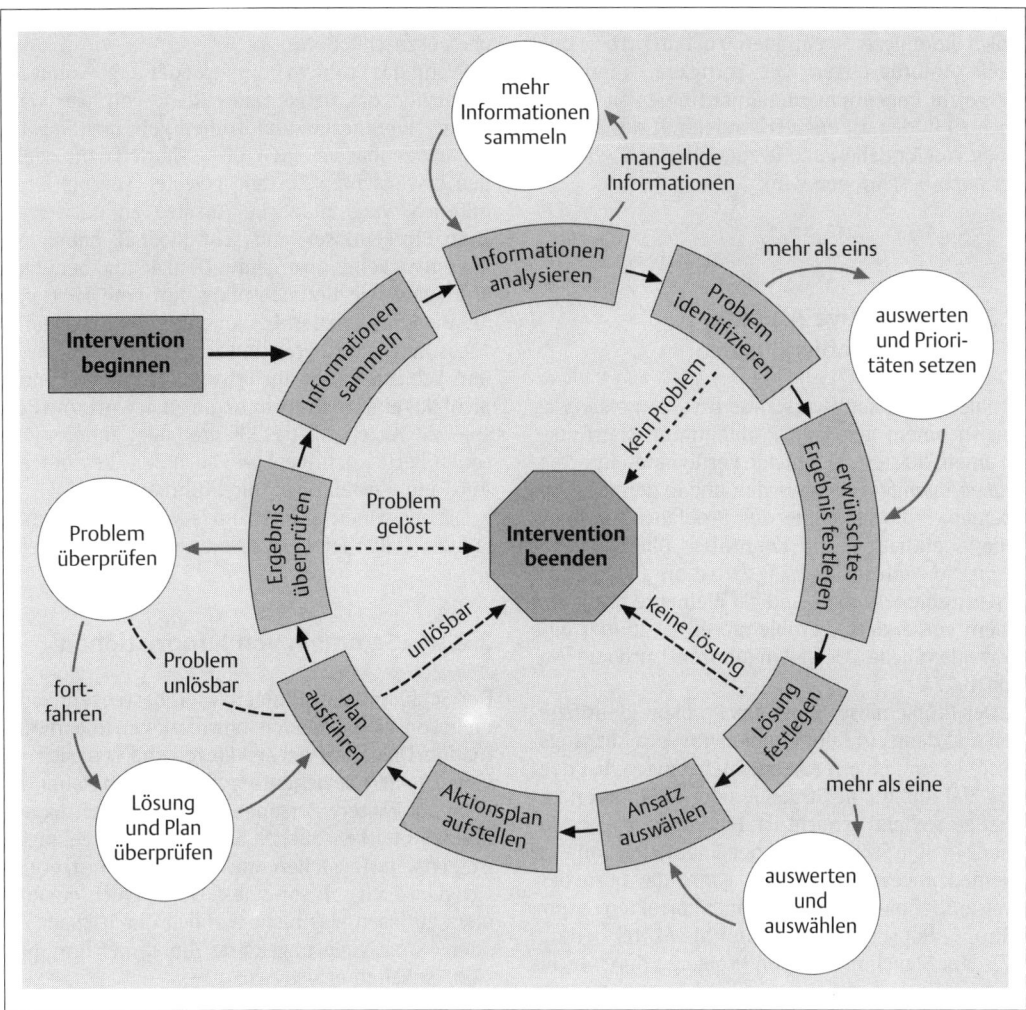

Abb. 2.2 Der Problemlösungsprozess.

werfen, die zum gewünschten Ergebnis führen. Der Therapeut ist möglicherweise mit einem geistigen Vorrat an 'Lösungen' ausgestattet, aber zu einer passenden Lösung kann er nur im Kontext mit einem Individuum und dessen Bedürfnissen kommen.

Das Problem kann sich als ein dem Therapeuten bekanntes herausstellen, oder es kann etwas Neues sein, in welchem Fall der Therapeut sich aufgrund seines Wissens und seiner Erfahrung eine neue Lösung ausdenken oder den Patienten dazu befähigen muss, sich selbst eine zu überlegen – echtes 'Problemlösen'.

Es kann für den Therapeuten offensichtlich sein, dass es ein Problem gibt, aber der Patient möchte es vielleicht nicht erkennen oder daran arbeiten. Es kann in der Tat das eigentliche Problem sein, den Patient dazu zu bringen zu akzeptieren, dass es da ein Problem gibt.

Umgekehrt können andere einem Patienten vermittelt haben, dass er ein Problem hat oder Probleme macht, während der Therapeut sehen kann, dass das Problem nicht bei dem Patienten sondern vielmehr an seiner physischen oder sozialen Umgebung oder an der Art der Tätigkeit liegt.

Es kann auch vorkommen, dass zwar ein Problem vorhanden ist, man aber feststellt, dass hier eine Therapie unnötig, ineffektiv oder nicht förderlich ist. Manche Probleme sind einfach nicht lösbar, und bei vielen muss man Kompromisse eingehen oder Adaptationen vornehmen.

Komplexe Probleme können eine Analyse aus einer Reihe von Blickwinkeln und theoretischen Sichtweisen erfordern, die dann zu jeweils unterschiedlichen Erklärungen und Ansätzen führen. Solch komplexe Situationen zu entwirren, stellt hohe Anforderungen. Die Fertigkeit, alternative Wege zur Benennung und Einordnung von Problemen zu finden, ist eng verbunden mit der Anwendung von Modellen und Bezugssystemen, wie später noch beschrieben wird.

2.2 Kognitive Aspekte des Problemlösens

Problemlösen kann verstanden werden als etwas, das in einem geistigen Problemraum stattfindet, in einem 'Kasten', in den alle verfügbaren Informationen hineingegeben werden und in dem der Problemlöser die Elemente des Problems handhabt. 'Hierin enthalten sind Kenntnisse über das Problem. Sowohl die Ausgangssituation als auch die angestrebte Situation sind als Elemente in diesem Raum vorhanden ... Problemlösen ist immer eine Frage der Suche' (Newell in Johnson-Laird and Wason 1977).

Der Problemlöser muss das Problem identifizieren und dann ein Mittel finden, um vom Ausgangszustand zum einem Zustand zu gelangen, bei dem das Ziel durch eine Strategie oder eine Aktion zufrieden stellend erreicht ist. Eine heuristische Methode – 'eine Strategie, die bei einer Reihe von Problemen angewandt werden kann, die normalerweise, aber nicht immer, zu einer korrekten Lösung führt' (Atkinson 1993) – kann als Mittel benutzt werden. Manchmal können Probleme durch Intuition, in der sich die Lösung plötzlich ohne weitere Interventionsstadien ergibt, gelöst werden.

Der Problemlöser kann die Mittel-Zweck-Analyse anwenden – eine Problemlösestrategie, in der der jetzige Zustand mit dem angestrebten verglichen wird, um den wichtigsten Unterschied herauszufinden. Die Überwindung dieses Unterschieds wird dann zum hauptsächlichen Teilziel. Eine andere Strategie ist die Unterschiedreduzierung, wobei Teilziele gesetzt und erreicht werden; dabei bewegt man sich schrittweise auf das erwünschten Ziel zu (Atkinson 1993).

Eine vertraute Lösung kann zu einer geistigen Haltung führen, die das Problemlösen einschränkt, wenn nämlich der Problemlöser sich auf eine bestimmte Lösung, die früher funktioniert hat, einschießt und aus dieser Haltung nicht heraus kommt, wenn er auf ein anderes, nur oberflächlich gleiches Problem stößt. Ein Patient kann in dieser Falle gefangen und unfähig werden, aus seiner Schwierigkeit selbst einen Ausweg zu finden. Ein Therapeut muss sich davor hüten, sich auf vertraute

Lösungen zu verlassen und dadurch andere mögliche auszuschließen.

Wenn das Problem komplex oder ungewohnt ist, produziert das Denken eine Reihe von 'was wäre wenn'-Hypothesen und früher gelernte 'Regeln', die anwendbar scheinen; diese werden dann gegen den erwünschten Zustand getestet. Hierbei ist es hilfreich, viele mögliche Ansätze zu entwerfen. Gute Problemlöser sind sehr flexibel, haben ein gut entwickeltes divergentes Denken und benutzen Strategien wie Brainstorming, um eine Fülle von kreativen und neuen Lösungen hervorzubringen.

Lösungen evaluieren und auswählen ist eine weitere Schlüsselphase im Prozess: Effektivität muss nicht das einzige Kriterium sein, man wird zum Beispiel die Akzeptanz des Klienten oder anderer Personen berücksichtigen, wie auch Zeit, Ressourcen, Aufwand, Kosten oder Durchführbarkeit.

Die einzelnen Stadien im ergotherapeutischen Prozess sollen jetzt genauer beschrieben werden.

2.2.1 Sammeln von Informationen

Der Schlüssel zum Problemlösen besteht im Sammeln von ausreichenden Informationen über die Situation. Dies kann viel Zeit kosten und wird sich auf viele Quellen beziehen – außer auf den Patienten noch auf weitere Personen oder Fachleute, Aktennotizen und Lehrbücher. Sobald es aber gelungen ist, genau festzustellen, was das Problem ist, ergibt sich die Lösung oft von selbst. Der Versuch, ein Problem zu lösen, das nicht wirklich durchschaut ist, oder wo zu viele ungeklärte Annahmen im Spiel sind, ist selten erfolgreich.

Oft machen zu viele Daten größere Schwierigkeiten als zu wenige – die Fähigkeit, die relevanten von den irrelevanten zu unterscheiden, wächst mit der Erfahrung. Es kann erforderlich sein, Fachwissen und Einschätzungen von Spezialisten einzuholen: der Einsatz von 'Expertensystemen' – Computer-Datenbanken und diagnostische Programme, die auf klinische Problemlösung ausgerichtet sind – ist eine neuere Entwicklung, die Ärzten und anderem Fachpersonal Hilfestellung geben soll. Bisher hat es wenig Versuche gegeben, Expertensysteme für Therapeuten zu erstellen (Arnold u. Penn 1990). Informationsverarbeitung ist jetzt ein eigener wichtiger Wissenszweig, sowohl in der Informatik als auch in der kognitiven Psychologie.

2.2.2 Benennen der Probleme

Ein Therapeut kann ein Problem sehr schnell identifizieren, wenn er früher schon ein ähnliches gesehen hat. Anzeichen werden erkannt, mit der Erinnerung an frühere Patienten verglichen, und man kommt schnell vom Verstehen des Problems zur Entscheidung, was in diesem Fall getan werden kann (dieser kognitive Vorgang wird in Kapitel 5 näher beschrieben).

Andere Situationen sind ungewohnt oder komplexer und müssen ausführlicher analysiert werden. Das bedeutet, dass Antworten gegeben werden müssen auf Fragen wie: was ist das Problem? Gibt es mehr als eins? Welches ist das wichtigste? Welches sollte zuerst angegangen werden? Dabei kann das hervorstechende oder offensichtliche Problem oft eher ein Symptom als der wirkliche Grund der Schwierigkeit sein. Zu handeln kann sich dann als nicht ratsam oder unmöglich herausstellen.

Manche Menschen fühlen sich unwohl bei dem Wort 'Problem': In diesem Zusammenhang sind damit schlicht die Bedürfnisse des Patienten gemeint, die der Gegenstand der ergotherapeutischen Behandlung sein sollen (Diagnostische Argumentation).

Die logische Reihenfolge, in der Probleme angegangen werden, ist ebenfalls von Wichtigkeit – einerseits kann viel Kraft vergeudet werden, wenn man sich um nebensächliche Dinge kümmert, die sich durch die Lösung des Grundproblems erübrigen würden, andererseits kann der Patient möglicherweise nicht bereit sein, das 'ganz große Problem' anzugehen, aber vielleicht allmählich Vertrauen gewinnen, wenn er bei der Lösung eines kleineren erfolgreich ist. Periphere Probleme mit einfachen Lösungen zu beseitigen, kann auch dazu beitragen, Vertrauen in den Problemlösungsprozess aufzubauen, und hilfreich dabei sein, das ganz große Problem auf einen eher zu bewältigenden Umfang zu reduzieren. Eine Analogie, die helfen kann, dies dem Patienten zu erklären, ist der Vergleich mit einer Leiter: Etwas, das unerreichbar hoch zu sein scheint, kann man langsam, Sprosse für Sprosse, doch erreichen.

2.2.3 Festlegen des gewünschten Ergebnisses

Die Identifikation des Problems – der 'unerwünschte Zustand' – muss zu einer klaren Aussage über den 'erwünschten Zustand' führen. Das ist noch nicht dasselbe wie eine Lösung. Eine Lösung wäre eine Methode zum Erreichen des angestrebten Zustands, und diese ist gelegentlich weit schwieriger zu bestimmen. Das erwünschte Ergebnis kann klar sein, aber der Weg dorthin schwer zu finden.

Viel hängt davon ab, wie der Patient seine Bedürfnisse wahrnimmt. Das erwünschte Ergebnis festzulegen, erfordert Verhandlungen zwischen Therapeut und Patient. Ziele sollten niemals übergestülpt werden.

Oft gibt es nur ein erwünschtes Ergebnis, aber manchmal kann es noch Alternativen geben, die dann für Vergleichszwecke evaluiert, in eine Rangfolge gebracht, verworfen oder als möglicher Ersatz in Reserve gehalten werden können, wenn die erste Wahl sich als nicht erreichbar herausstellt.

Zielsetzung ist eine wesentliche Voraussetzung für Therapie bzw. Intervention, und es wird oft notwendig sein, Ziele in eine zeitliche Reihenfolge zu bringen – kurzfristige oder längerfristige – und sie in Teilziele zu unterteilen. Ein Teilziel sollte eine klare Aussage darüber enthalten, was erreicht werden soll, und auch das Mittel nennen, mit dem das Ergebnis gemessen werden kann.

Problemidentifikation und Entscheidung für das erwünschte Ergebnis haben mit Diagnostischer Begründung zu tun, dies wird in Kapitel 5 im Abschnitt über Klinische Argumentation beschrieben.

2.2.4 Lösungsentwicklung, Evaluation und Auswahl

Das menschliche Hirn ist hervorragend für das Problemlösen ausgerüstet. Auf niedrigem Niveau kann das so schnell gehen, dass es intuitiv wirkt, obwohl es in Wirklichkeit auf schnellem Verarbeiten von früherem Wissen und Erfahrung und auf aufschlussreichen, verbindenden 'Sprüngen' zwischen Teilinformationen hin und her beruht.

Je erfahrener ein Therapeut ist, desto größer wird sein geistiger Vorrat an verfügbaren Lösungen und Aktivitäten sein. Studenten fehlt diese Quelle jedoch, sie werden mit Sicherheit länger brauchen, um sich darüber klar zu werden, was zu tun ist.

Auf jeden Fall müssen mögliche Aktivitäten mit dem Patienten abgesprochen werden, und er muss zustimmen. Aktivitäten, die der Patient eindeutig zurückweist, können nicht durchgeführt werden, auch wenn sie noch so Erfolg versprechend zu sein scheinen.

2.2.5 Entwicklung eines Aktionsplanes

Der *Aktionsplan* legt die einzelnen Phasen, in denen die Lösung angestrebt und der erwünschte Zustand erreicht werden soll, genauer fest. Es sollte auch klar daraus hervorgehen, wer wofür verantwortlich ist. Obwohl der Plan nicht zu starr werden darf, ist Klarheit bezüglich Zielsetzung, Zeitplan und Methode der Erfolgskontrolle hilfreich und unterstützt die Ergebnismessung.

Ein Aktionsplan kann sich auf die Tätigkeiten des Therapeuten beziehen, aber genauso gut können darin Tätigkeiten festgelegt werden, die der Patient oder andere ausführen sollen.

2.2.6   Umsetzung

Der Plan wird in die Tat umgesetzt, und der Prozess und die Ergebnisse werden schriftlich festgehalten. Wichtig ist dabei, darauf zu achten, dass der Plan sich auch wirklich auf das Ziel zubewegt. Der Therapeut muss dabei alle üblichen Standards oder Qualitätsaussagen im Auge behalten, um sicherzustellen, dass die Praxis diese Anforderungen erfüllt. Alle Interventionen müssen hinreichend dokumentiert werden.

2.2.7   Evaluation der Ergebnisse

Die Effektivität der Aktion wird an dem Fortschritt gegenüber dem vorher vereinbarten Ergebnis gemessen. Sobald dieses erreicht ist, wird die Behandlung beendet, oder sie wendet sich einem anderen Problem zu. Allerdings können Kompromisse notwendig sein. Bei der Aktion können unerwartete Probleme auftauchen, die man berücksichtigen muss. Ineffektive Aktion muss verändert werden. War die angestrebte Lösung falsch? Wurde das Problem von Anfang an falsch definiert? Ist das Problem unlösbar, oder lohnt der Aufwand nicht? Antworten auf diese Fragen erfordern meist einen erneuten Kreislauf um den Problemlösungsprozess, Sammeln weiterer Informationen und Neudefinieren des Problems.

2.3   Problemorientierte Dokumentationssysteme

'Problemlösen' steht oft in Verbindung mit problemorientierten Dokumentationssystemen, speziell mit den problemorientierten medizinischen Berichten (problem oriented medical records – POMR) (Weed 1968; 1969) und dem SOAP-System.

2.3.1   Problemorientierte medizinische Berichte

Bei der Anwendung dieses Systems werden die Probleme, mit denen der Patient konfrontiert ist, identifiziert und aufgelistet. Sie können in einem stan-

dardisierten System nach Kategorien zusammengefasst und nummeriert werden. Nachdem die Probleme aufgeschrieben sind, werden sie in eine Rangfolge gebracht und können nach Kurzzeit- und Langzeitzielen aufgeteilt werden. Es ist praktisch, den *Behandlungsplan*, der die direkte Beteiligung des Patienten betrifft, abzutrennen von dem *Aktionsplan*, der beinhaltet, was der Therapeut (oder jemand anders) tun wird. Alle Anmerkungen zur Behandlung und dem anschließenden Fortschritt beim Beheben des Problems beziehen sich auf die jeweiligen Nummern. Wenn das Problem behoben ist, wird es von der Liste gestrichen, und weitere Probleme können in Angriff genommen werden (Kings Fund Centre 1988).

Es bedarf einiger Anstrengungen, dieses System in die Praxis umzusetzen, aber wenn es einmal installiert ist, hilft es wirklich bei der Teamarbeit und konzentriert die Bemühungen auf praktische Dinge, indem es die vorzunehmenden Aktionen und die dafür am besten geeignete Person benennt; außerdem erleichtert es den Überprüfungsprozess.

2.3.2   SOAP

SOAP ist eine Methode zur Problemidentifizierung und -lösung, es bedeutet:
- Subjektiv
- Objektiv
- Assessment (oder Analyse)
- Planung

Zunächst wird der subjektive Blick des Patienten auf seine Situation ermittelt und festgehalten, zusammen mit der subjektiven Sicht anderer Beteiligter.

Anschließend identifiziert der Therapeut mögliche Problembereiche und untersucht diese objektiv durch formelle Beobachtung und Befunderhebung.

Die Ergebnisse dieses Vorgangs werden dann analysiert, um zu entscheiden, was die Probleme sein könnten. In diesem Stadium könnte sich herausstellen, dass die subjektive Sicht des Patienten sich von der objektiven Erhebung des Therapeuten oder von der subjektiven Sicht wichtiger Bezugspersonen unterscheidet, und dass dieses Missverhältnis das eigentliche Problem darstellt. Sobald eine Liste der Probleme erstellt ist, kann über Aktionen entschieden werden.

Zur Planungsphase gehört die Prioritätensetzung, Zielformulierung, Entwicklung möglicher Lösungswege und das Auswählen des bevorzugten Weges, sowie das Umsetzen des Plans, wie oben beschrieben.

Obwohl SOAP keine weiteren Phasen nennt, wird doch impliziert, dass der Erfolg des Plans überwacht und überprüft und die Aktion gegebenenfalls modifiziert wird. Die Anzahl der 'gelösten Probleme' kann am Ende der Behandlung zur Ergebnismessung dienen.

Wenn man dieses System benutzt, werden alle Aktionen des Therapeuten mit den Buchstaben S, O, A oder P notiert. Ein Interview mit dem Patienten würde beispielsweise mit S bezeichnet; eine Beobachtung mit O, wobei auch die Nummer des beobachteten Problems mit aufgeschrieben wird; eine Fallbesprechung könnte A oder P sein; der Behandlungsplan wäre P.

Der Einsatz dieses Systems erfordert Übung und verlangt eine gewisse geistige Disziplin, aber wenn erst einmal Sicherheit erreicht ist, kann dadurch der Prozess der Behandlungsdokumentation erheblich beschleunigt und vereinfacht werden; Zielsetzung und Planung werden präziser. Hinzu kommt der Vorteil eines messbaren Ergebnisses, was von erheblichem Wert für die Überprüfung zur Qualitätssicherung und für den Nachweis der Therapieergebnisse ist.

Wenn es Schwierigkeiten dabei gibt, Aktionen oder Vorkommnisse in das SOAP-Format einzupassen, sollte das System zurücktreten und einer guten anderen Dokumentation nicht im Wege stehen. Zu manchen Arten von problemorientierten Systemen gehört das Assessment von 'Stärken und Bedürfnissen' des Patienten – individuelles Planerstellen (Individual Programme Planning) ist ein Beispiel – so dass das Aufbauen auf Stärken ein Teil des Problemlösungsprozesses sein kann. Dies vermeidet auch das Risiko, dass es zu einer ziemlich negativen 'Problemliste' kommt, was dazu führen könnte, dass der Patient selbst als 'ein Problem' angesehen wird.

POMR und SOAP können auch an ein Bezugstherapeuten-System angebunden werden, wo einer Person aus dem Team die Verantwortung für ein bestimmtes Fallmanagement und die Koordination effektiver Therapie übertragen wird.

3 Kernfähigkeiten und Prozesse

Ergotherapeuten benutzen verschiedene Ansätze und Techniken, je nach ihrer Erfahrung, nach den Fachbereichen und Arbeitsstellen, in denen sie tätig sind. Es könnte so aussehen, als ob es wenig Gemeinsamkeiten gibt zwischen einem Therapeuten, der ein Haus daraufhin untersucht, ob im Erdgeschoss ein behinderten-gerechter Anbau gemacht werden kann, einem, der eine Psychodramasitzung leitet und einem, der mit der Rehabilitation der Handfunktionen eines Patienten nach einem schweren Quetschungsunfall befasst ist.

Was ist dabei das typisch Ergotherapeutische, und wie unterscheidet sich die Ergotherapie in der Praxis von ähnlichen Berufen? Ist Praxis einzig im Kontext und als Frage des persönlichen Stils zu sehen? Gute multidisziplinäre Zusammenarbeit führt leicht dazu, die Grenzen zu verwischen – es kommt weniger darauf an, wer etwas macht, als dass es effektiv gemacht wird. Aber wenn es nicht darauf ankommt und wenn jeder es machen kann, wer braucht dann den Therapeuten?

'Was ist anders an dem, was wir tun?' ist eine zentrale Frage unseres Berufes. Wenn diese Frage für die Ergotherapie nicht beantwortet werden kann, wird es schwierig, den Wissensstoff oder Fertigkeitsstandard festzulegen, den Studenten erreichen müssen, wenn sie kompetente Praktiker werden sollen. Es ist dann auch schwierig, die

Notwendigkeit von Ergotherapie darzustellen und zu vertreten, Standards festzulegen und aufrecht zu erhalten, Qualität zu sichern oder sicher zu stellen, dass ergotherapeutische Fähigkeiten mit größtmöglichem Nutzen eingesetzt werden. Letzteres wird zunehmend wichtiger, wenn nicht genügend Ergotherapeuten zur Verfügung stehen.

Aus diesen Gründen ist es sowohl für jeden Therapeuten als auch für die in den Berufsverbänden Verantwortlichen von erheblichem Interesse herauszuarbeiten, welches die Kernfähigkeiten und welches die allgemeinen Fähigkeiten sind. Dieser Prozess hat aber auch seine Gefahren. Wenn er zu übertrieben geführt wird, kann er reduzierend wirken, und Therapie kann als eher mechanistischer Prozess auf einer technischen Ebene denn als ganzheitliches Wirken von professionellen Praktikern angesehen werden.

Wie auf dem Grundsatzreferat auf dem Weltkongress vorgetragen (Barnitt 1990): Der Versuch, Kenntnisse, Fertigkeiten und Einstellungen zu definieren, die die Struktur des Berufes bilden, kann dazu führen, dass wir uns an standardisierte Praktiken und Formeln halten, die unser Denken und unsere dynamische berufliche Entwicklung hemmen. Unsere Kernfähigkeiten müssen sowohl die nicht streng abgrenzbaren Aspekte von Fachbeurteilung, Problemlösung und Forschung als auch praktisches therapeutisches Wissen und Können einschließen.

Die Beschäftigung mit dem Klinischen Argumentieren, die seit jenem Kongress stattfindet, hat in besonderem Maße zu unserem Verständnis des geheimnisvollen Prozesses beigetragen, der eine Ansammlung von allgemeinen und speziellen Fertigkeiten zu Ergotherapie macht.

Eine Kernfähigkeit kann definiert werden als eines der wesentlichen Elemente der beruflichen Praxis, dessen Anwendung relativ konstant bleibt, wenn auch durch eine Reihe von therapeutischen Modellen und Bezugssystemen adaptiert.

> Bevor Sie weiterlesen, erstellen Sie selbst eine Liste von ergotherapeutischen Kernfähigkeiten – den Dingen, die unerlässlich für die ergotherapeutische Praxis sind. Wenn die Liste fertig ist, unterteilen Sie die Fähigkeiten in solche, die *nur* von Ergotherapeuten gebraucht oder auf spezielle Weise eingesetzt werden, und solche, die auch von anderen medizinischen oder Gesundheitsberufen benutzt werden. Wenn Sie die Möglichkeit haben, vergleichen Sie sie mit der Liste von jemand anders – unterscheiden sie sich? Wie und warum?

3.1 Was sind die Kernfähigkeiten des Ergotherapeuten?

Der Beruf debattiert noch darüber, was legitime und 'illegitime' professionelle Praxis ausmacht, aber es zeichnet sich allmählich Übereinstimmung ab.

Man muss sich darüber klar sein, dass all diese Analysen künstlich sind; in der Praxis arbeitet die Ergotherapie als Gesamtpaket, als Einheit. Die meisten Versuche, die für die ergotherapeutische Praxis notwendigen Fähigkeiten zu beschreiben, werden – bewusst oder unbewusst – aus dem Blickwinkel des Spezialgebietes des Autors und seiner bevorzugten Denkstruktur heraus geschrieben, was spezielle Fähigkeiten und die Betonung spezieller Aspekte mit sich bringt. Solche Definitionen unterscheiden oft nicht zwischen allgemeinen Elementen und solchen, die aus den speziellen Strukturen und Umständen herrühren.

Mosey sagt zum Beispiel, dass:

»ein Beruf charakterisiert wird durch sechs Elemente: die philosophischen Annahmen des Berufes, Berufsethos, Wissensstoff, Tätigkeitsfeld, Prioritätensetzung und die legitimen Werkzeuge des Berufes.«

Sie erklärt diese 'Werkzeuge' im psychosozialen ergotherapeutischen Kontext (Mosey 1986).

In der ersten Ausgabe dieses Buches (1992) habe ich Kernfähigkeiten aufgezählt, die unterteilt waren in:

Allgemeine Kernfähigkeiten. Jene Fähigkeiten, die üblicherweise im Behandlungsprozess von Ergotherapeuten und anderen vergleichbaren Gesundheitsberufen angewandt werden. Ergotherapeuten werden diesen Fähigkeiten ihre eigene berufliche Richtung geben, aber sie werden nicht radikal verändert, wenn sie von unterschiedlichen Berufen benutzt werden, und bei der Grundausbildung ließe sich viel Grundwissen gemeinsam vermitteln.

Spezifische Kernfähigkeiten. Jene organisatorischen, interaktiven und therapeutischen Fähigkeiten, die für Ergotherapeuten spezifisch sind bzw. die von Ergotherapeuten auf eine Weise benutzt werden, die spezifisch ist für den Beruf.

Ich habe das Wort *Fähigkeit* der Einfachheit halber benutzt für 'eine erlernte Fertigkeit und angewandtes Wissen, die eingesetzt werden, um eine Aufgabe mit definierbarem Kompetenzstandard zu meistern'.

Ich unterteilte damals Kernfähigkeiten in jedem Bereich in drei Gruppen:
- Management-Fähigkeiten
- interaktive Fähigkeiten
- therapeutische Fähigkeiten

Dies erschien seinerzeit brauchbar, war aber doch noch eine etwas zu grobe Einteilung, und es machte einige Schwierigkeiten, die einzelnen Kernfähigkeiten diesen Kategorien zuzuordnen. Im Licht späterer Entwicklungen, die mehr Übereinstimmung über die Art von Kernfähigkeiten gebracht haben (wie aus Tabelle 3.**1** ersichtlich), scheint es vorteilhaft, diese Dreiteilung zu verlassen; es ist aber weiterhin sinnvoll, den Unterschied zwischen allgemeinen und besonderen Fähigkeiten zu untersuchen.

In einer späteren Veröffentlichung (Hagedorn 1995b) habe ich ausführlicher eine Liste mit sieben Kernprozessen beschrieben – komplexere, integrierte Arten von Fähigkeiten – unter den Überschriften
- Fallmanagement (einschließlich Problemlösung und Klinischer Argumentation)
- Befunderhebung und Evaluation
- therapeutisches Einbringen der eigenen Person
- Analyse und Anpassung von Betätigung
- Analyse und Anpassung der Umwelt
- Intervention (Bereitstellung von Therapie oder anderer Aktion)
- Ressourcen-Management

Für mich sind die wahren ergotherapeutischen Prozesse Analyse und Anpassung von Umwelt und Betätigung; die Fähigkeitsliste des College of Occupational Therapy (Anm. d. Übersetzer: Ergotherapiekammer in Großbritannien) hat diese Sichtweise ebenfalls übernommen. Ich bin der Meinung, dass die übrigen Fähigkeiten und Prozesse mehr oder weniger allgemein sind, da sie in ähnlicher Form von anderen Berufsgruppen benutzt werden. Charakteristisch für Ergotherapie ist dabei die Kombination dieser Prozesse, wie sie von einem Ergotherapeuten im Einzelfall eingesetzt wird.

Ich möchte daher allgemeine Fähigkeiten mit allgemeinen Begriffen beschreiben und danach die spezifischen Kernfähigkeiten und Prozesse detaillierter darstellen.

3.2 Allgemeine Kernfähigkeiten

Organisatorische Fähigkeiten, z. B. unabhängiges Management der eigenen Person und eigener Ressourcen; routinemäßige Verwaltung, Terminsystem; Planung des Personaleinsatzes; Delegation von Arbeit; Einteilung des Arbeitspensums.

Finanzielle Fähigkeiten, z. B. effektive, effiziente und ökonomische Bereitstellung von Therapie; Budget-Überwachung; Bestellungen; Vorratshaltung.

Dokumentations-Fähigkeiten, z. B. Auswahl von relevanter Information; klare, prägnante, für andere verständliche Berichtsführung; korrekter Gebrauch von Sprache und Form; Berichte in angemessenen Abständen; Erstellung von Statistiken; Beachtung der Schweigepflicht.

Forschungs-Fähigkeiten, z. B. fähig zum Literaturstudium sein; im Grundsatz sowohl qualitative als auch quantitative Methoden der Forschung verstehen; Vorschläge für Forschungsprojekte formulieren; Fragebögen ausarbeiten; einfache Statistik verstehen und anwenden; Material für Fachzeitschriften erstellen.

Problemlösungs-Fähigkeiten, Benutzen der Grundmethodik des Problemlösens, z. B. Strategien, um Probleme festzustellen und zu analysieren; Prioritäten für Aktionen setzen; mögliche Lösungen erarbeiten und korrekt evaluieren; die optimale Lösung auswählen; Aktionen planen und ausführen; Ergebnisse evaluieren; bei Bedarf Probleme neu definieren und neue Aktionen planen.

Tabelle 3.1 Vergleich von Aufzählungen der Kernfähigkeiten

Mosey (1986) (Legitime Werkzeuge)	Reed (1992) (Bereitstellung von Service)	Willard and Spackman (1992) (Werkzeuge der Praxis)	College of Occupational Therapists (1994) (Fertigkeiten)
Nutzung der nicht-menschlichen Umwelt	Nutzung der normalen oder adaptierten Umwelt	Adaptationen der Umwelt	Umwelt untersuchen und verändern
Bewusster Einsatz der eigenen Person		Therapeutischer Einsatz der eigenen Person	
Lehr-/Lernprozess	Lehren		
Einsatz von zielgerichteten Aktivitäten	Einsatz normaler Aktivitäten	Einsatz von Aktivitäten und Aktivitätsanalyse	Therapeutischer Einsatz von zielgerichteter Aktivität
Einsatz von Aktivitäten in Gruppen	Einsatz von Aktivitäten in Gruppen	Gruppenprozesse (Aktivitätsanalyse)	
Aktivitätsanalyse und -synthese	Einsatz von adaptierten Aktivitäten und Aufgabenanalyse		Analyse und Anwendung von Aktivitäten
Assessment und Evaluation	Assessment und Evaluation	Assessment und Evaluation	
	Einsatz von adaptierten Geräten	Hilfsmittel und adaptierte Geräte: Nutzung von Technologie Service-Management Forschung	

Kommunikations-Fähigkeiten, z. B. verbale Fähigkeiten; fernmündlich-kommunikative Fähigkeiten; Gebrauch von moderner Informationstechnik; schriftliche Kommunikation; formelle und informelle Kommunikationsmethoden auf professioneller Ebene; Kommunikation mit Eltern, Betreuern und Laien, in Gruppen und in Zweiersituationen.

Supervisorische Fähigkeiten, z. B. Helfer und Studenten beaufsichtigen/anleiten; die Arbeit anderer koordinieren.

Lehrfähigkeiten, z. B. visuelle Hilfen vorbereiten und anwenden; Übungsprogramme herstellen; unterrichten; Demonstrieren für und Anleiten von Studenten.

Grundlegende Beratungsfähigkeiten, z. B. nonverbale Fähigkeiten; zuhören; reflektieren; Hinweise geben; auffordern.

Grundlegende Gruppenfähigkeiten, z. B. Gruppenprozesse wahrnehmen; unterschiedliche Ziele und Arten von Gruppen kennen; therapeutische Gruppen organisieren, leiten und überwachen können; angemessene Führungsstile anwenden; als Ko-Therapeut fungieren können.

Fähigkeiten zur Patientenführung, z. B. Beachten der Rechte und der Würde des Einzelnen; Wahrnehmen individueller Bedürfnisse; sicheres Handhaben und Heben; richtige Auswahl und Anwendung von Mobilitätshilfen; korrekte und für Patienten angenehme Lagerung; persönliche Grundpflege wie Hilfe beim Essen und Toilettengang; Beachtung der Sicherheit bei Tätigkeiten und in der Umwelt.

Beobachtungsfähigkeiten, z. B. das physische Erscheinungsbild eines Patienten wahrnehmen; Gesichtsausdruck, Haltung, Kleidung; äußere Veränderungen von medizinischer Bedeutung beobachten, z. B. Hautfarbe, Schwitzen, Narbenbeschaffenheit; Interaktionen beobachten, z. B. Muster oder Häufigkeit von Kommunikation, non-verbale Signale; feste Beziehungen; die Umwelt beachten; Gefahren bemerken.

3.3 Spezifische Kernfähigkeiten und Prozesse

3.3.1 Fall-Management

Therapie bzw. Intervention zu planen, ist eine Management-Aufgabe in zweierlei Hinsicht: erstens das 'Managen' von Zustand, Bedürfnissen und Problemen des Patienten oder Klienten und zweitens das effektive Koordinieren aller Aspekte der persönlichen Kenntnisse und der Ressourcen des Therapeuten mit denen anderer.

Die Fähigkeit, die richtigen Entscheidungen darüber zu treffen, was zu tun ist, Prioritäten zu setzen, Richt- und Grobziele zu formulieren, zu planen wie diese erreicht werden sollen und diese Entscheidungen effektiv umzusetzen (z. B. den ergotherapeutischen Prozess einzusetzen) – all das erfordert die Entwicklung und den Einsatz des Klinischen Argumentierens auf eine Art und Weise, wie sie ausschließlich von Ergotherapeuten geleistet wird. Obwohl der Prozess auch von anderen angewendet wird (wie bereits aufgezeigt), führt die Synthese von Kenntnissen und Fähigkeiten durch Argumentation bzw. Begründung (reasoning) zu Ergotherapie.

Der Prozess des Fall-Management wird durch die Auswahl eines Modells oder Bezugsrahmens beeinflusst. Dazu gehört auch Standards zu setzen, Praxis zu überprüfen und Ergebnisse zu evaluieren.

◼ Standards setzen und Ergebnisse evaluieren

Das Aufrechterhalten von persönlichen und beruflichen Standards ist die vorrangige Verantwortung eines jeden Praktikers und muss in Beziehung zum spezifischen Grundwissen und den allgemeinen Kernfähigkeiten des Berufes gesehen werden. Therapie muss evaluiert werden, um sicherzustellen, dass sie effektiv ist, und um die Fortsetzung oder Beendigung der Therapie bzw. Intervention zu begründen. Der Therapeut sollte Standards setzen, Behandlungsergebnisse anderen mitteilen, dem eigenen Verhalten kritisch gegenüberstehen, auf Qualität seiner Arbeit achten, regelmäßige Supervision anstreben, das eigene Wissen überprüfen und aktualisieren.

Ergotherapie-Manager haben sich darum bemüht, Mittel zur Messung der Effizienz von Behandlungen zu finden. Dies ist schwieriger, als es sich anhört, und es wird immer noch viel darüber diskutiert, wie es bewerkstelligt werden kann.

Ebenfalls wichtig ist, Mittel für das Messen von Kompetenz anhand eines vorgegebenen Kriteriums zu haben. Manche Berufsverbände haben Listen mit Standards und Kompetenzen veröffentlicht; die des amerikanischen Verbandes sind besonders gut definiert (siehe Hopkins u. Smith [Willard and Spackman Occupational Therapy] 1993).

3.3.2 Therapeutisches Einbringen der eigenen Person

In der Pflege, Sozialarbeit und in Heilberufen ist die Beziehung zwischen Therapeut und Patient/Klient besonders wichtig. Die Grundfähigkeiten des Zuhörens, der Beachtung von non-verbalen Zeichen und des angemessenen Reagierens sind in allen Gesundheitsberufen erforderlich.

Ergotherapeuten sind zwar oft mit normalen Zweier-Interaktionen befasst, der ergotherapeutische Prozess ist aber insofern etwas Besonderes, als diese Beziehung nicht als Zweier-Prozess (Therapeut/Patient) sondern als Dreier-Prozess (Therapeut/Patient/Betätigung) gesehen werden kann. Die Betätigung/Aktivität ist das Medium, durch das die Interaktion ermöglicht oder untersucht wird.

Ob der Therapeut mit einem Einzelnen oder mit einer Gruppe arbeitet – im Zentrum der ergotherapeutischen Praxis steht immer die Kenntnis seiner persönlichen Eigenschaften und Fähigkeiten bei interpersonalen Beziehungen und der sensible und einfühlende Einsatz solcher Eigenschaften oder Fähigkeiten bei einer Aktivität oder Aufgabe, um eine therapeutische Beziehung zu den Teilnehmern aufzubauen und ein therapeutisches Ziel zu erreichen.

Bei der Anwendung dieses Prozesses könnten folgende Fertigkeiten vorkommen:

- Merkmale einer Aktivität auswählen und verstärken, um bestimmte Interaktionen zu fördern
- Führungsstil und den Grad von Führung/Zurückhaltung festlegen
- Wissen über Gruppenprozesse angemessen einsetzen
- Einsatz von Humor steuern
- sich selbst Grenzen setzen
- sich über eigene Emotionen und Reaktionen im Klaren sein: diese bewusst positiv für therapeutische Zwecke nutzen oder negative Effekte auf die Therapie vermeiden
- eigene Einstellungen und Vorurteile und deren möglichen Einfluss auf die Beziehung verstehen; Verurteilung vermeiden
- eigene Vorstellung von professionellem Verhalten und Berufsethik festlegen und vertreten
- auch an sich selbst denken und eigene Bedürfnisse wahrnehmen
- sich der Gefahr, andere zu manipulieren oder zu dominieren, bewusst sein
- Patienten angemessene Reaktionen zeigen, z. B. Lob, Ermutigung, Trost
- Vertrauen in die eigene Person nutzen, um Patienten Selbstvertrauen und Vertrauen in die Behandlung zu geben
- eigene Initiative, Phantasie und Kreativität nutzen

3.3.3 Befunderhebungs-Fähigkeiten

Die Untersuchung der Performanzebenen innerhalb von Betätigungsbereichen, -rollen und -fertigkeiten nimmt einen großen Teil der ergotherapeutischen Praxis ein. Die Art der angewandten Instrumente zur Befunderhebung (Assessments) und die Ziele der Erhebung hängen mit den Bedürfnissen des Patienten zusammen und mit dem Ansatz, in dem der Therapeut arbeitet (siehe Anhang: Tabelle der Assessments bezogen auf die verschiedenen Ansätze). Studenten sollten bedenken, dass in amerikanischen Lehrbüchern die Wörter *Evaluation* und *Assessment* jeweils das Gegenteil von dem in englischen Büchern bedeuten – eine weitere Quelle der Verwirrung!

Es besteht kein Zweifel, dass die grundlegenden Assessment-Fähigkeiten (z. B. auswählen, was untersucht werden soll; korrekte Assessment-Methoden auswählen oder entwerfen; objektiv sein; gute Beobachtungsgabe zeigen; zu übereinstimmenden, genauen und wenn möglich wiederholbaren Ergebnissen kommen; Ergebnisse anderer deutlich mitteilen; den Patienten sensibel als Individuum, nicht als Objekt sehen) auch von anderen Berufen eingesetzt werden, aber im ergotherapeutischen Kontext ist die spezifische Fertigkeit entscheidend, die Assessments so durchzuführen und die Ergebnisse so zu analysieren, dass die Therapie oder Intervention in einem Bereich der Betätigungs-Performanz oder der Dysfunktion geplant werden kann. Assessments können innerhalb eines Bezugsrahmens oder eines Modells durchgeführt werden, oder auch als Mittel dienen, um ein solches auszuwählen.

Assessment sollte als Mittel zum Zweck angesehen werden – Identifikation eines Problems; Festlegung, wo mit der Therapie/Intervention begonnen werden soll; Messen des Fortschritts; Evaluation eines Ergebnisses – nicht als Selbstzweck. Es macht wenig Sinn, ein Problem zu definieren, wenn man anschließend nicht weiß, was man dagegen tun kann.

Assessment kann formell oder informell sein, einmal oder mehrfach eingesetzt werden, es können viele verschiedene Techniken dafür benutzt werden. Zum Assessment gehört:

- Sammeln von Information
- Beobachtung
- Messen
- schriftliche Aufzeichnungen
- Überprüfen an einer Norm

▨ Assessment-Methodik

Es gibt reichlich Literatur über die Struktur und Methoden des Assessment. Assessments müssen valide (gültig) und reliabel (zuverlässig) sein.

Validität bezieht sich darauf, ob das Assessment tatsächlich die Aspekte erfasst, die der Situation angemessen sind, und ob es die richtigen Dinge misst.

Anscheinsvalidität heißt, dass zwar der Anschein dafür spricht, dass das Assessment all dieses erfüllt, aber nicht bewiesen ist, dass es das tut. Wissenschaftliche Validität muss getestet und durch formelle Untersuchungen, wozu auch Kontrollgruppen und der Einsatz von untersuchten und akzeptierten Performanz-Normen gehören, bewiesen und auf statistische Validität hin getestet werden.

Reliabilität bedeutet, dass man sicher sein kann, dass – sofern das Assessment richtig angewandt wurde – jedes Mal, wenn der Test benutzt (Test/Retest-Reliabilität) und von wem auch immer angewendet wird (Interrater-Reliabilität), die Ergebnisse gleich bleibend und verlässlich sind. Den Nachweis von Reliabilität unter wissenschaftlichen Bedingungen zu erbringen, ist ein weiterer schwieriger und zeitraubender Prozess, der viel Untersuchung erfordert.

▨ Arten von Assessments

Assessments können sein:

Standardisiert. Üblicherweise durchgeführt in einer Form, die an einer verhältnismäßig großen Zahl von Subjekten erprobt und der Interrater-Reliabilität angepasst wurde. Es gibt einen festgelegten Standard, an dem das Assessment gemessen werden kann. Inzwischen sind zahlreiche standardisierte und validierte Tests auf dem Markt, besonders auf dem Gebiet der Kognition, Intelligenz, Wahrnehmung, Persönlichkeit und Performanz-Fähigkeiten. Einige davon wären nützlich für Ergotherapeuten, sie können aber nur nach speziellem Training käuflich erworben werden.

Informell. Nicht-standardisierte Ad-hoc-Tests; Assessments, die auf subjektiver Beobachtung in normaler Umgebung basieren. Viele solcher Assessments sind von Ergotherapeuten entwickelt, dabei werden zwar Fragebögen, Checklisten, Einstufungssysteme und strukturierte Performanz-Tests benutzt, sie sind aber nur selten standardisiert und nur sehr wenige sind korrekt validiert – nicht zuletzt, weil dies detaillierte Untersuchungen und große Vergleichszahlen von Patienten und Kontrollgruppen erfordert und weil es eine extrem komplexe und zeitraubende Vorgehensweise ist, die die Möglichkeiten der meisten Praktiker deutlich übersteigt.

Einfach oder mehrfach. Ein Assessment kann ein einmaliger oder mehrmaliger Vorgang sein, wobei die gleiche Performanz in Abständen überprüft wird. In beiden Fällen kann es einen Standard geben, oder die frühere bzw. 'normale' Performanz, sofern sie beobachtet werden konnte, kann als Vergleichsmaßstab genommen werden.

Objektiv oder subjektiv. Es ist unmöglich (außer unter Laborbedingungen, und vielleicht nicht einmal dann), vollkommen objektiv zu sein. Manche Performanz kann einigermaßen verlässlich nach bekannten Kriterien untersucht werden, aber bei vielen geht das nicht. Möglicherweise gibt es solche Kriterien nicht; vor allem aber können Faktoren wie die Auswirkungen des Umfeldes, die Therapeut/Patient-Beziehung, die Stimmung und Motivation des Patienten, die Fähigkeiten, Erwartungen, Einstellungen und Absichten des Beobachters und die dokumentierten Auswirkungen des Prozesses, bei einer bestimmten Performanz beobachtet zu werden, die Assessment-Ergebnisse so stark beeinflussen, dass sie im schlimmsten Falle nicht mehr valide sind. Für die ergotherapeutische Arbeit muss vielleicht akzeptiert werden, dass intuitive Methoden des Assessments, basierend auf Erfahrung und professionellem Urteil, als valide gelten können.

Oft ist aufschlussreich, wie der Patient sein Problem versteht, und manche Assessments sind so ausgelegt, dass sie diese subjektive Sichtweise in den Mittelpunkt rücken.

▨ Vorgehen bei der Befunderhebung

Alle Vorgehensweisen beim Assessment erfordern theoretische Grundkenntnisse und praktische Erfahrung sowie Sachverstand. Allgemeine Methoden können auf verschiedene Weise angewandt werden, formell oder informell. Die zu untersuchende Person kann gebeten werden, eine Einzelaktion oder eine komplette Aufgabe auszuführen, oder einen Selbsteinschätzungsbogen auszufüllen. Oder der Therapeut ermittelt oder misst, und die Person ist relativ passiv.

▨ Vorgehen, um Informationen zu erhalten:

– *Interviews*: informell und unstrukturiert oder formell und strukturiert.

– *Fragebögen*: selbsteinschätzend oder abfragend.
– *Performanz-Tests*: physisch; kognitiv; interaktiv. Die Person erfüllt eine Aufgabe oder zeigt eine Fähigkeit oder Wissen.
– *Messtechniken*: meist der physischen Funktionen.
– *Beobachtung und Abgleichtechniken*: um ein Profil zu erhalten.

■ Vorgehen beim Auswerten und Evaluieren von Informationen:

– *Einstufungsskalen*: ergeben eine Stufen- oder numerische Auswertung.
– *Checklisten*: als strukturierte Hilfe zur Beobachtung.
– *Berichtbögen*: eine strukturierte Hilfe zur Beobachtung und zum nachfolgenden Vergleich.
– *Tabellen, Raster oder Graphiken*: eine visuelle Hilfe, um Ergebnisse aufzuzeichnen und zu evaluieren.
– *Statistische Formeln*: um die Signifikanz von Daten zu evaluieren.
– *Profile*: stellen ein verständliches 'Bild' der Person dar.

3.3.4 Intervention

Therapie bedeutet Behandlung, also etwas, das den Patienten einbezieht und normalerweise seine aktive Beteiligung erfordert. Daraus folgt, dass ein Großteil der Aktion von dem Patienten ausgeführt wird, obwohl sie vom Therapeuten initiiert oder fazilitiert werden kann.

Therapeutische Tätigkeit besteht aber nicht nur aus direkter Behandlung, sondern es ist oft nötig, dass der Therapeut etwas tut, was nicht unbedingt die Teilnahme des Patienten einschließt, daher der Gebrauch des Begriffes 'Intervention'. Studien haben ergeben, dass zwischen 50 % und 30 % der Zeit eines Therapeuten mit Dingen verbracht werden, die nicht direkte Behandlungen am Patienten sind.

Es könnte zum Beispiel sein, dass der Therapeut Interviews durchführen, Briefe schreiben oder Kontakt zu diversen Stellen aufnehmen muss, die dem Patienten weiterhelfen könnten, dass er Hilfsmittel besorgen, Adaptationen planen, Kontakt zu Angehörigen aufnehmen oder Besuche machen muss. Im Falle des gemeindenah tätigen Therapeuten oder in einer Praxis werden letztere Aspekte den größeren Teil der Interventionen ausmachen, sie können eher in Form eines 'Aktionsplanes' denn als therapeutisches Programm dokumentiert werden.

Der Einfachheit halber wird das Wort *Intervention* in diesem Buch für Therapie und andere Formen von Aktionen benutzt.

3.3.5 Therapeutische Fähigkeiten

■ Technische und kreative Fähigkeiten

Ergotherapeuten brauchen ein persönliches Repertoire an praktischen und kreativen Fähigkeiten mit ausreichender Kompetenz, um sichere, flexible, einfallsreiche und effektive Therapie in unterschiedlichen Situationen und in verschiedenen Spezialbereichen anbieten zu können. Zu Fähigkeiten und Techniken kann das Wissen und die Fertigkeit gehören, technische und kreative Prozesse und Aktivitäten der Arbeit, Freizeit und Selbstversorgung selbst auszuführen oder andere darin anzuleiten.

Zu typischen Fertigkeiten gehören:
– Technische Fertigkeiten, z.B. Holzarbeiten, Metallarbeiten, Gartenbau, Drucken, Computerbedienung, Maschineschreiben, Textverarbeitung.
– Handwerkliche Fertigkeiten, z.B. Weben, Teppichknüpfen, Makramee, Töpfern, Nähen.
– Kreative und Ausdrucksfähigkeiten, z.B. Malen, Collagen, Drama, Pantomime, Puppenspiel, Musik, Tanz, kreatives Schreiben.
– Häusliche Fertigkeiten, z.B. Kochen, Budget- und Essensplanung, Reinigungsarbeiten, Gartenarbeit.
– Fertigkeiten bezüglich Freizeitaktivitäten, Sport, Hobbies, Erholungsaktivitäten, Spielen, Fitness, Ausflügen.

■ Spezielle Fertigkeiten und Techniken

Alle Therapeuten brauchen ein Grundrepertoire an speziellen Fertigkeiten. Einige davon wird der Therapeut im Laufe der Zeit vertiefen, jeder Praktiker muss jedoch generell über einen Grunderfahrungsschatz an repräsentativen Techniken verfügen.

Als Beispiele seien genannt:
die Fertigkeit
– Orthesen herzustellen und anzupassen.
– den Gebrauch von Prothesen zu schulen.
– Rollstühle zu erproben, zu besorgen und den Gebrauch zu lehren.
– therapeutische Geräte und Hilfsmittel für Aktivitäten des täglichen Lebens, für Arbeit und Freizeit zu besorgen und anzupassen.
– Adaptationen im häuslichen Bereich von behinderten Menschen vorzuschlagen.

– Handling, Lagerung und Stimulationstechniken bei neurologischen Krankheitsbildern anzuwenden (z. B. Bobath, PNF, sensomotorische Techniken).
– sensomotorische Funktionen zu testen und wieder zu trainieren.
– Techniken zur Verhaltensänderung einzusetzen.
– Training sozialer Fähigkeiten durchzuführen.
– Gedächtnis und Realitäts-Orientierung zu trainieren.
– projektive Techniken und Medien einzusetzen wie Musik, Malen, kreatives Schreiben, Lektüre.
– Psychodrama, Rollenspiel, Phantasiereisen und ähnliche Techniken anzuwenden.

Einige dieser Techniken werden im Zusammenhang mit speziellen Bezugssystemen, zu denen sie passen, erlernt. So werden projektive Techniken zum Beispiel in Verbindung mit einem analytischen Bezugssystem eingesetzt, die Bobath-Technik hingegen in einem neurologischen Bezugssystem.

3.3.6 Therapeutische Kenntnisse

■ **Fähigkeit, theoretische Kenntnisse anzuwenden**

Ergotherapie braucht eine Synthese von Kenntnissen, die zum Teil aus den zugrunde liegenden Wissenschaften stammen und zum Teil von der Ergotherapie erdacht und spezifisch für sie sind. Viele der einzelnen Komponenten werden zwar auch in anderen Berufen verwendet, aber die spezielle Hervorhebung und Kombination der Gebiete ist spezifisch für die Ergotherapie. Zu den unterrichteten Fächern gehören üblicherweise: Anatomie, Physiologie, Kinesiologie, Ergonomie, Innere Medizin, Chirurgie, Psychiatrie, Psychologie, Soziologie, Lerntheorie, Handlungstheorie, Theorie und Praxis der Ergotherapie.

Die Assimilation und Integration dieser Kenntnisse ermöglicht dem Ergotherapeuten:
– das Wesen traumatischer und pathologischer Prozesse, die auf das Individuum einwirken, zu begreifen.
– das Wesen und die Gründe für Dysfunktion bei Betätigungs-Performanz zu verstehen.
– beruflich kompetent zu urteilen, um Behandlungsziele und -methoden festzulegen und das Ergebnis zu prognostizieren.
– Behandlungstechniken auszuwählen und zu analysieren und dabei Aktivitäten nach Bedarf anzuwenden und zu adaptieren.
– den Patienten sicher und effektiv zu behandeln.
– Forschung zu betreiben.
– Fachliteratur konstruktiv und mit Verstand zu nutzen.
– mit Angehörigen anderer Berufsgruppen zu kommunizieren.

3.4 Analyse und Adaptation von Betätigung

3.4.1 Terminologie

In Kapitel 4 wird das Problem der unterschiedlichen Verwendung von Wörtern wie 'Modell', 'Paradigma', oder 'Bezugssystem' diskutiert. Auch Betätigungsanalyse kann man nicht beschreiben, ohne wieder einmal auf kontroverse Definitionen zu stoßen: was genau ist unter 'Betätigung', 'Aktivität' und 'Aufgabe' zu verstehen?

Man sollte meinen, dass diese Wörter inzwischen fest definiert und allgemein akzeptiert seien, aber leider ist das nicht so. Sie werden in Büchern und Artikeln oft so verwendet, als ob sie Synonyme seien.

So wird das Wort *Aktivität* meist benutzt, um Betätigung zu definieren:

»Jede zielgerichtete Aktivität, die für das Individuum etwas bedeutet und sich aus Fähigkeiten und Werten zusammensetzt (Creek 1990).«

»Aktivitäten oder Aufgaben, die die zur Verfügung stehende Zeit und Energie einer Person in Anspruch nehmen, besonders Selbstversorgungs-, Produktivitäts- und Freizeitaktivitäten (Reed 1992).«

»Bestimmte Gruppen von Aktivitäten im fortlaufenden Strom menschlichen Verhaltens, die im Lexikon der Kultur geschrieben stehen (Yerxa et al).«

Letztere Definition kommt meiner eigenen Sichtweise näher:

»Eine Betätigung ist eine strukturierte Form menschlichen Strebens, zu der eine Bezeichnung und ein Rollenverständnis gehört. Sie bietet Strukturierung von Zeit und Anstrengungen im gesamten Leben eines Menschen (Hagedorn 1995a).«

'Betätigung' ist ein praktischer Kurzbegriff, wenn wir die Gesamtheit menschlicher, produktiver Anstrengungen umfassen wollen wie in unserer Berufsbezeichnung (Anm. der Übersetzer: Betätigung = Occupation, Ergotherapie = Occupational Therapy), aber Betätigung ist für die Therapie eine zu große Kategorie; sie wird langfristig gelebt oder erfahren und nicht kurzfristig durchgeführt. In der Tat sprechen die meisten Ergotherapie-Bücher eher von Aktivitäten als von Betätigungen, wenn sie die therapeutische Anwendung beschreiben, und dies hat eine lebhafte Debatte darüber hervorgerufen, ob der Beruf 'Occupational Therapy' oder 'Activity Therapy' heißen soll. (Praktiker in Europa, die den Begriff 'Ergotherapie' benutzen, sind von diesem Problem verschont, sollten die Debatte aber nicht ignorieren.)

Die Sichtweise des amerikanischen Berufsverbandes von der Bedeutung des Wortes 'Occupation' ist in einem Positionspapier festgehalten (AJOT [1995] 49 [10]: 115–117). Dort wird auch gesehen, dass in Verbindung zu 'Occupation' stehende Worte wie Aktionen, Aufgaben und Projekte zwar Unterschiede in der Komplexität implizieren, dass aber wenig Übereinkunft unter den Gelehrten der Ergotherapie oder der Sozialwissenschaften besteht, wie diese Worte benutzt werden sollten, um verschiedene Grade der Komplexität im Betätigungsverhalten zu beschreiben.

Für mich stehen Betätigungen, Aktivitäten und Aufgaben in einer Hierarchie, bei der Aufgaben die kleinste Einheit der Performanz bilden und Aktivitäten sich aus mehreren Aufgaben zusammensetzen. Eine Aufgabe ist ein Teil einer Aktivität, durch die ein einfaches Teilziel erreicht oder ein Produkt erstellt wird. Sie unterscheidet sich von einer Aktivität durch kürzere Dauer und niedrigere Komplexität. Eine Aktivität geschieht bei einer bestimmten Gelegenheit, während einer begrenzten Zeitspanne, mit einer bestimmten Absicht, und eine erfüllte Aktivität führt zu einer Veränderung des vorherigen Zustands einer objektiven Realität oder subjektiven Erfahrung. Aktivitäten sind das Mittel, durch das eine Person die Umwelt erfahren und verändern kann.

Es muss gesagt werden, dass dies bisher noch nicht die allgemein akzeptierte Sichtweise ist; viele andere Autoren benutzen die Wörter weiterhin als Synonyme, und einige drehen meine Definition um, sie verstehen unter Aufgaben das, was ich mit Aktivität meine.

Diese Verwirrung ist bedauerlich, aber sie sollte, wie die Verwirrung bei der theoretischen Terminologie, nicht den Weg zum Verständnis der Aktivitätsanalyse verbauen. Wichtig ist aber, dass der Student sich darüber klar ist, dass Wörter nicht unbedingt in allen Büchern gleich gebraucht werden. Die folgende Beschreibung bezieht sich auf meine eigene Definition, wie gerade dargelegt.

3.4.2 Analyse und Adaptation von Betätigung: Ziele

Die Analyse von Betätigung und die Verwendung von Aktivität oder Aufgabe als Therapie sind ausschließlich ergotherapeutische Fähigkeiten. Die Analyse von Tätigkeiten und ihre Verwendung verfolgen einen doppelten Zweck:

– Sich mit den Problemen von Patienten in allen Aspekten ihres täglichen Lebens oder ihrer sozialen Rollen (z. B. Elternteil, Freund, Bürger) zu befassen. Diese Aspekte des normalen Lebens werden üblicherweise in Arbeit, Freizeit und Selbstversorgung (ADL) unterteilt.
– Die Anwendung von Aktivitäten als spezifisches therapeutisches Medium, um Dysfunktion in der Performanz von Betätigungen, Interaktionen und Rollen zu behandeln.

■ Performanzprobleme lösen

Der Ergotherapeut benutzt eine Reihe von Techniken, um Fähigkeiten und Defizite zu untersuchen, Fertigkeiten wieder zu trainieren und Probleme in diesen Bereichen zu lösen. Menschen, die dieses Dienstes bedürfen, haben in der Regel eher eine Behinderung, als dass sie dysfunktional sind. Sobald Beschränkungen durch die Umwelt beseitigt sind oder Methoden zum Gebrauch von Restfähigkeiten so gut wie möglich beherrscht werden, können solche Menschen wieder unabhängige und aktive Glieder der Gesellschaft werden. Gemeindenah arbeitende Ergotherapeuten verbringen oft einen großen Teil ihrer Zeit damit, Performanzprobleme zu lösen und die Umwelt anzupassen.

■ Anwendung von Aktivitäten als Therapie

Die Auswahl einer therapeutischen Aktivität erfordert die Balance zwischen den Bedürfnissen und Interessen des Patienten, dem persönlichen Repertoire an Fähigkeiten des Therapeuten und den Anforderungen des Modells oder Ansatzes, in dessen Rahmen der Therapeut arbeitet. Aktivitäten sollten speziell für den individuellen Patienten ausgewählt werden mit Blick auf das definierte Ziel, z. B.:

– eine Fähigkeit untersuchen
– ein Bedürfnis berücksichtigen
– ein Problem lösen
– eine Erfahrung vermitteln
– eine Fertigkeit verbessern
– Interesse stimulieren
– Unabhängigkeit fördern
– zu Interaktion ermutigen
– Experimentierfreudigkeit anregen
– Gelegenheit zum Auswählen bieten

Aktivitäten können gelegentlich auch zur Erholung oder zum Zeitvertreib eingesetzt werden; das ist durchaus in Ordnung im richtigen Zusammenhang.

Es könnte als ablenkende Betätigung bezeichnet werden, *aber es ist keine Ergotherapie.*

Während es eine zentrale berufliche Fertigkeit bleibt, den Patienten in die Anwendung einer heilenden Betätigung einzubinden, kann dies aber für manche Therapeuten eine relativ geringe Rolle spielen bei ihren Interventionen, in denen es mehr um die Analyse von Dysfunktion in Betätigungsbereichen und der daraus folgenden Problemlösung geht, wie oben beschrieben.

3.4.3 Techniken der Analyse, Adaptation und Anwendung

Es gibt zwei Ziele bei der Betätigungsanalyse:
- Zu erkennen, woran und in welcher Weise eine Person sich beteiligt und was dies für sie bedeutet. Dadurch richtet sich der Blick auf die Person als 'Macher' und ermöglicht, Probleme und Bedürfnisse zu verstehen und Behandlungsziele festzulegen (Performanz-Analyse, Beteiligungs-Analyse, Existenz-Analyse).
- Die Art der Betätigung, Aktivität oder Aufgabe zu verstehen. Hier richtet sich der Blick auf das, was zu tun ist, und diese Sichtweise wird gebraucht, wenn es um die Auswahl oder das Adaptieren von Tätigkeiten als Therapie geht oder um ein besseres Verständnis dessen, was alles mit dieser Betätigung, Aktivität oder Aufgabe verbunden ist (Betätigungsanalyse, Aktivitätsanalyse, Aufgabenanalyse, angewandte Analyse).

■ Beteiligungs-Analyse und Existenz-Analyse

Beteiligungs-Analyse (befasst mit dem Ausmaß und der Häufigkeit des Beteiligens) und *Existenz-Analyse* (befasst mit der subjektiven Bedeutung, die mit der Aktivität verbunden ist) sind Techniken, die sich noch in der Entwicklung befinden (Kielhofner 1995; Hagedorn 1995a). Sie können betreffen: Überprüfen und Beschreiben des persönlichen Lebensbereiches eines Menschen, frühere oder jetzt nötige Betätigungen; Analysieren der Betätigungen hinsichtlich der Rollen; Analysieren der sozio-kulturellen Wichtigkeit oder Bedeutung einer Betätigung für den Betreffenden.

■ Performanz-Analyse

Sie untersucht, wie weit eine Person fähig ist, das zu tun, was sie tun möchte oder muss; die Performanz-Analyse konzentriert sich darauf, Probleme

im persönlichen und häuslichen Bereich des täglichen Lebens oder am Arbeitsplatz herauszufinden.

■ Das Herausfinden von Patientenproblemen kann beinhalten:

- einen Patienten beim Durchführen von Aufgaben in realistischem Umfeld und Zusammenhang beobachten
- angewendete Fertigkeiten, Kompetenzniveau und Problembereiche benennen
- Probleme bei Teilaufgaben überprüfen, falls erforderlich
- soziale und kulturelle Faktoren einbeziehen, falls relevant
- Rollen der Person einbeziehen
- vermutete Gründe für Dysfunktion benennen, z.B. Lernschwierigkeiten, Entwicklungsstörungen, Defizit bei Fertigkeiten, Mangel an Praxis, Rollenzurückweisung.

■ Betätigungsanalyse

Diese kann einschließen: im Zusammenhang analysieren, ob es sich bei der Betätigung um Arbeit, Freizeit oder Selbstversorgung handelt. Allerdings muss die traditionelle therapeutische Aufteilung von Betätigungen in Arbeit, Freizeit und Aktivitäten des täglichen Lebens als künstlich angesehen werden: in der Praxis verwischen sich die Grenzen. Die Klassifizierung ist kontextabhängig – was eine Person als unangenehme Aufgabe betrachtet, kann für jemand anders ein Hobby sein. Gehören Haushaltstätigkeiten zu Arbeit oder Selbstversorgung? Diese Aufteilungsmethode, und besonders die derzeit populäre Sichtweise, dass das Leben eine ausgeglichene Balance zwischen den drei Betätigungsbereichen bieten sollte, bezieht sich einseitig auf westliche Kulturen und kann in Kulturen, wo solche Unterscheidungen wertlos sind, erhebliche Modifikation nötig machen. Dennoch bleibt sie eine praktische Methode der Analyse.

Arbeit. Jegliches Problem, das einen Menschen, der gern arbeiten möchte, von dieser Arbeit abhält, wird wahrscheinlich erhebliche soziale, psychische und ökonomische Folgen haben. Der Therapeut kann Arbeitstherapie, arbeitsbezogene Rehabilitation, Anpassung des Arbeitsplatzes und vorbereitende berufliche Anleitung und Training einsetzen, um bei der Rückkehr zur Arbeit Hilfestellung zu geben. Komplexere berufliche Anleitung und Wiedertrainieren gehört allerdings nicht zum Bereich des Ergotherapeuten.

Freizeit. Die Bedürfnisse nach Selbstverwirklichung und die Wichtigkeit der Lebensqualität werden immer bewusster wahrgenommen. Eine Reihe von Arbeitslosen sowie eine steigende Zahl von Rentnern finden es schwierig, mit unstrukturierter Zeit umzugehen, sie brauchen Hilfestellung. Für diejenigen, die wegen einer Fähigkeitsstörung oder Krankheit nicht arbeiten können, ist es wesentlich, in der Freizeit Erfüllung und Sinn des Lebens zu finden.

Aktivitäten des täglichen Lebens (ADL). Diese Aktivitäten reichen von fundamentalen Überlebensaktivitäten (personal activities of daily living = PADL) – Essen, Wärme, Gefahrenvermeidung, Aufrechterhalten der persönlichen Hygiene und, in einigen Bereichen, soziale Grundfertigkeiten – bis zu komplexeren Aspekten der Selbstversorgung und des unabhängigen Lebens wie kochen, einkaufen und Hausarbeit (domestic activities of daily living = DADL, in Amerika auch als instrumental activities of daily living = IADL bekannt).

Hier wird eine Befunderhebung durchgeführt, um die Art und die Schwere des Problems zu bestimmen. Ein Übungs- und Tainingsprogramm wird dann in einem Setting, das so realistisch wie möglich sein sollte, aufgestellt. Sämtliche verbleibenden Fähigkeitsstörungen, die nach einer Trainingsperiode immer noch vorhanden sind, werden durch Umweltadaptation oder Unterstützung für den Betreffenden gelöst, auch dadurch, dass adaptierte Geräte zur Verfügung gestellt werden.

Aktivitätsanalyse

Dies bedeutet, dass man die Aktivität in ihre Einzelteile (Aufgaben) und deren Abfolge zerlegt, dabei sieht man sich die stabilen und die situationsbedingten Komponenten an und evaluiert ihr therapeutisches Potential.

Eine vorläufige Analyse betrachtet den grundsätzlichen Inhalt der Aktivität z. B. unter folgenden Gesichtspunkten:

- die Art von Anforderungen, die diese Aktivität stellt – z. B. kognitive, motorische, interpersonale (die Klassifizierung für eine detaillierte Analyse hängt vom Ansatz ab, den man wählt)
- der Grad von Komplexität der Aktivität
- die positiven oder negativen sozialen oder kulturellen Assoziationen
- vorhandene oder nicht vorhandene Struktur der Aktivität
- die Aufgaben benennen, aus denen sich die Aktivität zusammensetzt
- die Abfolge der einzelnen Aufgaben der Aktivität analysieren, auch ob sie starr oder flexibel ist
- Werkzeuge, Möbel, Materialien und Umgebung, die zum Bewältigen dieser Aktivität gebraucht werden, bestimmen
- Sicherheitsvorkehrungen treffen und sich die Risikofaktoren bewusst machen

Aufgabenanalyse

Ähnlich wie die Aktivitätsanalyse ist dies eine detaillierte Analyse, bei der man die Aufgaben in Teilaufgaben zerlegt und analysiert nach den üblichen Kategorien der motorischen, kognitiven, perzeptiven oder interaktiven Anforderungen, die sich in jeder oder nur in einer bestimmten Phase ergeben. Das kann die Analyse bestimmter Bewegungen sein sowie der Muskelarbeit oder der Muskelgruppen, die dafür benötigt werden. Dahinter stehen hauptsächlich zwei Absichten: entweder man möchte eine geeignete Aufgabe auswählen, die zu einem therapeutischen Ziel oder Feinziel führt, oder sie dient als Mittel, um den genauen Bereich bzw. den Grund für ein Performanz-Problem zu analysieren.

Fertigkeitsanalyse

Eine gesamte Analyse aller Fertigkeiten und Teilfertigkeiten, die für eine bestimmte Aktivität notwendig sind, kann komplex und langwierig sein. Eine Aufgabe wird als Ganzheit ausgeführt, dabei ist es nicht einfach, die Komponenten der Performanz 'herauszupräparieren' oder die Beziehungen zwischen ihnen und der Dysfunktion zu erkennen. Der Prozess wird normalerweise anhand von genauer Beobachtung, der Anwendung von Kenntnissen der Anatomie, Physiologie, Perzeption, Kognition, Lerntheorien und Theorien der menschlichen Interaktion durchgeführt. Üblicherweise wird solch einer Analyse eine gewisse Struktur gegeben. Normen festzulegen, ist ebenfalls schwierig, denn hier ist noch viel im Fluss; vorhandene Vergleichsdaten, die von jungen gesunden Soldaten stammen, sind auf die meisten ergotherapeutischenProzesse nicht übertragbar. Eine Liste von Begriffen, die bei der Fertigkeitsanalyse benutzt werden, zeigt Tabelle 3.**2**. Alle Begriffe enthalten weitere Unterteilungen, was die Komplexität von Fertigkeitsanalyse bzw. -assessment deutlich macht. Obwohl Autoren unterschiedliche Taxonomien gebrauchen, lassen sich doch Ähnlichkeiten in den drei Spalten erkennen. Dieselben Punkte werden auch bei der Performanz-Analyse benutzt, um den Grad der Kompetenz zu untersuchen, den der Patient erreicht hat.

■■■   **Angewandte Analyse**

Dies ist nur von Bedeutung in Beziehung zu definierten Objekten und dem untersuchten Zustand des Patienten. Ob der Therapeut dem Patienten eine einzelne therapeutische Aktivität oder mehrere mögliche anbietet, oder ob er zunächst versucht, die Aktivität bzw. Aufgabe zu modifizieren, um deren Durchführung zu ermöglichen – immer muss zunächst die Aktivität analysiert und evaluiert werden, ehe sie auf die spezielle Situation und die Bedürfnisse, Interessen und Wünsche des Individuums zugeschnitten wird. Zu berücksichtigende Aspekte können zum Beispiel sein:

Tabelle 3.2   Beispiele für Taxonomien von Performanz-Fertigkeiten

Modell der menschlichen Betätigung (Kielhofner 1995)	Modell der Anpassung durch Betätigung (Reed 1992)	Modell der Anpassungs-Fertigkeiten (Mosey 1986)
Motorisch – Haltung – Mobilität – Koordination – Kraft und Anstrengung – Energie	*Sensomotorisch* – Sensorische Bewusstheit – Sensorische Verarbeitung – Perzeptiv – Motorisch – Neuromuskulär	*Sensorische Integration* – Integration taktiler Subsysteme – Haltungs- und bilaterale Integration – Praxie
Prozess – Energie – Kenntnisse – Zeitliche Organisation – Raum- und Objektorganisation – Adaptation	*Kognitiv* – Grad der Aufmerksamkeit – Orientierung – Beteiligungsverhalten – Aufmerksamkeitsspanne – Erkennen – Gedächtnis – Realitätstesten – Assoziation – Kategorisieren – Begriffsbildung – Sequenzieren – Problemlösen – Sicherheit beurteilen – Verallgemeinerung des Lernens – Integration des Lernens – Synthese des Lernens – Zeit-Management	*Kognitive Funktion* – Aufmerksamkeit, Gedächtnis und Orientierung – Denkprozesse – Ebenen der Konzeption – Intelligenz – Faktische Information – Problemlösen
Kommunikation und Interaktion – Körperlichkeit – Sprache – Beziehungen – Informationsaustausch	*Psychosozial* Sozial: – Soziales Verhalten – Sozialisation – Konversation – Rollenverhalten – Partner-Interaktion – Gruppen-Interaktion – Interpersonale Beziehungen	*Soziale Interaktion* – Interpretation von Situationen – Soziale Fertigkeiten – Strukturierte soziale Wechselwirkung
Soziale Interaktion – Anerkennen – Senden – Zeitlich organisieren – Koordinieren	Psychologisch: – Rollenidentität – Selbstkonzept – Einstellung – Stimmung – Beginnen und Beenden von Aktivitäten – Bewältigungs-Fertigkeiten – Selbstkontrolle – Eigenwirksamkeit – Eigenausdruck	*Psychologische Funktion* – Dynamische Zustände – Intrapsychische Dynamik – Realitätstesten – Einsicht – Objektbeziehungen – Selbstkonzept – Selbstdisziplin

– Vorlieben und Interessen des Patienten
– Vorhandene Möglichkeiten zum Einbeziehen von Interessen und Teilnahme des Patienten
– Möglichkeiten der Auswahl und Entscheidungen
– sich bietende Möglichkeiten für therapeutische Adaptation, um Behandlungsziele zu verfolgen
– Vertrautheit des Patienten mit der Aktivität – Notwendigkeit für Training oder Vorbereitung, um daran teilnehmen zu können
– Evaluation, ob die Aktivität auch wirklich zu den vereinbarten Behandlungszielen führt.

■ Auswahl von Aufgaben zum Einsatz als Therapie. Dazu kann gehören:

– eine Aufgabe auszuwählen, die sich eignet, therapeutische Ziele zu erreichen. Motorische, sensorische, interaktive, kognitive, symbolische, ausdrucks-bezogene Faktoren zu bedenken.
– eine Aufgabe zu analysieren durch Aufteilen in Teilkomponenten: Teilaufgaben, Fertigkeiten, Teilfertigkeiten. Zu entscheiden, welche Anteile therapeutischen Wert haben und hervorgehoben werden sollen, welche irrelevant oder unangemessen sind, welche vom Patienten selbst gemacht und welche für ihn erledigt werden sollen.
– zu entscheiden, ob Geräte und Materialien adaptiert werden müssen; entscheiden, ob Vorbereitung notwendig ist.

■ Aktivitätssynthese

Komponenten der Aktivität mit solchen der Umgebung kombinieren, um das erwünschte therapeutische Ergebnis zu erreichen.

■ Adaptation von Aktivitäten

Die Aktivität kann in unadaptierter Form eingesetzt werden, oder sie kann adaptiert werden, um Behandlungsziele anzusprechen. Dies wird meist auf der Ebene der Aufgabenadaptation angegangen, weil die notwendige Adaptation in der einen Phase der Aktivität anders sein kann als in einer anderen. Typische Adaptationen sind:
– *auf die Umwelt bezogen,* z. B. Ort, Setting, Milieu; Zeitdruck
– *auf die Ausstattung bezogen,* z. B. Anzahl der Werkzeuge/Menge des Materials, Adaptation von Werkzeugen
– *sozial,* z. B. Anzahl der Personen, Grad der Interaktion

– *physisch,* z. B. Position, Kraft, Bewegungsausmaß
– *kognitiv,* z. B. Komplexität, Abfolge, benötigte Instruktionen
– *emotional,* z. B. Interesse, Sinn, eigener Ausdruck
– *zeitlich,* z. B. Dauer, Wiederholung
– *strukturell,* z. B. Abfolge der Aufgaben, Weglassen von unwichtigen Aufgaben.

■ Abstufung

Das gezielte Verändern von Faktoren, die für die Ausführung der Aufgabe oder Aktivität gebraucht werden, um Behandlungsziele zu verfolgen. Typische Abstufungen sind:
– Abfolge der Aufgabe/Komponenten
– Größe/Form der Werkzeuge
– Position der Werkzeuge/Möbel/Materialien (Arbeitsplatz)
– Menge/genauere Angaben zum Material
– Geschwindigkeit/Dauer/Wiederholung der Ausführung
– erforderliche Bewegungen zur Durchführung der Aufgabe
– notwendige Kraft
– Wahrnehmungskomponenten
– kognitive Komponenten
– Einfachheit/Komplexität
– Art und Menge der Instruktionen/Demonstrationen/Anschauungsstücke
– Kontext der Aufgabe (zeitlich, umweltmäßig, sozial, kulturell)
– Ort und Inhalt der Umwelt, in der die Aufgaben durchgeführt werden
– Anzahl der Teilnehmer: Voraussetzung zur Interaktion mit anderen
– Angebote zum Auswählen/für Kreativität/zum Treffen von Entscheidungen/zum Planen und Problemlösen

3.4.4 Analyse und Adaptation der Umwelt

Dies ist ein weiterer Bereich des ausschließlich ergotherapeutischen Fachwissens.

■ Inhaltsanalyse

Ergotherapeuten wissen, dass die Umwelt einen wichtigen günstigen oder schädlichen Einfluss auf das Individuum haben kann. Analyse des Inhalts der Umwelt – bei der Arbeit, zu Hause, in der Schule, in einer Institution, draußen, in der Öffentlichkeit – liefert möglicherweise Informationen über den Grund der Probleme des Menschen, Erklärungen für sein Verhalten und auch Ideen oder Anregungen für therapeutische Modifikationen.

In der Literatur werden die Kriterien für Auswahl oder Ablehnung von Aktivitäten für den therapeutischen Gebrauch intensiv diskutiert. Gängige Überlegungen sind:
- Sollte die Ergotherapie ausschließlich zweckgerichtete, konstruktive Aktivitäten einsetzen? Sind reden, denken, sich vorstellen, entspannen, beraten, üben, lagern legitime ergotherapeutische Mittel?
- Wie weit sollten Aktivitäten adaptiert werden; besteht die Gefahr, Aktivitäten bis zur Unkenntlichkeit zu adaptieren?
- Der Therapeut bewertet oft den Prozess höher als das Produkt – aber beim Patienten könnte es umgekehrt sein. Können beide befriedigt werden?
- Wie direktiv sollte der Therapeut bei der Auswahl einer Aktivität sein? Wie viel Auswahl sollte der Patient haben?

Frage: Wie ist Ihre Meinung zu obigen Fragen? Machen Sie sich ein paar Notizen und analysieren Sie dann, was diese über Ihre bevorzugten Modelle und Ansätze aussagen. Wird Ihre Antwort beeinflusst durch die Art der Klientel, mit der Sie arbeiten? Diskutieren Sie Ihre Antworten mit anderen. Glauben Sie, dass es 'richtige' und 'falsche' Antworten gibt?

▬ Anforderungsanalyse

Dies steht in enger Verbindung zur Inhaltsanalyse und untersucht psychische, kulturelle und soziale Einwirkungen der Umwelt daraufhin, ob diese Faktoren sich fördernd oder hemmend auf die Beteiligung an Betätigungen und Aktivitäten auswirken.

Die Art, wie Umweltanalyse betrieben wird, hängt sowohl von den Bedürfnissen des Patienten als auch vom Ansatz ab, mit dem der Therapeut arbeitet, da sich dadurch die Bedeutung der Komponenten, die beobachtet werden, verändert.

Allgemein gesagt, wird der Therapeut den Inhalt der Umwelt beobachten und genau dokumentieren – z.B. Gebäude, die Innenräume, Wärme, Licht, Geräusche, Vibration, Grad der Stimulation, soziale oder kulturelle Bedeutung, emotionale Auswirkungen – und dann diejenigen Elemente der Umweltanforderungen bestimmen, die die Performanz des Patienten begünstigen oder ihn ablenken.

▬ Adaptation

Der Therapeut kann dann einzelne Elemente der Umwelt verändern, entfernen oder hinzufügen: z.B. physische Gegebenheiten von Gebäuden, Zugang, Lärm, Farbe, Beleuchtungsstärke, Temperatur, Ausstattung, Möbel, Informationsgehalt, um dadurch Hindernisse für die Performanz auszuräumen, oder mehr Gelegenheit für Performanz, Lernen oder Entwicklung zu bieten.

4 Philosophische und theoretische Grundlagen für die Praxis

4.1 Gegensätzliche Sichtweisen der Realität

Bevor Sie sich in Literatur über Modelle und Bezugssysteme einarbeiten, sollten Sie sich klar machen, dass es zwei grundverschiedene philosophische Sichtweisen gibt, die den unterschiedlichen Theorien über die menschliche Natur und ihre Umwelt zugrunde liegen. Es handelt sich um alternative Sichtweisen der Welt, die nicht miteinander vereinbar sind; dies bedeutet aber nicht, dass die eine richtig und die andere falsch ist (obwohl sich manche Leute glühend für jeweils eine der Sichtweisen einsetzen), es sind einfach unterschiedliche Erklärungen für objektive und subjektive Realität. Viele der Missverständnisse, die beim Studium theoretischer Strukturen entstehen, entspringen schlicht dem Versäumnis, diese Zweiteilung zur Kenntnis zu nehmen.

Diese beiden Perspektiven werden die reduktionistische (atomische oder mechanistische) und die holistische (oder organismische) Sichtweise genannt. Sie sind als *Metamodelle* (Reed 1984) beschrieben worden, da alle anderen Modelle (oder auch Bezugssysteme) als der einen oder der anderen Kategorie zugehörig betrachtet werden können, und ich werde diesen Begriff als praktisches Kürzel benutzen (sie können auch als Paradigmen bezeichnet werden).

Die Begriffe, die im vorangehenden Absatz in Klammern stehen, werden oft austauschbar benutzt, aber sie sind nicht echte Synonyme, und der Versuch, die Modelle in passende Schubladen zu stecken, kann zwar zunächst zum Verständnis der Grundbegriffe helfen, führt aber leicht dazu, einen hoch komplizierten philosophischen Komplex übermäßig zu vereinfachen. Dennoch kann der Versuch sinnvoll sein, um zu einem besseren Verständnis der Begriffe zu kommen.

Der Reduktionist hat eine objektive und zweckgerichtete Sichtweise einer konkreten Realität, die in beobachtbare Komponenten zerlegt werden kann. Das Ganze kann verstanden werden, indem man die Einzelteile studiert. Das Universum funktioniert nach Regeln und Gesetzen, die letztlich erkannt werden können.

Die holistische Sichtweise ist subjektiv; Realität ist veränderlich, die wahrgenommene Welt ist unteilbar; abstrakte und objektive Elemente interagieren und bilden ein Ganzes, – 'mehr als die Summe seiner Teile' – von dem jedes Element nicht für sich allein verstanden werden kann. Dies nennt man auch die *phänomenologische* Sicht der Welt.

Eng verbunden mit diesen einander widersprechenden Konzepten ist die uralte Debatte über freien Willen und Determinismus. Kann ein Individuum bewusst und rational auswählen – wie es die meisten holistischen Philosophien sehen – oder wird die Auswahl letztlich durch Faktoren wie Umweltbedingungen und Auswirkungen eigener Erfahrungen entschieden?

Eine weitere Kontroverse in der Philosophie besteht zwischen denen, die glauben, dass menschliche Wesen Körper und Geist (oder Seele) haben und dass dies zwei separate Einheiten sind – als *Dualismus* bekannt –, und denen, die glauben, dass der Geist untrennbar vom Körper bzw. ein Produkt des Körpers ist – als *Monismus* bekannt.

Hier ist die Zuordnung zu unseren Metamodellen nicht mehr klar. Einige Dualisten nehmen einen holistischen Standpunkt ein und einige Monisten einen reduktionistischen – aber manch eine holistische Philosophie ist stark von der Untrennbarkeit und engen Verbindung zwischen Körper und Geist überzeugt, und manche Mechanisten übergehen schlicht den Geist ganz und gar und befassen sich nur mit dem Körper (und danach wird es dann

wirklich kompliziert!). Wenn Sie mehr darüber wissen möchten, sollten Sie Bücher über Metaphysik lesen.

Man kann die Hauptkonzepte der beiden Metamodelle gegenüberstellen (Box 4.**1**), aber so verführerisch es auch ist, eine übersichtliche Liste der Gegensätze zu erstellen, muss dennoch bedacht werden, dass dies eine Vereinfachung hoch komplizierter Dispute bedeutet und dass solche Vergröberung nie ganz exakt sein kann. Eine sehr viel detailliertere Erörterung und ein Vergleich ist von Reed (1984) aufgestellt worden.

> Denken Sie über die Unterschiede in Box 4.**1** nach. Wie kann es dem Ergotherapeuten in der Praxis weiterhelfen, sich dessen bewusst zu sein, dass diese beiden Metamodelle nicht miteinander kompatibel sind?

4.2 Denkschulen

Metamodelle sind hauptsächlich deshalb für die Ergotherapie interessant, weil man sich darüber einig ist, dass Ergotherapie von einer organismischen, phänomenologischen Sichtweise des Menschen ausgeht.

Das führt zu der philosophischen Frage, ob es dann legitim ist, dass Ergotherapeuten reduktionistische Bezugssysteme benutzen. Immerhin stam-

Box 4.1 Vergleich des holistisch/organismischen und reduktionistisch/mechanistischen Metamodells

Holistisch/organismisch/phänomenologisch	Reduktionistisch/mechanistisch
Sieht Personen als ein Ganzes, 'mehr als die Summe seiner Teile'.	Sieht das Individuum als aufteilbar in Komponenten, die getrennt untersucht werden können.
Tendiert, Systeme als interaktiv und adaptiv anzusehen.	Tendiert, Systeme als geschlossen und fixiert anzusehen.
Steuerung ist im Individuum angelegt, das einen freien Willen hat und bewusste rationale Entscheidungen treffen kann.	Deterministisch: Steuerung geschieht von außen oder unfreiwillig.
gegenwarts-/zukunftsorientiert.	vergangenheits-/gegenwartsorientiert.
Gedanken, Gefühle und Wahrnehmungen sind wichtig und wirken sich auf das Verhalten aus.	Verhalten ist wichtig: Gedanken und Gefühle sind Nebenprodukte von Physiologie und/oder Verhalten.
Verhalten steht über der Zweckmäßigkeit.	Verhalten ist zweckgerichtet.
Spiritualität kann einbezogen werden.	Spiritualität wird üblicherweise nicht einbezogen.
Subjektive Methoden der Forschung sind gültig.	Objektive Methoden sind gültig.

men viele der ergotherapeutischen Grundkenntnisse aus den reduktionistischen biologischen, medizinischen und Verhaltenswissenschaften. Ergotherapeutisches Denken und Handeln ist aus der Anwendung solcher Kenntnisse hervorgegangen.

Aber Ergotherapeuten verstehen Menschen auch aus soziologischer und phänomenologischer Sicht; sie befassen sich mit Zusammenhang und Bedeutung und dem Subjektiven von Erfahrung. Sie sind bereit, die Signifikanz der symbolischen und irrationalen Aspekte menschlichen Denkens und Verhaltens zu ergründen. Dies scheint den Beruf in einen unbequemen Spagat zwischen den Polen der großen theoretischen Teilung zu zwingen.

Es ist daher nützlich, kurz einige der wesentlichen Denkschulen vorzustellen, die zu unterschiedlichen Theorien menschlichen Verhaltens führen. Wahrscheinlich werden Sie diese Theorien als Fundamente einiger in der Ergotherapie weit verbreiteter Modelle und Bezugssysteme wieder erkennen.

Die Denkschulen, die Verhalten erklären, können wie folgt zusammengefasst werden:

- **Physiologisch.** Wir tun, wozu uns unsere Gene und elektro-chemischen Funktionen befähigen, als Reaktion auf interne und externe Stimuli, um Homöostase aufrechtzuerhalten und Grundbedürfnisse zu befriedigen.
- **Behavioristisch.** Wir handeln und reagieren, wie unsere Umwelt es verlangt, in Übereinstimmung mit den Konsequenzen solchen Verhaltens.
- **Kognitiv.** Wir tun das, was wir aufgrund unserer Gedanken und Wahrnehmungen für richtig halten.
- **Psychoanalytisch.** Wir handeln nach infantilen Trieben und den unbewussten Erinnerungen an unsere Vergangenheit.
- **Entwicklungsbezogen.** Wir entwickeln angelegte Fertigkeiten dadurch, dass sie in bestimmten Situationen gefordert werden.
- **Sozial.** Wir verhalten uns so, wie wir glauben, dass andere Leute, bestimmte soziale Gruppen oder die Gesellschaft als Ganzes es von uns erwarten.
- **Humanistisch.** Wir verhalten uns in Übereinstimmung mit unseren eigenen Wünschen und in Übereinstimmung mit dem grundsätzlichen Respekt gegenüber anderen.
- **Systemische Theorie.** Wir interagieren mit unserer Umwelt als Teil eines adaptiven, organischen, offenen Systems. Wir werden zum einen durch unsere Umgebung geformt, und zum andern formen wir unsererseits andere Teile des Systems.

Physiologische und Verhaltenstheorien sind auf der reduktionistischen Sicht begründet. Forschung folgt hier den Prinzipien des *wissenschaftlichen Realismus* bzw. des *logischen Empirismus*, in dem Realität als feststehend und messbar gilt. Diese Perspektiven betonen die Notwendigkeit von objektiven Studien unter genau kontrollierten experimentellen Bedingungen, die reproduzierbare Ergebnisse hervorbringen, um wissenschaftliche Prinzipien oder Fakten über den menschlichen Körper oder menschliches Verhalten festzulegen. Solche Forschung ist quantitativ, und man erwartet Statistiken und gut belegte Untersuchungsdaten.

Psychoanalytische Theorien sind ebenfalls reduktionistisch, da sie vom klassischen freudschen Determinismus stammen – Verhalten wird beeinflusst von unbewussten Trieben und Erinnerungen, früheren Erfahrungen und Gefühlen, die analysiert werden können. Allerdings betonen die neueren holistischen psychotherapeutischen und humanistischen Theorien die freie Wahl und den freien Willen.

Kognitive, soziale, humanistische, Entwicklungs-, und Systemtheorien können als *organismisch* und *phänomenologisch* angesehen werden. Ein phänomenologischer Ansatz zieht das Subjektive der Erfahrung in Betracht und berücksichtigt die einzigartige und veränderliche Art dieser Erfahrung für das jeweilige Individuum. In all diesen Theorien ist die Interaktion der Person mit der Umwelt wichtig. Auch die Ökologie beeinflusst in neuerer Zeit die Ergotherapie: von daher rührt das Konzept des Menschen als offenes System (im Gegensatz zu einem geschlossenen, das feststehend ist und nicht reagierend), der Organismus reagiert auf seine Umgebung und verhält sich so, dass er sowohl die Umwelt formt als auch selbst durch die Umwelt geformt wird. Der Mensch kann nur als Teil einer größeren und komplexeren Umwelt verstanden werden, in der viele Organismen existieren und interagieren.

Phänomenologische Forschung ist meist eher qualitativ als quantitativ ausgerichtet und kann *ethno-methodologische* Techniken (aus der Sozial-Anthropologie) oder *teilnehmende* Beobachtung einsetzen. Persönliche Erfahrung, Beschreibungen, Interviews, Berichte, Feld- und Fallstudien, die als solche kaum wiederholbar und in streng wissenschaftlicher Form evaluierbar sind, werden herangezogen. In der Ergotherapie wird mehr und mehr die Validität der letztgenannten Methoden akzeptiert.

4.2.1 Warum sind solche Denkschulen wichtig?

Menschen sind so komplexe Organismen, dass mehr als eine Theorie notwendig ist, um den ganzen Reichtum und auch die Komplexität von Verhalten, Gedanken und Gefühlen zu erklären. Unterschiedliche Sichtweisen können den Therapeuten dabei unterstützen, die verschiedenen Aspekte einer Person auf unterschiedliche Weise zu verstehen, und das kann hilfreich sein.

Von 'der großen Teilung' kann leicht zu viel Aufhebens gemacht werden. Aber Sie werden inzwischen schon gemerkt haben, dass das Kombinieren von Techniken, die miteinander kompatibel sind, wahrscheinlich effektiver ist als der Versuch, solche aus entgegengesetzten Perspektiven zu verbinden.

So ist zum Beispiel Behaviorismus in seiner klassischen Form reduktionistisch und deterministisch. Humanismus ist holistisch und selbstverwirklichend. Wenn man gleichzeitig ein starres behavioristisches Modifikationsprogramm und ein klienten-zentriertes Programm, das die Wahlmöglichkeit und Selbstverwirklichung betont, benutzt, würde dies wohl kaum gut als gleichzeitig angewendete Therapie für einen Menschen funktionieren. (Konflikte dieser Art können auftreten, wenn verschiedene Teammitglieder auf der Basis inkompatibler Modelle ohne ausreichende Diskussion arbeiten.)

Darum ist es wichtig, dass einem die zugrunde liegende Philosophie eines Modells, Bezugssystems oder Ansatzes gegenwärtig ist, auch um sicher zu stellen, dass die angewandten Techniken mit diesen und untereinander verträglich sind. Das bedeutet nicht, dass ein erfahrener Praktiker nicht 'die Regeln durchbrechen' und erfolgreich inkompatibel erscheinende Techniken kombinieren dürfte, aber dies sollte nur bewusst und mit Vorsicht getan werden.

4.2.2 Mit der Terminologie zurecht kommen

Eine der größten Schwierigkeiten für den Studenten, der mit der Literatur über Ergotherapie-Theorie konfrontiert ist und darum kämpft, einen klaren Blick für die Bedeutung der einzelnen Begriffe und ihre Zusammenhänge zu bekommen, ist die Erkenntnis, dass diese sich von einem Buch zum nächsten verändern.

Es ist unglücklich, dass es keine Standarddefinitionen der Begriffe und Konzepte gibt. Britische und amerikanische Autoren benutzen Begriffe auf verschiedene Weise, und auch Autoren innerhalb einer Nation weichen unter einander ab. Dies ist nur teilweise auf das unterschiedliche britische und amerikanische Englisch zurückzuführen, es liegt auch an der unterschiedlichen Art begrifflichen Denkens. Oft werden Wörter ungenau oder auswechselbar benutzt.

Die Wörter 'Paradigma', 'Modell', 'Bezugssystem' und 'Ansatz' verursachen die größten Schwierigkeiten. Von einander abweichende Definitionen existieren zu Hauf, und es ist offensichtlich, dass innerhalb des Berufes noch immer keine Übereinstimmung zustande gekommen ist, wie diese Begriffe benutzt werden sollen.

Ehe wir uns in diese Debatte verstricken, hilft es uns zu untersuchen, was unter 'Konzept', 'Hypothese', 'Theorie' und 'Philosophie' verstanden wird.

▬ Konzept

In der Psychologie wird *Konzept* definiert als '*Eigenschaften oder Beziehungen, die einer Klasse von Objekten oder Ideen gemeinsam sind*', was sowohl abstrakt als auch konkret gemeint sein kann (Atkinson 1993).

Ein Konzept ist also eine Idee, die Beziehungen definiert und etwas beschreibt. Es wird üblicherweise durch Wörter oder Symbole ausgedrückt. Die 'conceptual foundations for practice' oder 'concepts of occupational therapy' sind diejenigen Begriffe, die definieren, worum es sich bei dem Beruf handelt und die helfen, ihn von anderen zu unterscheiden.

»Konzepte werden gebraucht, um eine Gesamtheit von Kenntnissen und eine gute Theorie aufzubauen. Ein Konzept ist eine Idee. Wenn Voraussetzungen die Grundlagen einer Theorie bilden, dann sind Konzepte die Bausteine. Als solche können Konzepte mit den zwischen ihnen bestehenden Beziehungen zu einem Bezugssystem organisiert werden, das zur Entwicklung einer Theorie führt (Reed und Sanderson 1992).«

▬ Hypothese

'Eine zur Erklärung bestimmter Tatsachen eingeführte Annahme, aus der sich dann auch andere neue Tatsachen ergeben.' (Brockhaus, dtv-Lexikon)

Eine Hypothese wird üblicherweise so formuliert, dass man sie durch methodische Untersuchungen überprüfen kann; sie kann als richtig bewiesen oder widerlegt werden oder zur Formulierung einer neuen Hypothese führen.

In Kapitel 5 wird das Aufstellen und Überprüfen einer Hypothese auf informeller Basis als ein wichtiger Teil des Klinischen Argumentierens beschrieben. Viele Theorien schließen Hypothesen ein, von denen einige inzwischen so fest etabliert sind, dass sie zu Grundannahmen geworden sind, d. h. zu Statements, die für die Praxis als gültig angesehen werden.

Theorie

'System von Ideen eines Erkenntnisbereichs' ist nur die erste einer Reihe von Definitionen. Dies hört sich zunächst fast wie eine Definition von 'Konzept' an, aber eine *Theorie* ist ein größerer und allgemeinerer Begriff, der Konzepte, Hypothesen und Annahmen zusammenfasst mit dem Ziel, eine einheitliche Erklärung zu liefern.

Die Theorie gibt uns die Erklärungen, sie enthält Fakten und Phänomene, unabhängig davon, ob sie wissenschaftlich oder objektiv bewiesen sind oder nicht – bei der Theorie geht es nicht um solchen Nachweis. 'Das Ziel von Theorien ist, Einsichten zu schaffen' (Kielhofner 1995). Theorien bringen oft Aussagen über Aktionen mit sich, die unter der Annahme gemacht werden, dass die Theorie wahr ist, sie können möglicherweise Bereiche für Forschung und zugehörige Methodik aufzeigen. Die Theorie kann so lange als wahr angesehen werden, wie es Nachweise gibt, die sie stützen, und noch nichts gefunden worden ist, das sie widerlegt.

Diese einfache Definition täuscht, weil sie die philosophische Diskussion über Wesen, Zweck und Gültigkeit von Theorien sowie über Systeme für die Konstruktion von Theorien ignoriert und auch die Frage, ob eine Theorie jemals bewiesen oder nur widerlegt werden kann. Theoriebildung unterliegt selbst der Theorie!

Verschiedene Arten von Theorien und Wege, wie sie getestet werden können, sind beschrieben worden, aber damit müssen wir uns hier nicht befassen. Bei Reed (1984) sind die in diesem Zusammenhang wichtigen Theorien zusammenfassend dargestellt. Wahrscheinlich kann Ihr Bibliothekar Ihnen auch weitere geeignete Bücher zur Theoriebildung vorschlagen.

Ich benutze Theorie als handliche Kurzbezeichnung für alle Ideen und Konzepte, die die Basis für berufliche Praxis darstellen.

Philosophie

Die Grunddefinition für Philosophie lautet: 'Das Streben des menschlichen Geistes, das Wesen und die letzten Zusammenhänge des Seins, die gültigen Werte und damit die Grundsätze der Lebensführung und Daseinsgestaltung zu erkennen.' (Brockhaus, dtv-Lexikon).

Wenn die Philosophie eines Berufes beschrieben wird, ist damit etwas ganz anderes gemeint als die oben angegebene Definition. Es handelt sich hier um eine Zusammenfassung von Überzeugungen und Ideen, die Übernahme einer bestimmten 'Sicht der Welt', die der Beruf der akademischen und beruflichen Praxis zugrunde legt. Die Prinzipien, Werte und die Praxis eines Berufes sollten im Einklang mit seiner Philosophie stehen. Allgemein wird davon ausgegangen, dass Ergotherapie eine holistische Philosophie hat, die vom organismischen Metamodell herrührt.

4.2.3 Widersprüchlicher Gebrauch von Worten

Die Diskussion um konzeptionelle Grundlagen für die Praxis ist relativ neuen Datums, und sowohl die Sprache als auch die Begriffe sind noch in der Entwicklung. Oft werden Wörter aus der Alltagssprache oder aus anderen Quellen entliehen und dann in einem Sinn gebraucht, der typisch für den ergotherapeutischen Kontext ist, oder so wie der Autor es für gut hält. Leider verwenden die Autoren unterschiedliche Terminologie. Dies kann zwar intellektuell reizvoll für diejenigen sein, die so etwas gern mögen, aber es ist nicht gerade hilfreich für Studenten, die versuchen, den Sinn von komplexen Begriffen zu verstehen.

Manchmal sieht es so aus, als ob sich der Student in einer ähnlichen Situation wie Alice in ihrem berühmten Streitgespräch mit Humpty Dumpty befindet:

»*"Hier ist Ruhm für dich!" " Ich weiß nicht, was du mit 'Ruhm' meinst," sagte Alice." Es ist ein gutes, schlagkräftiges Argument für dich!"" Aber 'Ruhm' bedeutet nicht 'gutes, schlagkräftiges Argument'" warf Alice ein." Wenn ich ein Wort benutze," sagte Humpty Dumpty in ziemlich vorwurfsvollem Ton," bedeutet es genau das, was ich möchte – weder weniger noch mehr."* (Lewis Carroll, Alice im Spiegel)«

Die Debatte um den Gebrauch der Wörter Paradigma, Modell, Bezugssystem und Ansatz kann folgendermaßen zusammengefasst werden:
- Sind diese Wörter Synonyme, oder haben sie unterschiedliche Bedeutungen?
- Wenn sie tatsächlich unterschiedliche Bedeutungen haben, wie werden sie dann definiert, wie hängen sie untereinander zusammen, und wie sollen diese Begriffe in die Taxonomie eingeordnet werden?

– Ist die Debatte über Wörter und Bedeutungen nützlich, oder hindert sie uns eher daran zu verstehen, wie Theorie in Praxis umgesetzt wird (d. h. sind Wörter wirklich wichtig)?

Ich werde auf all diese Fragen eingehen und dabei die aktuelle Diskussion berücksichtigen.

4.2.4   Synonyme oder nicht?

Wie bereits angemerkt, werden die Wörter, mit denen Ergotherapie-Theorie beschrieben wird, ziemlich locker und offensichtlich austauschbar benutzt.

Der Grad der herrschenden Verwirrung wird am besten deutlich, wenn man vergleicht, wie in neueren Lehrbüchern der Ergotherapie Wörter zum Beschreiben von Theorien benutzt werden.

Es scheint, dass diese Wörter in der Praxis tatsächlich als Synonyme verwandt werden. Deutlich erkennbar ist auch, dass die Zuordnung der verschiedenen Arten von 'Modellen' zur jeweiligen Klassifikation ganz willkürlich ist.

Die Tatsache, dass die Wörter auf diese Weise austauschbar benutzt werden, heißt aber noch nicht, dass sie wirklich Synonyme sind; es kann einfach bedeuten, dass die Terminologie für Theoriebildung sich in einem Entwicklungsstadium befindet und dass eine gewisse Verwirrung und Unstimmigkeit über den angemessenen Gebrauch besteht. Auf jeden Fall gibt es keine festgelegte Formulierung in der Terminologie oder Klassifizierung (Tab. 4.**1** und 4.**2**).

Die Verwirrung bezüglich des Wortes *Paradigma* ist verständlich, weil verschiedene Autoritäten es verschieden benutzen, und ein einflussreicher wissenschaftlicher Autor – Kuhn – gibt sogar mehrere Versionen seiner eigenen Sicht. Uneinigkeit herrscht auch darüber, ob Ergotherapie ein eigenes Paradigma besitzt. Die überwiegende Mehrheit ist der Meinung, dass sie noch dabei ist, eines zu entwickeln, oder dass es mehrere Varianten gibt.

Creek formulierte 1990 ein Ergotherapie-Paradigma. Sie definiert den Begriff als: 'Eine anerkannte Gesamtheit von Wissen, die berufliche Einheit und Praxis erklärt und begründet, die alle Belange, Konzepte und Erfahrungen des Berufes einbezieht und Werte und Engagement bestimmt.' Eine weitere Version (Kielhofner 1988) besagt: 'Ein Einvernehmen über die grundlegenden Überzeugungen und Voraussetzungen in einem Bereich.'

Ob nun der Beruf ein Paradigma erreicht hat oder nicht – es gibt mehrere Definitionen von Ergotherapie, denen allen eins gemein ist: Betätigung als

wichtiger Faktor für Gesundheitsförderung und -erhalt, um ein sinnvolles menschliches Leben zu führen, und die Verwendung von Betätigung als Therapiemittel. Es kann gut sein, dass sich ein Ergotherapie-Paradigma – wenn man sich denn darauf einigen sollte – auf diese grundlegenden Elemente des Berufes beziehen wird.

Debatten über den Unterschied zwischen Modell und Bezugssystem und deren Beziehung untereinander (falls vorhanden) können schnell so verwickelt und undurchschaubar werden wie im Mittelalter die Diskussion der Geistlichen darüber, wie viele Engel auf einer Nadelspitze tanzen können. Die folgenden Zitate bringen Beispiele:

»Zusammenfassend besteht Modellbildung aus fünf Phasen, die eine Abfolge von ineinander greifenden Systemen bilden ... das Bezugssystem, Annahmen und Konzepte sind unverzichtbar für das Untersuchen, Strukturieren und Entwickeln eines Modells ... ein Bezugssystem ist ein Mechanismus, mit dem man die Beziehung von Theorie zu Praxis erklären kann ... es ist nicht das ganze Modell aber stellt doch einen Teil des Modellbildungsprozesses dar (Reed 1984).«

»Obwohl Berufe nur ein Modell haben, haben sie doch meist eine Anzahl von Bezugssystemen ..., die von dem Modell des Berufes herrühren, sie stellen Leitlinien für die tägliche Interaktion mit Klienten dar. Ein Bezugssystem ist viel begrenzter als ein Modell (Mosey 1986). «

»Ein Bezugssystem bezieht sich auf der Praxis zugrunde liegende Prinzipien bei bestimmten Patienten- oder Klientengruppen. Es schließt eine Aussage über die zu behandelnde Klientel, Richtlinien für das Bestimmen adäquater Funktion oder Dysfunktion und Heilprinzipien ein (Bruce u. Borg 1987).«

»In jedem Bezugssystem haben sich ein oder mehrere Modelle entwickelt, um der Praxis in den verschiedenen Bereichen, in denen Ergotherapeuten arbeiten, spezifischere Leitlinien zu geben (Creek 1990).«

»Ich betone, dass konzeptionelle Praxismodelle theoretische Argumente liefern; Mosey sagt, dass nur Bezugssysteme die Anwendung von bestehenden Theorien hervorbringen. Konzeptionelle Praxismodelle sprechen bestimmte Komponenten von Betätigungsverhalten oder Motivation an (z. B. Bewegung, Wahrnehmung, sensorische Integration) und versuchen zu erklären, wie dieser Aspekt von Betätigung strukturiert ist ... sie versuchen auch, einen Zustand von Störung oder Dysfunktion zu erklären. Zusätzlich führen sie zu klinischen Technologien. Schließlich bieten sie eine Forschungsgrundlage (Kielhofner 1992).«

Tabelle 4.1 Vergleich der Terminologie zur Beschreibung von Theorie: amerikanische Quellen

Quelle	Paradigma	Modell	Bezugssystem
Reed (1984)	Im Detail beschrieben; Nicht das Gleiche wie Modell oder Theorie, beides 'kann in einem Paradigma enthalten sein.' Erklärt Phänomene; verständlich; neue Ideen; Ideen für Forschung.	Beschreibt Modellbildung im Detail. 'konzeptionelle oder theoretische Modelle sind Unterarten ... die sich auf Theoriebildung und -erklärung beziehen ...' Reeds Liste von Modellen ist zu lang zum Zitieren.	Gibt unterschiedliche Definitionen. 'benutzt einen Mechanismus, der zu Entwicklung und Anwendung von Standards oder Schemata führt, um Aktionen oder Ausdrucksverhalten zu beurteilen, zu steuern oder zu leiten.' 'Ein Bezugssystem ist kein Modell, sondern ein Teil des Modellbildungsprozesses ... es erklärt die Beziehung von Theorie zu Praxis.'
Mosey (1986)	(Philosophische Annahmen und Modell) Benutzt den Ausdruck *Paradigma* nicht.	(siehe Paradigma) 'definiert und unterstreicht im Großen die Konturen des Berufes'	'unterstreicht einen bestimmten Bereich oder Aspekt (der Ergotherapie) – verbindet Modell und Praxis' Analytisch-entwicklungsbezogen (Rekapitulation der Ontogenese) Aneignend
Kielhofner (1992)	Paradigma 'Kernannahmen; zentraler Blickpunkt; Werte → grundsätzliches Wesen und Zweck der Ergotherapie'	Konzeptionelle Praxismodelle. 'stellt theoretische, von Ergotherapeuten benutzte Konzepte dar und strukturiert sie; drückt die spezielle Theorie der Ergotherapie aus' – Biomechanisch – Kognitive Störungen – Kognitiv-perzeptiv – Gruppenarbeit – Modell der menschlichen Betätigung – Motorische Steuerung (z. B. Bobath, PNF) – Sensorische Integration – Räumlich-zeitliche Adaptation	
Willard u. Spackman 8. Auflage (1993)	Paradigma (als ein möglicher Name für 'Interventionsmechanismus zwischen Theorie und Praxis' beschrieben)	Synonym für Paradigma (wie bei Mosey)	wie bei Mosey definiert 'vier hierarchische Komponenten: theoretische Basis; Kontinuum von Funktion/Dysfunktion; Verhalten, das auf Funktion/Dysfunktion hinweist; Voraussetzungen für Veränderung' – Verhaltensbezogen – Biomechanisch – Kognitive Störungen – Entwicklungsbezogen – Neurophysiologisch – Sensorische Integration – Modell der menschlichen Betätigung – Rehabilitation – Psychodynamisch – Räumlich-zeitliche Adaptation – Betätigungsanpassung

Tabelle 4.**2** Vergleich der Terminologie zur Beschreibung von Theorie: Britische Quellen

Quelle	Paradigma	Modell	Bezugssystem	Ansatz
Young u. Qinn (1992)	Beschreibt wissenschaftliche Herkunft des Begriffs aber kein 'Ergotherapie-Paradigma'. Beschreibt einen 'festen Kern' der ergotherapeutischen Kenntnisse mit einem 'Schutzgürtel' von möglichen, verfügbaren Theorien.	Funktion eines Modells: 'Rahmen für komplexe Daten; Vergegenwärtigen von Phänomenen; Mitteilen von Ideen; Vorhersagen über die wirkliche Welt; stimuliert die Entwicklung von Theorien.'	Funktionen: 'Es spezifiziert das Wesen, die Ziele und Vorgehensweisen der Arbeit sowie die Merkmale, die sie von anderen Arten der Praxis unterscheiden; es lässt erkennen, dass einige Theorien wichtiger für die Praxis sind als andere.' – Adaptive Betätigung – Entwicklungsbezogen – Sensomotorisch – Kognitiv – Rollen-Performanz – Rehabilitation	
Turner (1992)	Beschreibt Philosophie und Werte. 'Ein Paradigma formt eine Wissenschaft. Es stammt von den gemeinsamen Werten, Prinzipien und Kenntnissen eines Berufs und bestimmt den Bereich und die Grenzen eines Berufs; es leitet Praxis, Forschung und Entwicklung.' 'bietet eine generelle Denkstruktur'	'Ein konzeptionelles Modell stellt die grundsätzliche Theorie hinter der Praxis dar und bietet den Rahmen für Handlung .... und es zeigt Verbindungen zwischen Theorie und Praxis auf.' Modell der menschlichen Betätigung Entwicklungsbezogen Betätigungsperformanz	'strukturierte Gesamtheit von Wissen, Prinzipien und Untersuchungsergebnissen, sie bildet die konzeptionelle Basis eines bestimmten Aspekts der Praxis, sie erklärt die Beziehung zwischen Theorie und Praxis' Humanistisch Moseys drei Bezugsrahmen (siehe Kap. 10) – Biomechanisch – Kompensatorisch (Rehab.) – Lernen	'Wege und Mittel etwas zu tun, z. B. ein Bezugssystem einzusetzen'
Creek (1992)	Sagt, dass ein Ergotherapie-Paradigma 'eine allgemein anerkannte Theorie ist, die die berufliche Einheit und die Praxis erklärt und begründet ... sie schließt alle Belange, Konzepte und das Können ein und leitet Werte und Engagement'	'Vereinfachte Darstellung von Struktur und Inhalt ... die komplexe Beziehungen zwischen Konzepten beschreibt und erklärt.' – Aktivitäten-Therapie – Kommunikation – Entwicklungsbezogen – Modell der menschlichen Betätigung	'Die der Praxis zugrunde liegenden Prinzipien; die Struktur von Kenntnissen in einem bestimmten Gebiet, die die Beschreibung der Beziehungen zwischen Fakten und Konzepten erlaubt.' – Psychodynamisch – Verhaltensbezogen – Entwicklungsbezogen – Humanistisch – Adaptive Performanz – Bio-entwicklungsbezogen – Betätigungsverhalten	

»*Bezugssysteme sind aus den Modellen eines Berufes entstanden, haben aber einen engeren Blickwinkel und einen anderen Zweck* (Willard and Spackman 1994).«

Unter diesen Umständen ist Verwirrung im Gehirn der Studenten nur allzu verständlich, und man kann gut nachfühlen, wenn Autoren ihre eigene Terminologie erfinden: 'Wir benutzen die Begriffe 'theoretischer Bezugsrahmen' und 'Theorie' in diesem Artikel gleichbedeutend mit 'Theorie', 'Modell' und 'theoretischer Ansatz', weil letztere Begriffe im Beruf nicht allgemein akzeptabel definiert sind' (Javatz und Katz 1989).

Man muss durch diesen Sumpf von Wörtern hindurch waten, um zum festen Boden der zugrunde liegenden Konzepte zu gelangen.

Es wird aus der detaillierteren Analyse der Literatur deutlich, dass die meisten amerikanischen Autoren sich in zwei Lager aufspalten, wenn sie Theorie diskutieren. Die Mosey-Anhänger benutzen den Begriff 'Bezugssystem', um die theoretischen Strukturen zu beschreiben, die Ergotherapeuten als Leitbilder für die Praxis nutzen, und 'ET-Modell' zur Beschreibung der fundamentalen Prinzipien der beruflichen Praxis. Die Anhänger von Kielhofner und seinen Mitarbeitern finden den Begriff 'Modell' für ersteren und 'Paradigma' für letzteren besser, aber dennoch sind sich die Basiskonzepte, die sie zu beschreiben suchen, im Grunde ähnlich.

In Großbritannien, wo der Einfluss beider Lager mit dem herkömmlichen englischen Sprachgebrauch einschließlich des Wortes 'Ansatz' kombiniert wurde, tendieren Autoren dazu, ihre eigene Interpretation der Terminologie und der Beziehungen zwischen diesen Konzepten anzugeben.

Kortman (Australien) beendet 1994 nach der Analyse des derzeitigen Gebrauchs die Debatte folgendermaßen:

»*Die Tatsache, dass es so viele Definitionen mit so wenig Übereinstimmung zwischen den Theoretikern gibt, legt nahe, dass Theoretiker auf dem falschen Weg sind, wenn sie versuchen, ihre Begriffe dauernd neu zu definieren.*«

Er zieht daraus freimütig den Schluss, dass die Wörter Synonyme sind:

»*Schlicht gesagt, ein Modell ist ein Bezugssystem ist ein Paradigma ist ein Ansatz; die Begriffe sind austauschbar. Von allen scheint der Begriff Modell am einfachsten für die Theorie verwendbar zu sein.*«

Es wäre schön und eine Erleichterung für alle Betroffenen, wenn es so einfach wäre, aber Kortman muss auch zugeben, dass 'Modelle nicht alle vom gleichen Typ sind' und er hält es für notwendig,

drei verschiedene Arten von Modellen in hierarchischer Stufung zu beschreiben: *berufliches Modell* (d. h. Paradigma/Ergotherapie-Modell); *Entwurfsmodell* (d. h. Bezugsrahmen/Modell); und *Anwendungsmodell* (d. h. Ansatz); dadurch schwächt er seine eigene Argumentation ab.

Sein Standpunkt ist trotzdem wichtig. Zu verstehen, wofür Modelle und dergleichen eigentlich taugen, kann zur Begriffsklärung sinnvoller sein als ausführliche semantische Debatten.

Lassen Sie uns daher für den Moment die Terminologie ignorieren und uns auf die zugrunde liegenden Konzepte konzentrieren.

4.2.5 Grundkonzepte

In den meisten Büchern lassen sich sechs Basiskonzepte für die theoretischen Grundlagen des Berufes finden.

▬ Konzept 1: 'Der große Entwurf'

Überblick, der das Wesen der Ergotherapie als Beruf definiert.

Der Sinn ist, eine Beschreibung dessen zu geben, was Ergotherapie ist, ihre Philosophie, Prinzipien, Annahmen, Werte und Überzeugungen und das Wesen ihrer Praxis (und durch Ausschluss zu definieren, was sie nicht ist und was sie nicht tut).

▬ Konzept 2: 'Entliehene Kenntnisse'

Konzept 2 kann unterteilt werden in zwei in enger Beziehung stehende Arten von 'Entleihen'.

Konzept 2a: 'Entliehene Wissenschaften'. Die Notwendigkeit, Basiswissenschaften zu benutzen (z. B. Anatomie, Psychologie, Soziologie, Gesundheitswissenschaften), je nach Kontext der ergotherapeutischen Praxis.

Der Sinn besteht darin, nützliche Erklärungen für Funktion und Dysfunktion sowie die wissenschaftliche Basis und Rechtfertigung der Praxis zu bieten.

Konzept 2b: 'Entliehene Fertigkeiten'. Die Notwendigkeit, Fertigkeiten zu lernen, die von anderen entwickelt wurden (z. B. Unterrichten; Beraten; Gruppentherapie), zusammen mit den zugehörigen Theorien.

Der Sinn besteht hier darin, den Ergotherapeuten mit einem Repertoire an Fertigkeiten auszustatten, die beim Behandeln von Betätigungsdysfunktionen nützlich sind.

■ **Konzept 3:**
    'Die Ergotherapie-Version'

Die Notwendigkeit, die von einschlägigen Theorien bezogenen Elemente zusammen mit entsprechenden Fertigkeiten in der Ergotherapie gezielt anzuwenden und zu adaptieren.

Dahinter steht die Absicht, dem einzelnen Ergotherapeuten zu helfen, innerhalb eines verlässlichen theoretischen Bezugssystems ein Repertoire von therapeutischen Methoden zur Behandlung von Einzelnen oder Gruppen zu entwickeln und zu nutzen. Hierdurch wird eine Grundlage für die Praxis und die Klinische Argumentation geliefert.

■ **Konzept 4:**
    'Reine Ergotherapie'

Die Notwendigkeit für Ergotherapeuten, ein breit anwendbares System von Theorie und Praxis mit Bezug zu den Kernprinzipien, Kenntnissen und Werten der Ergotherapie zu konstruieren im Unterschied zu den von anderen Berufen 'entliehenen'.

Der Sinn hier besteht darin, für die Ergotherapie relevante Kenntnisse zu vereinfachen, zu erklären, zu strukturieren, zu verbinden und diese auf die Praxis zu beziehen. Dies gibt Anstoß zu Forschung und weiterer Theorieentwicklung und hilft der Klinischen Argumentation.

■ **Konzept 5:**
    'Zum Funktionieren bringen'

Die Notwendigkeit, die Theorie in die Praxis umzusetzen.

Es stattet den Ergotherapeuten mit einem Repertoire an angemessenen und kompatiblen Methoden, Assessments und Techniken aus.

■ **Konzept 6:**
    'Veränderungsprozesse'

Dieses Konzept weicht in der Systematik von den übrigen ab. Es gibt vier Modelle/Bezugssysteme, die die Theoriebildung und die Praxis sehr stark beeinflusst haben und auf die in der Literatur häufig Bezug genommen wird, aber sie lassen sich leider keinem der bisher beschriebenen Konzepte eindeutig zuordnen.

Manchmal werden sie auch Prozesse genannt – Wege, durch die ein Individuum sich allmählich im Laufe der Zeit verändert. Dies sind:

Entwicklung. Der natürliche Prozess von der Kindheit zum Erwachsenenalter.

Verstehen. Ein Prozess, der in Lernen mündet – 'Die relativ permanenten Veränderungen in der Fähigkeit zu Performanz, die von früherer Interaktion mit der Umwelt herrührt' Lovell (1987).

Rehabilitation. Strukturierte Veränderung, die zur Gesundung nach Krankheit oder Verletzung führt.

Adaptation. Veränderung, die nützlich für das Individuum ist und die Gesundheit, Wohlbefinden und Überleben fördert.

Das Problem ist, dass all diese Prozesse so umfangreich und für sich allein schon wichtig sind, dass jeder auf mehreren Ebenen wirksam wird, als passend zu den Konzepten 1, 2, 3 und 5 angesehen werden kann und die Entwicklung der 'reinen Ergotherapie', Konzept 4, beeinflusst.

Diese Veränderungsprozesse werden im Einzelnen in Kapitel 9 erläutert, und ich nehme Konzept 6 zunächst aus der Analyse heraus.

■ **Sich überschneidende**
    Terminologie

Wie in früheren Zitaten und in Tabelle 4.1 gezeigt, werden manche Begriffe zur Erklärung dieser Konzepte synonym verwendet. Diese sich überschneidende Anwendung der Terminologie, um die fünf oben aufgeführten Konzepte (außer Konzept 6) zu definieren, ist in Box 4.2 dargestellt.

4.2.6   Zusammenfassung

Hat nun diese komplexe Diskussion über Sprache zu einem Ergebnis geführt?

Die Antwort auf die Frage 'sind die Begriffe Synonyme?' scheint zu sein:

ja, sie werden als Synonyme gebraucht
aber
die Konzepte, die sie zu beschreiben suchen, sind nicht die gleichen.

Meine persönliche Überzeugung ist, dass unterschiedliche Konzepte auch unterschiedliche Namen haben sollten, damit man sie von einander unterscheiden kann, und dass der ständige Gebrauch der Begriff so, als ob sie austauschbar seien, nicht hilfreich ist.

Das Problem dabei ist nur, dass wir noch immer keine Übereinstimmung darüber erzielt haben, welcher Begriff für welches Konzept benutzt werden sollte. Wäre es besser, die bestehende Termino-

Box 4.**2**

Konzept 1: Der große Entwurf	Konzept 2: Entliehene Kenntnisse	Konzept 3: Die Ergotherapie- Version	Konzept 4: Reine Ergotherapie	Konzept 5: Zum Funktionieren bringen
Ergotherapie- Modell	Theorie	Bezugsrahmen	Bezugsrahmen	Bezugsrahmen
Paradigma	Bezugsrahmen	Konzeptionelles Praxismodell	Ergotherapie- Modell	Modell
Kernprinzipien	Basiswissen- schaften	Modell	Allgemeines Modell	Ansatz
Professionelles Modell	Konzeptionelles Gefüge	Entwurfsmodell		Anwendungsmodell

logie auf eine bestimmte Weise zu benutzen, oder sollten wir Kortman folgen und eine neue beschreibende Struktur einführen?

Da wir aus praktischen Gründen die Sprache, die uns zur Verfügung steht, weiter benutzen müssen, bis sich eine bessere Taxonomie entwickelt hat, scheint es wichtig sicherzustellen, dass benutzte Begriffe klar, logisch, gut definiert und widerspruchsfrei sind.

4.3 Definitionen der Terminologie, wie sie in diesem Buch benutzt wird

Der Versuch, in diesem Stadium für jeden Begriff eine einheitliche Definition zu finden, ist tapfer bis verwegen, aber ich kann dieses Buch nicht mit lauter 'Wenns und Abers' schreiben, und da ich eine Abneigung gegen unpräzisen Sprachgebrauch in wissenschaftlichem Zusammenhang habe, muss ich mich entscheiden. Lassen Sie uns mit allgemeinen Definitionen beginnen.

4.3.1 Paradigmen

»Ein Paradigma besteht aus den Grundannahmen, Werten und Sichtweisen eines Sachgebietes. Es gibt dem Beruf insgesamt Zusammenhalt und Vollständigkeit und definiert ihn. Es wendet sich an das Wesen und den Sinn der Ergotherapie. Es gibt Therapeuten ein gemeinsames Verständnis davon, was es bedeutet, Ergotherapeut zu sein (Kielhofner 1992) (Synonym für 'berufliches Modell').«

Ein Paradigma, oder auch berufliches Modell, gibt einen Überblick, worum es bei dem Beruf geht und was seine Praktiker tun (oder nicht tun). Es ist der

Gesamtplan oder Grundriss für die Ergotherapie überhaupt (Konzept 1: Der große Entwurf).

In seiner wissenschaftlichen Bedeutung ist ein Paradigma ein ziemlich starres Gebilde, das sich nicht entwickelt, sondern von Zeit zu Zeit durch ein neues ersetzt wird. Das Ergotherapie-Paradigma scheint mir nicht von dieser Art zu sein; es ist eher wie ein allgemeines Muster für den Beruf. Die Kernkonzepte verändern sich nicht, aber Entfaltung und Entwicklung sind möglich, so dass die Praxis sich an wechselnde Bedürfnisse der Gesundheitsfürsorge und der Gesellschaft allgemein anpassen kann.

Ich benutze lieber das Wort *Paradigma* als *berufliches Modell*, weil hierdurch der Unterschied zum Ergotherapie-Praxismodell, vom Inhalt und Umfang her, besser deutlich wird.

4.3.2 Modelle

»Eine vereinfachte Präsentation von Struktur und Inhalt eines Phänomens oder Systems, das komplexe Beziehungen zwischen Konzepten innerhalb des Systems beschreibt oder erklärt und Elemente von Theorie und Praxis integriert.«

Die Schlüsselwörter in dieser Definition sind 'vereinfacht', 'beschreibt', 'erklärt' und 'integriert Theorie und Praxis'. Ein Modell sollte die Dinge leichter verständlich machen. Es benutzt mehrere verschiedene Elemente, zeigt ihre Beziehungen untereinander auf und macht sie zu einem vereinten Ganzen. Außerdem zeigt es den Weg auf, was zu tun ist.

Ein Ergotherapie-Praxismodell hängt meist eng mit einem Paradigma zusammen und stellt allgemeine Leitlinien für die Praxis der Ergotherapie bereit; normalerweise ist es auf alle Arten von Patienten oder zumindest auf eine große Gruppe anwendbar (z. B. psychosoziale Dysfunktion) (Konzept 4: Reine Ergotherapie).

4.3.3 Bezugssysteme

»Ein System von Theorien, das dazu dient, sich zu orientieren oder einer Reihe von Einzelheiten Sinn und Bedeutung zu verleihen; es stellt somit eine einheitliche konzeptionelle Basis für die Therapie dar.«

Das Problem bei diesem Begriff ist, dass er auf zwei unterschiedliche aber miteinander in Verbindung stehende Arten verwendet wird.

Zum einen wird der Begriff benutzt, um für Ergotherapie relevante Theorie aufzuzeigen, die von mehreren verschiedenen Basiswissenschaften entliehen wurde. So gebraucht Kielhofner das Wort, um z. B. das Konzept 2 zu vermitteln: Entliehene Kenntnisse. Ich werde es weiterhin Bezugssystem (Primary Frame of Reference) nennen.

Zum anderen bedeutet der Ausdruck eine Theorieversion, wie zum Beispiel von Dutton, Levy und Simon (Hoopkins u. Smith [Willard and Spackman] 1994) benutzt, die für die Ergotherapiepraxis adaptiert und angewandt wird, d. h. Konzept 3: die Ergotherapie-Version oder Konzept 5: Ansatz (dabei kommt es zu einer Tautologie wie 'Bezugssystem des Modells menschlicher Betätigung'). Dasselbe Wort für zwei verschiedene Aussagen zu benutzen, ist verwirrend, daher werde ich hierfür den Begriff 'Bezugsrahmen' (Applied Frame of Reference) benutzen, um die Übertragung von Theorien aus anderen Bereichen auf spezielle ergotherapeutische Fachbereiche zu beschreiben.

4.3.4 Ansätze

»Art und Weise, Theorie in Praxis umzusetzen (Konzept 5: Zum Funktionieren bringen).«

Ein Ansatz steht oft mit einem Bezugsrahmen in Verbindung und nennt Techniken, Assessments und Vorgehensweisen, die hilfreich sind bei der Behandlung einer bestimmten Klientengruppe in einem bestimmten Setting. Er befasst sich mit praktischen Aspekten des Handelns, nicht mit der Theorie hinter dem Tun, diese wird im Bezugsrahmen ausgedrückt.

Verwirrung kann dadurch aufkommen, dass Ansätze manchmal den gleichen Namen haben wie der Bezugsrahmen, von dem sie hergeleitet sind. Zum Beispiel wird aus dem verhaltensbezogenen Bezugssystem (psychologisch/lerntheoretisch) sowohl ein Bezugsrahmen hergeleitet, der auch Verhaltens-Bezugsrahmen genannt wird (er beschreibt, wie Verhaltenstheorie auf die Ergotherapie angewandt wird) als auch ein Ansatz der Verhaltensanpassung (er beschreibt Verhaltensassessment und Verhaltenstechniken).

Ergotherapie-Modelle können ebenfalls zu Ansätzen führen, aber häufiger machen sie sich eine Reihe von Ansätzen aus mehreren Bezugsrahmen zunutze.

Man braucht Kriterien, nach denen man entscheidet, ob man einen Praxisstil einen Ansatz nennen kann oder nicht. Nach meinen eigenen Maßstäben sollte ein Ansatz:
- **vom Inhalt her begrenzt sein**: definierbare und kohärente Konzepte besitzen, die sich deutlich von anderen unterscheiden.
- **anweisend und ausschließend sein**: verpflichtend, innerhalb von vorgegebenen Grenzen zu denken und zu handeln, wenn man damit arbeitet, dabei Ideen und Aktionen ausschließend, die damit nicht verträglich oder irrelevant sind.
- **eine klare Definition des Problems des Patienten/Klienten ermöglichen**: eine Erklärung für die Ursache der Dysfunktion oder des Bedürfnisses des Klienten und sich daraus ergebende Anleitung für entsprechende Aktionen geben.
- **festgelegte Methoden für die praktische Anwendung haben**: dem Therapeuten einen dazugehörigen Satz von Assessment- und Behandlungstechniken liefern, die auf bestimmte Weise angewandt werden.
- **eine fest umrissene Definition des Ergebnisses einschließen**: den Praktiker befähigen, Erfolg oder Misserfolg in Zusammenhang mit dem Ansatz zu beurteilen.

4.4 Veränderungsprozesse

Mittel und Wege, durch die ein Individuum sich schrittweise innerhalb eines Zeitraums zu seinem eigenen Vorteil in Bezug auf Gesundheit, Wohlbefinden und Überleben verändert. Der Prozess enthält: Entwicklung, Verstehen, Rehabilitation, Adaptation (siehe Kapitel 9).

Box 4.3 fasst die Konzepte und die dazugehörigen Begriffe, wie sie in diesem Buch gebraucht werden, zusammen.

4.4.1 Zusammenhänge zwischen den Konzepten

Es ist verführerisch, diese Konzepte hierarchisch einzuordnen, von der Theorie ausgehend zur Praxis hin. Das hat schon Kortman (1994) vorgeschlagen.

Der Zusammenhang ist allerdings nach meinem Verständnis nicht linear, denn die Beziehungen und Interaktionen zwischen den Konzepten sind komplexer (Abb. 4.1).

Box 4.**3** Konzepte und Begriffe, die in diesem Buch benutzt werden

Konzept	Begriff
Konzept 1: Der große Entwurf	Paradigma (Syn. berufliches Modell)
Konzept 2: Entliehene Wissenschaft, Entliehene Fertigkeiten	Bezugssystem
Konzept 3: Die Ergotherapie-Version	Bezugsrahmen
Konzept 4: Reine Ergotherapie	Ergotherapie-Praxismodell
Konzept 5: Zum Funktionieren bringen	Ansatz
Konzept 6: Veränderungsprozesse	Veränderungs-prozesse

Die Theorien, welche Basiswissenschaften, Bezugssysteme und Veränderungsprozesse untermauern, stammen alle von außerhalb der Ergotherapie liegenden Quellen. Ausgewählte Elemente dieser Theorien und dazugehöriger Praxis finden ihren Weg in das Paradigma, das aber auch von der Ergotherapie entwickelte und für sie spezifische Theorien enthält.

Bezugssysteme werden von Ergotherapeuten so angepasst, dass sie zu Bezugsrahmen werden, und diese wiederum führen zur Entwicklung von Ansätzen. Dazu gehören Beziehungsarten zwischen Ergotherapeut und Patient, Mittel der Befunderhebung oder der Evaluation und Mittel zur Behandlung des Patienten oder zur Intervention.

Das Ergotherapie-Paradigma und die Veränderungsprozesse bilden den Hintergrund für Ergotherapie-Modelle; diese nutzen dann Ansätze aus passenden Bezugssystemen, um eine breite Auswahl an Behandlungstechniken zu entwickeln. Manchmal erzeugt das Ergotherapie-Modell auch seinen eigenen Ansatz.

Durch die Entfaltung und Entwicklung der Praxis wird Information an das Ergotherapie-Paradigma rückgemeldet, wodurch wiederum sich Teile davon verändern und ihrerseits neu entfalten können. Dieser Prozess verläuft allerdings langsam, und die Grundprinzipien sind nicht davon betroffen.

4.5 Welche Strukturen passen zu welcher Praxis?

Nachdem die Definitionen festliegen, sollte es relativ einfach sein zu entscheiden, welche Theorie wohin passt – ob sie nun Teil des beruflichen Paradigmas ist oder ob es sich um ein Modell oder einen Bezugsrahmen handelt (Box 4.**4**). Leider ist dies nicht so, weil unser begriffliches Denken im Beruf und seiner Praxis diese Beziehungen noch nicht entwirrt hat. Der einzelne Autor muss immer noch seine eigene logische Struktur für solche Zuordnung wählen.

Abb. 4.**1** Beziehungen der Konzepte zueinander.

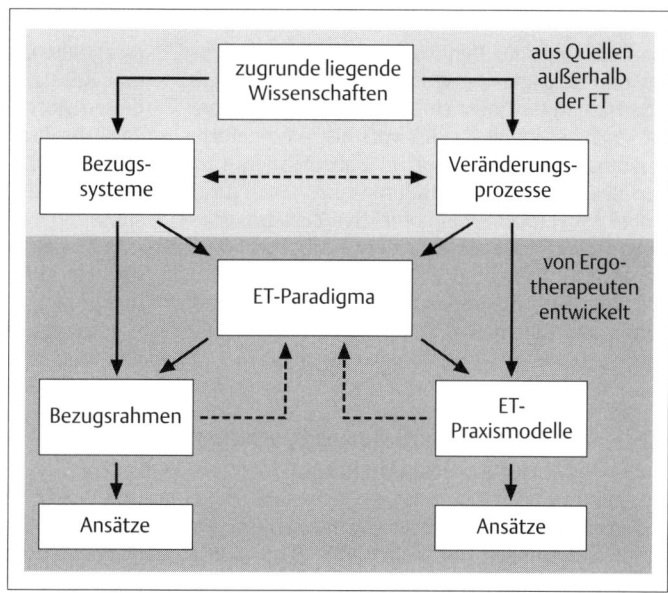

Box 4.**4**   Ist Ihnen der Gebrauch dieser Begriffe immer noch unklar?

Wenn ja, verzagen Sie nicht – Sie können den Rest des Buches auch verstehen, ohne dass Sie ganz genau den Unterschied zwischen den Begriffen kennen müssen; vielleicht verstehen Sie sie auch besser im weiteren Verlauf. Wenn Sie nicht meiner Meinung sind und sich im Laufe der Zeit an andere Definitionen gewöhnt haben, bleiben Sie ruhig erst einmal dabei und entscheiden Sie später, ob Sie Ihre Meinung ändern wollen.

Vielleicht hilft es Ihnen, die Begriffe auf ein besser bekanntes Konzept zu beziehen: ein Haus planen.

Sie fangen mit dem allgemeinen Konzept eines Hauses an: es muss einen Fußboden haben, Wände, ein Dach und mehrere Räume. Vielleicht schließt Ihr Begriff 'Haus' auch 'Eigentumswohnung' oder 'Bungalow' ein, wahrscheinlich werden Sie aber nicht ein Zelt oder einen Wohnwagen dazuzählen.	Dies ist Ihr **Paradigma**. Es sagt Ihnen, worum es bei der ET geht und hilft Ihnen bei der Entscheidung, was ET ist.
Zu einem Haus gehören mehrere Räume – Küche, Badezimmer, Wohnzimmer, Keller, Boden, Kinderzimmer usw. Jeder Raum hat unterschiedliche Möbel und Einrichtungen und jeweils einen anderen Zweck. Manche der genannten Räume brauchen Sie, andere nicht.	Die Zimmer sind Ihre **Bezugsrahmen**. Sie können wählen, welche Sie für Ihre Arbeit angemessen finden, um sie zu benutzen.
Nun können Sie daran gehen, eine bestimmte **Art** von Haus zu planen: Sie werden die Größe und die Form festlegen, die gut zu Ihren Bedürfnissen passt, und Sie werden bestimmte Räume vorsehen und andere weglassen.	Dies ist Ihr **Ergotherapie-Modell**. Es bringt bestimmte Ideen zusammen und schließt andere aus.
Schließlich können Sie einziehen und in Ihrem Haus wohnen. Zu bestimmten Zeiten werden Sie den einen Raum und seine Einrichtung benutzen, zu anderen bewegen Sie sich in mehreren Räumen oder Teilen der Einrichtung. Aber immer können Sie nur das benutzen, was im Haus vorhanden ist.	Dies ist Ihr **Ansatz**. Sie können wählen, welche Techniken oder Medien Sie benutzen wollen, aber Sie können nur solche auswählen, die das Modell oder der Bezugsrahmen, mit dem Sie arbeiten, vorsieht.

Das Klassifikationssystem, das ich benutze, ist mein persönliches Denkschema und bedarf daher einiger Erklärungen und Rechtfertigungen. Es gibt einen wichtigen Unterschied zwischen dem organisatorischen Modell, das ich vorstelle – es steht Ihnen frei, es zu übernehmen oder abzulehnen – und der Beschreibung der theoretischen Strukturen, wobei ich versuche, eine objektive Zusammenfassung dessen zu geben, was derzeit als akzeptierte Denkweise gilt. Eine organisatorische Struktur von Begriffen, die verschiedene Dinge einordnet, nennt man Taxonomie.

4.5.1   Taxonomie von Bezugssystemen, Modellen und Ansätzen

Das in diesem Buch benutzte Klassifikationssystem ist folgendermaßen aufgeteilt: Kapitel 6 beschäftigt sich mit den Bezugssystemen, die unterschiedliche Sichtweisen menschlicher Funktion und Dysfunktion anbieten, und ihren zugehörigen Bezugsrahmen und Ansätzen. Die Begründung dafür, dass sie in diesem Abschnitt aufgenommen sind, liegt darin, dass die Praxis hauptsächlich auf Theorien oder Fertigkeiten basiert, die aus Quellen außerhalb des Berufes stammen. Sie werden in Box 4.**5** dargestellt.

Veränderungsprozesse werden in Kapitel 9 behandelt, in dem es um Entwicklung, Lernen, Rehabilitation und Adaptation geht; dort wird auch ein problemorientiertes Prozessmodell vorgestellt, mit dem man diese vier Prozesse integrieren kann.

Ergotherapeutische Praxismodelle werden in Kapitel 10 beschrieben. Der Grund, warum sie aufgenommen wurden, liegt darin, dass sie von Ergotherapeuten erdacht worden sind, welche Theorien und Praktiken aus unterschiedlichen Quellen ausschließlich aus ergotherapeutischer Sicht synthetisieren, dabei betonen sie die Betätigungsnatur des Menschen.

Box 4.**5**   Bezugssysteme und Ansätze

Bezugssystem	Bezugsrahmen	Ansätze
Physiologisch	Biomechanisch	Biomechanisch Aktivitäten des täglichen Lebens Kompensatorisch
	Neurophysiologisch	Bobath PNF Rood Konduktive Förderung (Petö)
Psychologisch	Sensorische Integration	Sensorische Integration (Ayres) Sensorische Integration (King)
– Psychologie	Verhalten	Verhaltensmodifikation
	Kognitiv	Kognitiv-perzeptiv Kognitiv-verhaltensbezogen
– Psychiatrie und Psychotherapie	Psychodynamisch	Analytisch Gruppenarbeit Kommunikation
– Humanismus	Humanistisch	Klienten-zentriert Studenten-zentriertes Lernen

- Anpassungs-Fertigkeiten und Zusammenfassung der Ontogenese (Mosey)
- Anpassung durch Betätigung (Reed)
- Modell der menschlichen Betätigung (Kielhofner)
- Kognitive Behinderung (Allen)
- Betätigungs-Performanz und das klienten-zentrierte Praxismodell (Law et al Canadian AOT)
- Aktivitätsgesundheit

4.5.2   Sind Wörter wichtig?

Einerseits ist die Antwort nein. Der Student oder Praktiker braucht sich nicht an den Diskussionen über Terminologie zu beteiligen, vorausgesetzt dass ihm bewusst ist, dass es verschiedene Konzepte und Denkschemata gibt, wenn es um theoretische Beschreibungen geht.

Es *ist* jedoch wichtig, die einmal gewählte Sprachebene nicht zu verlassen. Man wählt entweder ein System aus und bleibt dabei, oder man benutzt die Sprache entsprechend dem Theoretiker, dessen Ideen oder Modell man anwendet.

Ebenfalls wichtig ist, sich klar zu machen, dass es mehrere Modelle oder Bezugssysteme gibt, an denen sich die Praxis orientiert. Wenn die Sprache Ihnen im Weg ist, ignorieren Sie sie – aber ignorieren Sie nicht die Ideen, die dahinter stehen.

Auf einer anderen Ebene, auf der Hochschul- und Entwicklungsebene des Berufes, spielen Terminologie und Taxonomie sehr wohl eine Rolle, weil sie zur Theoriebildung und zur Beschreibung der wissenschaftlichen Basis für die Praxis beitragen.

Wichtig ist aber auch, dass der Beruf sich nicht in eine semantische Debatte verstrickt, statt seine Aufmerksamkeit auf das Wesentliche zu richten, nämlich einheitliche und verständliche Grundlagen für die Praxis zu schaffen.

5 Verbindung von Theorie und Praxis

5.1 Wozu dient eine theoretische Struktur?

Das Verwenden eines Bezugsrahmens oder eines Modells ist vergleichbar mit dem Lesen einer geistigen Landkarte für den Behandlungsprozess. Dies ist nützlich für den Studenten, der einen Rahmen braucht, in dem er arbeiten kann. Es hilft, um die Möglichkeiten einzugrenzen und das Denken in eine bestimmte Richtung zu lenken. Richtig angewandt, wird es Ihnen helfen, gute therapeutische Entscheidungen dadurch zu treffen, dass es eben diesen klaren Rahmen bietet, der auf die Bedürfnisse des Patienten zugeschnitten ist. Es kann auch die multidisziplinäre Kommunikation unterstützen, indem es Erwartungen klärt und die Grundlage für die Therapie darstellt. Für erfahrenere Praktiker stellt eine theoretische Struktur ein Fundament für die Praxis dar, eine Grundlage für Forschung und Reflexion und ein analytisches Werkzeug.

Inzwischen sollte klar geworden sein, dass es viele verfügbare Strukturen für die Praxis gibt. Wie kann man nun vermeiden, davon verwirrt zu werden, und wie kann man in jeder beliebigen Situation das Richtige auswählen?

5.1.1 Wie man Theorie nutzen kann

Theorie ist in das Ergotherapie-Paradigma eingebaut, Teil des 'Kerns', und der kompetente Praktiker sollte in diesem Wissen fest verankert und fähig sein, es einzusetzen, um seine praktische Arbeit zu erläutern und zu rechtfertigen.

Aber jeder einzelne Patient stellt eine neue Situation dar; es muss aus den vorhandenen Theorien eine ausgesucht werden, die zu diesem Fall passt. Wenn Sie Artikel zum ergotherapeutischen Prozess lesen, wird schnell klar, dass es bei den Autoren zwei Ansichten darüber gibt, wann dies geschehen sollte. Manche schreiben, dass die Auswahl des Modells oder Bezugsrahmens ganz am Anfang des Prozesses stehen sollte, noch ehe irgendwelche Informationen gesammelt wurden. Andere beschreiben einen Prozess des Informationssammelns und -analysierens, der dann zur Auswahl des passenden Ansatzes führt. Es gibt auch zwei Möglichkeiten, die Anwendung von theoretischen Strukturen zu beschreiben, einmal als konzeptionelle Lupe (Kielhofner 1992) und zum andern als ein Werkzeug. Diese zwei Wahlmöglichkeiten und die beiden verschiedenen Metaphern stehen miteinander in Verbindung, und in jeder wird Theorie anders eingesetzt, darum lohnt es sich, diese Unterscheidungen näher zu untersuchen.

5.1.2   Eine konzeptionelle Lupe

Wenn Sie eine Lupe nehmen oder eine farbige Brille, verändern Sie damit sofort das, was Sie betrachten. Was Sie sehen, ist irgendwie bunt, gefiltert, vergrößert oder fokussiert.

Wenn Sie eine Theorie – einen Bezugsrahmen oder ein ergotherapeutisches Modell – wie eine Vorsatzlinse benutzen, bedeutet das, dass Sie gleich zu Beginn des Prozesses auswählen. Sie 'setzen gleich die Brille auf', bevor Sie überhaupt dem Patienten begegnen. Dann sehen Sie sich den Patienten durch diese Lupe an, und dadurch wird bestimmt, was Sie sehen und wie Sie es interpretieren.

In einigen Situationen wird sich der Therapeut an ein ganz bestimmtes ergotherapeutisches Modell oder einen Bezugsrahmen halten. Zum Beispiel könnten Sie in einer Abteilung oder in einem Bereich arbeiten, wo eine bestimmte Klientel eines Spezialgebietes zur Behandlung kommt und das Personal sich bereits auf einen Ansatz festgelegt hat, den es benutzen möchte und mit dem jeder arbeitet. Dies könnte z. B. eine psychotherapeutische Abteilung sein, die eine bestimmte analytische Theorie einsetzt, eine neurologische Abteilung mit einer neurophysiologischen Technik, oder eine orthopädische Abteilung mit biomechanischem Ansatz.

Andererseits könnten Sie sich persönlich für einen bestimmten Bezugsrahmen oder ein breiter gefasstes, ergotherapeutisches Modell entscheiden wie z. B. für das 'Modell der menschlichen Betätigung'.

Wenn dann ein Patient zur Therapie kommt, kann der Therapeut die Ausdrucksweise und die Techniken dieses Ansatzes benutzen und damit die Probleme des Patienten interpretieren, und er kann die sich daraus ergebenden Aktionen nach dieser ausgewählten Struktur planen. So wird die Praxis *theoriebestimmt* (Abb. 5.**1**).

Manchmal wird die auf diese Weise benutzte Theorie so stark in die Praxis integriert, dass sie fast verschwindet – jedenfalls sind sich die Praktiker der Anwendung nicht mehr bewusst. Möglicherweise liegt die Betonung so stark auf dem Ansatz, auf den Aspekten des 'Tuns', dass die Theorie in den Hintergrund gedrängt wird. Mit etwas Mühe sollte es dem Therapeuten aber gelingen, zurück zu verfolgen, auf welchem Modell sein Ansatz beruht.

5.1.3   Ein Werkzeug

Wenn Sie gemeindenah arbeiten oder mit vielen unterschiedlichen Patienten, kann das theoriebestimmte Muster zu stark einschränken. Sie brauchen eine breite Auswahl an Ansätzen, jeweils passend für die Art von Problemen, mit denen der Patient konfrontiert ist.

Sie können zunächst mit Hilfe des ergotherapeutischen Prozesses Informationen sammeln, um das Problem zu benennen, und sich dann für einen Rahmen entscheiden. Danach können Sie sich überlegen, welchen der verfügbaren Ansätze Sie in diesem Fall als Werkzeug für die Zielsetzung und Technikauswahl nehmen wollen. In diesem Fall arbeiten Sie *prozessbestimmt* – Sie benutzen die Struktur des ergotherapeutischen Prozesses, um die Bedürfnisse des Patienten festzustellen und die Richtung für das vorzugeben, was zu tun ist.

Natürlich müssen Sie das richtige 'Werkzeug' für die Aufgabe auswählen; manchmal bietet sich Ihnen eine große Auswahl und manchmal nur eine kleine. Wenn Sie einen Nagel einschlagen wollen, greifen Sie automatisch zum Hammer und nicht zum Schraubendreher, aber um ein Loch zu bohren, können Sie wählen zwischen einem Handbohrer, einem Vorstecher, einem Schneckenbohrer, einer elektrischen Bohrmaschine oder einer Bohrleier. Analog wird beim prozessbestimmten Muster die Auswahl des passenden Ansatzes leichter, wenn Sie erst einmal Erfahrung als Therapeut gewonnen haben (Abb. 5.**2**).

5.1.4   Weitere Überlegungen

Bei diesen beiden Praxismustern handelt es sich um Alternativen, die auf unterschiedliche Situationen passen.

Es ist wichtig, dass Sie flexibel bleiben, besonders wenn Sie einen ganz speziellen Bezugsrahmen benutzen. Sie gewinnen nichts dabei, wenn Sie versuchen, 'den Patienten der Theorie anzupassen'. Sie müssen sich immer die Frage stellen, ob die gewählte Struktur zu den Bedürfnissen des Patienten passt. Es ist durchaus möglich, zunächst theoriebestimmt zu arbeiten, dann zu wechseln und prozessbestimmt vorzugehen und noch einmal zurück, wenn es denn sein muss. Ein Therapeut, der nur wenige Ansätze kennt, wäre sehr eingeschränkt und müsste sich neu qualifizieren, wenn er das Fachgebiet wechseln will.

Die Auswahl der Struktur hängt auch von Ihren persönlichen Kenntnissen und speziellen Fähigkeiten ab: diese können auf den Gebrauch von speziellen Ansätzen oder Techniken beschränkt sein, oder Sie fühlen sich auf Grund Ihres persönlichen Stils mit einigen wohler als mit anderen.

Für manche Ansätze braucht man erhebliche Erfahrung und Spezialwissen. Wir müssen alle irgendwo anfangen, aber es ist nicht empfehlens-

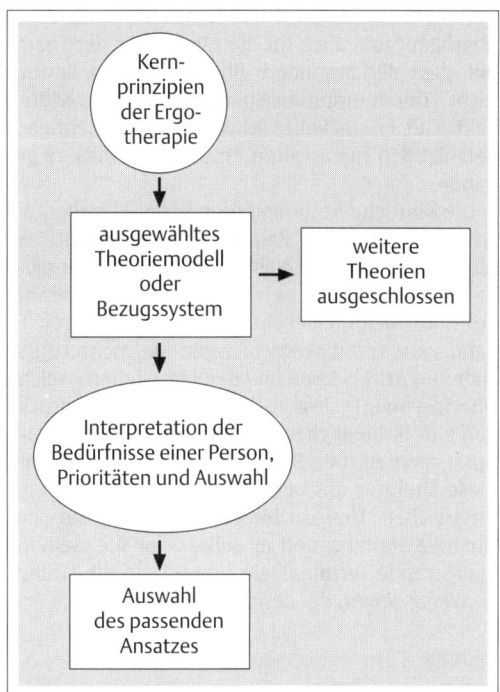

Abb. 5.**1**   Das theoriebestimmte Praxismuster.

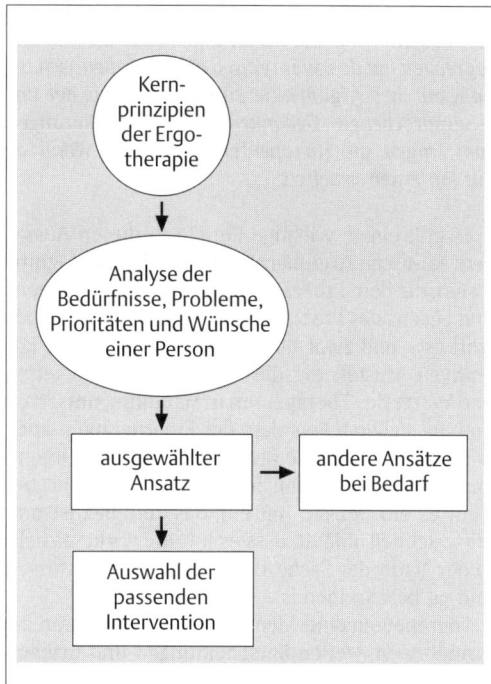

Abb. 5.**2**   Das prozessbestimmte Praxismuster.

wert, eine Technik zu benutzen, die Sie nur halb verstanden haben, es sei denn, Sie haben jemanden gefunden, der Ihnen eng zur Seite steht, bis Sie sie beherrschen.

5.1.5   Sind theoretische Strukturen wirklich notwendig?

Es ist wohl durchaus möglich, ein guter Therapeut zu sein, ohne jemals ein Modell oder einen Bezugsrahmen zu benutzen, vorausgesetzt dass Ihre Kernfähigkeiten gut entwickelt sind (obwohl die Theorie doch irgendwo da ist, wenn Sie sich danach umsehen). Dennoch würden Sie viele wertvolle Informationen unberücksichtigt lassen.

Anders herum ist es auch möglich, eine Menge über Theorien zu wissen und trotzdem ein unbedeutender Therapeut zu bleiben. Die Lupe ist nur so gut wie die Wahrnehmung ihres Benutzers ausgebildet ist; und das Werkzeug ist auch nur so gut wie die Fertigkeit und das Können des Handwerkers; wir wissen alle, dass 'bei schlechten Handwerkern immer das Werkzeug Schuld ist'.

Die Fertigkeit, Strukturen für die Praxis auszuwählen und anzuwenden, steht in engem Zusammenhang mit den Fähigkeiten beim Klinischen Argumentieren, die die kognitive Basis für effektive

Praxis bilden. Die von Therapeuten angewandten Methoden des Klinischen Argumentierens werden im nächsten Abschnitt beschrieben.

5.2   Klinische Argumentation

Der Begriff 'Klinische Argumentation', engl. clinical reasoning, beschreibt die kognitive Verarbeitung von Fachwissen, die von Angehörigen der Gesundheitsberufe eingesetzt wird, wenn sie in Bezug auf einen Patienten etwas entscheiden oder beurteilen. Diese argumentativen Prozesse sind bei Ärzten, Pflegepersonal und anderen Berufen untersucht worden, in letzter Zeit auch bei Ergotherapeuten.

Klinische Argumentation kann definiert werden als:

»Der Prozess des systematischen Entscheidens nach einem erkennbaren beruflichen Bezugssystem (z. B. Bezugsrahmen oder ET-Modell) unter Einbeziehung sowohl subjektiver als auch objektiver Daten, die durch entsprechende Assessment-/Evaluationsprozesse gewonnen wurden (Willard and Spackman 1994).«

Burke und De Poy (1991) schreiben:

»Der Prozess der Klinischen Argumentation lässt den spezifischen Weg erkennen, wie Ergotherapeuten die

Probleme von Patienten untersuchen und Lösungen dafür suchen und wie sie die Bandbreite ihrer Praxis begrenzen auf das, was typisch ergotherapeutisch ist. Im Klinischen Argumentieren kommen viele der unausgesprochenen Gedanken und Formulierungen zum Tragen, die Therapeuten entwickeln, wenn sie mit Patienten arbeiten.

Es gibt einige wichtige Punkte in diesen Aussagen: Klinische Argumentation bezieht die Kognition ein, die dem Prozess des Benennens, Einordnens und Lösens des Problems unterliegt, außerdem betrifft es – und zwar noch grundlegender – die kognitiven Muster, die die Kenntnisse, Fertigkeiten und Werte des Therapeuten in Handlung umsetzen und die sicherstellen, dass der Ergotherapeut auch wirklich Ergotherapie praktiziert und nicht irgend eine andere Form von Intervention. Drittens bezieht es ein Denken mit ein, das komplex ist und oft so schnell abläuft, dass es intuitiv wirkt; es liegt in der Natur der Sache, dass es schwer zu erfassen und zu beschreiben ist.

Therapeuten sind Menschen; sie verarbeiten Informationen, treffen Entscheidungen und urteilen wie andere Menschen auch. Zusätzlich sind sie Angehörige eines Gesundheitsberufes, sie haben Elemente von Kenntnissen und Fertigkeiten mit verwandten Berufen gemein, und sie denken auf eine Art, die im Grunde ähnlich ist wie die von Ärzten oder Schwestern. Drittens sind sie Ergotherapeuten, die ein spezielles Paket an Wissen und Praxis haben, das die Schlussfolgerungen, die sie ziehen, und die Aktionen, die sie einleiten, beeinflusst.

Der ergotherapeutische Prozess stellt die Organisationsstruktur für die Praxis dar, aber wie bereits gesagt, ist das nicht ausschließlich in der Ergotherapie der Fall. Erst die Klinische Argumentation macht daraus Ergotherapie.

Wenn Sie erst einmal gelernt haben, 'wie ein Ergotherapeut zu denken', werden Sie auch weiterhin 'wie ein Ergotherapeut denken', und wenn Sie auch dieselben Fakten über den Patienten bekommen haben wie der Arzt, die Physiotherapeutin oder der Sozialarbeiter, so sollte doch die Art, wie Sie die Probleme beschreiben und Aktionen planen, anders sein. Weil Sie die Kenntnisse und die Fähigkeiten eines Ergotherapeuten erworben haben, und weil Sie das Wesen der Ergotherapie, ihr Hauptanliegen und ihre Praxis überblicken, ja obwohl Sie sogar den gleichen Denkmechanismus benutzen wie die anderen Berufe des Gesundheitswesens, werden Sie doch wie ein Ergotherapeut denken und handeln und nicht wie ein Arzt oder eine Schwester.

In der Praxis verschmelzen natürlich die Rollen verschiedener Berufe und überschneiden sich, aber es ist wichtig für die Ergotherapie als Beruf überhaupt und auch für die Effektivität der Therapie, dass der besondere Blickwinkel des Berufes nicht durch multidisziplinäre Praxis verloren geht. Gut entwickeltes Klinisches Argumentieren befähigt den Therapeuten, einen klaren Blick zu behalten.

Die Klinische Argumentation in der Ergotherapie wird erst in jüngster Zeit genauer untersucht, und die Terminologie befindet sich noch in der Entwicklung – tatsächlich ist es in dieser Beziehung wie bei der Untersuchung der theoretischen Strukturen. Es kann verwirrend werden, wenn Sie mehrere Bücher und Artikel lesen und dann feststellen (welche Überraschung!), dass auch hier ähnliche Ausdrücke von unterschiedlichen Autoren unterschiedlich benutzt werden. Der Student sollte bedenken, dass diese Literatur aus einer relativ kleinen Zahl einflussreicher Untersuchungen überwiegend aus Amerika stammt, und er sollte über die ziemlich verwirrende Terminologie hinweg auf die Grundkonzepte sehen, die beschrieben werden.

5.2.1   Begründungsweisen

Es scheint immerhin Übereinstimmung darüber zu geben, dass Ergotherapeuten mehrere verschiedene Arten der Argumentation gebrauchen. Fleming (1991 und Mattingly u. Fleming 1994) hat die 'Drei-Spuren-Argumentation' beschrieben. Einige dieser Argumentationsweisen sind denen ähnlich, die man in Studien zur medizinischen Argumentation herausgearbeitet hat und die weitgehend akzeptiert sind, einige andere wurden als besonders charakteristisch für Ergotherapeuten herausgestellt.

Box 5.1 fasst in vereinfachter Form die wesentlichen Begründungsarten, die bisher beschrieben wurden, zusammen. Wenn Sie mehr über das Klinische Argumentieren wissen möchten, halten Sie sich bitte an das Literaturverzeichnis am Ende dieses Buches.

5.2.2   Kognitive Prozesse

Effektive Klinische Argumentation hängt von der Anwendung einiger grundlegender kognitiver Prozesse ab, es könnte daher hilfreich sein, diese zusammenzufassen.

Kognitive Prozesse werden bezeichnet als 'Geistige Prozesse der Wahrnehmung, des Gedächtnisses und der Informationsverarbeitung, mit deren Hilfe der Mensch Informationen erhält, Pläne macht und Probleme löst' (Atkinson 1993).

Box 5.**1** Arten der Klinischen Argumentation

Entscheidungs- und Begründungsweise	Zweck
Diagnostisches Argumentieren	Funktionsprobleme, die ergotherapeutisch behandelt werden sollen, benennen; Aussagen über die Betätigungs-Performanz machen; erwünschte Ergebnisse festlegen, Ziele setzen und Lösungen entwickeln. Diagnostisches Argumentieren setzt das Vier-Stufen-Modell des hypothetischen Begründens ein: Hinweise erhalten und Muster erkennen; Hypothesenentwicklung; Hinweise evaluieren; Hypothese testen (Rogers u. Holm 1991).
Vorhersagendes Argumentieren	Beim vorhersagenden Argumentieren erwägt der Therapeut Wahrscheinlichkeiten und Möglichkeiten und versucht, die Effekte möglicher Intervention vorherzusagen und sich ein Bild von den zu erwartenden Ergebnissen diese Falles in Relation zu verschiedenen vorstellbaren Alternativen zu machen.
Prozedurales Argumentieren	Lösungen, Vorgehensweisen und Handlungen auswählen, die der Therapeut oder der Patient dazu nutzen kann, das erwünschte Ergebnis oder zugehörige Grobziele zu erreichen. Das prozedurale Argumentieren erlaubt dem erfahrenen Therapeuten den schnellen Zugriff auf passende automatisierte Handlungs- und Interaktionsmuster.
Pragmatisches Argumentieren	In seiner einfacheren Form spricht diese Art das Praktizierbare der Therapie an – Abwägen, ob eine Aktion machbar ist und ob in diesem Zusammenhang und mit den vorhandenen Ressourcen die Intervention möglich oder eher nicht ratsam scheint. Dazu kann auch gehören (Rogers u. Holm 1991), sich das Wissen, die Fertigkeiten und die Interessen des Therapeuten sowie breitere Organisations-, sozio-kulturelle und politische Erwägungen zunutze zu machen.
Ethisches Argumentieren	Durch ethisches Argumentieren untersucht der Therapeut vorstellbare Interventionen in Bezug auf Moral und ethische Praxisgrundlagen sowie unter medizinisch-rechtlichen Gesichtspunkten. Es gibt klare ethische Praxisrichtlinien (siehe Berufsethik des DVE), an die sich alle Therapeuten halten müssen. Ethische Argumentation wird besonders dann wichtig, wenn der Patient stark beeinträchtigt ist und sich nicht selbst ausdrücken kann.
Interaktives Argumentieren	Nach Fleming (1994) findet dieses beim therapeutischen Einsatz der eigenen Person statt, um den Ansatz des Therapeuten entsprechend den Aussagen des Patienten oder seiner non-verbalen Signale zu modifizieren. Der Therapeut benutzt die interaktive Argumentation, um Kontakt aufzunehmen, Vertrauen zu fördern, den Patienten zu motivieren und um zum Verständnis für den Patienten als Person zu kommen.
Narratives Argumentieren	Nach Mattingly (1994) gehören hierzu informelle Gespräche, entweder als Hilfe, um den Patienten besser zu verstehen und die Therapie entsprechend zu planen, oder als Hilfe für das Reflektieren der Praxis, indem man den informellen Austausch der Therapeuten untereinander, wenn sie über die Praxis sprechen, analysiert.

Der Ausdruck 'Informationen erhalten, Pläne machen und Probleme lösen' ist eine sinnvolle Zusammenfassung dessen, was der Ergotherapeut macht, wenn er plant und Intervention initiiert – ein Prozess, dessen Hauptanteil bei den therapeutischen Aktionen eher darin besteht zu 'denken, was zu tun ist' als in dem eigentlichen 'Tun'.

Daher hebt diese Definition den wesentlichen geistigen Prozess, der dazugehört – nämlich Perzeption, Gedächtnis und Informationsverarbeitung – und die Fähigkeitskomponenten hervor. Diese wiederum werden entwickelt durch Lernen und Erfahrung.

Das kognitive Modell der Informationsverarbeitung beinhaltet Input, Kodieren, Speichern und Abrufen. Input ist unbedingt notwendig, denn wenn man Information nicht beachtet und richtig kodiert, kann sie nicht gespeichert oder abgerufen werden.

Information kann in serieller Form verarbeitet werden, wobei jeweils nur eine Quelle beachtet wird, oder in paralleler, wobei mehrere Informationsquellen gleichzeitig erfasst werden. Einige Formen des Verarbeitens geschehen automatisch und unbewusst, andere brauchen bewusste Wahrnehmung.

5.3 Erkennen von Mustern

Um ein Muster zu erkennen, verwendet der Beobachter die Abfolge: Muster betrachten → Hinweise erkennen → Muster bestimmen → einordnen. Viele Untersuchungen zum Erkennen von Mustern haben sich auf die visuelle Wahrnehmung konzentriert, die Prinzipien können sich jedoch auf einen breiteren Kontext beziehen. Menschen nehmen Stimuli meist durch Faktoren wie Nähe, Ähnlichkeit und Abgeschlossenheit wahr (Bildung von Wahrnehmungsmustern) und ordnen jedem wahrgenommenen Muster eine Struktur zu, um es als Ganzes zu sehen (Gestalt).

Muster zu erkennen erfordert Aufmerksamkeit, das bewusste Konzentrieren auf ausgewählte Reize (Signale) in der Umwelt. Das Signal muss wahrgenommen und kodiert '... richtig einer Kategorie (oder einer Person) zugeordnet werden. Dies ist ein Prozess auf hohem Niveau, der Lernen und Erinnern erfordert' (Atkinson 1993).

Kodierte Erinnerungen an Muster werden auf verschiedene Weise als geistige Repräsentationen gespeichert. Die Ansichten, wie dies geschieht, gehen bei den Fachleuten auseinander; manche Theoretiker sagen, dass Informationen im Langzeitgedächtnis in Form von Bildern oder Worten gespeichert werden, während andere meinen, dass es nur

in Form von abstrakten Bedeutungen geschieht. Für beide Theorien gibt es bestätigende Forschungsergebnisse.

Der Therapeut benutzt das Mustererkennen ständig, um medizinische Zustandsbilder, bekannte Problemsituationen oder Dysfunktionsmuster zu identifizieren. Diese Muster müssen auf die gespeicherten bezogen werden. Der Gedächtnisspeicher wird durch Strategien von oben nach unten oder von unten nach oben durchsucht, wodurch es zum Erkennen kommt. Das Gedächtnis kann eine mögliche Zuordnung sehr schnell aufblitzen lassen, wenn das Muster bekannt ist. Das Mustererkennen wird beim Aufstellen von Hypothesen benutzt.

Wenn also zum Beispiel der Ergotherapeut einen Patienten zusammengesunken im Stuhl sitzen sieht, der weint und weder sprechen noch etwas tun will, wird er wahrscheinlich ein Depressionsmuster erkennen. Die empfangenen Signale sind Haltung, trauriger Ausdruck, Mangel an verbaler Mitteilung und Mangel an sinnvoller Betätigung. Der Therapeut kann jetzt eine Hypothese über die Art des Problems aufstellen – 'dieser Patient könnte depressiv sein'. Der kluge Therapeut wird jedoch nicht unmittelbar von der Hypothese – einer Erklärung, die überprüft werden muss – zu einer Annahme – einer für die vorliegende Situation als wahr erkannten Aussage – übergehen. Die Hypothese muss zunächst abgeklärt werden.

In diesem Beispiel könnte der Therapeut mit dem Patienten sprechen, um festzustellen, ob depressive Gedanken geäußert werden; er könnte mit Mitarbeitern sprechen, um deren Eindrücke zu hören, und er wird in der Krankengeschichte nachsehen, ob dort eine Depression diagnostiziert ist.

Wenn der Musterabgleich weitergeht, kann der Therapeut bei der Annahme bleiben, dass der Patient depressiv ist. Aber das Muster passt vielleicht nicht; der Patient könnte ein trauriges Erlebnis gehabt haben, dabei aber nicht klinisch depressiv sein; die emotionale Labilität, die zusammengesunkene Haltung und der Mangel an Äußerungen könnten auch von einem Schlaganfall oder einer Kopfverletzung herrühren, der Mangel an Betätigung vom nicht adäquaten Umfeld oder davon, dass die angebotenen Aktivitäten dem Patienten nichts bedeuten. All dies (und mehr) mag dem Therapeuten als alternativ zu überprüfende Hypothesen durch den Kopf gehen.

Zur Mustererkennung notwendige Informationen können auf verschiedene Weise gespeichert sein: als Prototyp – ein typisches Beispiel für eine Person oder ein Objekt; als Schema – abstrakte Repräsentation von Begebenheiten, Objekten und Beziehungen in der realen Welt; als ein Rahmen – eine Datenstruktur, die eine wiederkehrende Situation darstellt; als kognitive Landkarten; als Schablonen zum Abgleich eines ganzen Musters auf einmal.

Fachleute können einen Vorrat von vielen Tausenden von Mustern als 'Pakete' speichern, in denen sowohl das Muster selbst als auch die Aktion, die sich daraus ergibt, gemeinsam abgespeichert sind; brauchbare Antworten erscheinen unmittelbar, sobald das Muster entdeckt worden ist.

5.4 Abläufe, Skripte und Vorgänge

Die kognitiven Aspekte des Problemlösens sind in Kapitel 2 beschrieben worden. Aktionen oder kognitive Strategien, die zum Problemlösen gebraucht werden, können als Handlungssequenzen gespeichert sein. Mehrere solcher Vorgänge bestimmen zusammen das Verhalten bei einer komplexeren Aufgabe. Ein Handlungsablauf kann als einfache Formel gespeichert sein wie 'wenn X passiert, tue Y', eventuell modifiziert durch weitere Bedingungen: 'vorausgesetzt, dass ....'.

Vorgänge können auch als Skript in der Art eines Drehbuchs gespeichert sein, als wiederkehrende, einer Situation angemessene Aktionsabfolge – sobald eine Situation identifiziert ist, laufen die Aktionen einfach entsprechend dem Skript ab. Ein häufig für ein Skript genanntes Beispiel ist eine Kindergeburtstagsfeier – Sie wissen sofort, dass dazu Kuchen und Eis oder Pudding gehört, dass auf dem Geburtstagskuchen Kerzen sind, dass die Gäste Geschenke mitbringen und vielleicht 'Happy Birthday' singen, und dass die Kinder Spiele machen – oder welches Muster auch immer im jeweiligen Kulturkreis für Feiern üblich ist.

Bei manchen Therapeuten scheinen einige der gängigen Aktionen oder Situationen nach solchen Skripten abzulaufen, zum Beispiel das Erstinterview oder bestimmte Arten der Erhebung (Hagedorn 1995b).

5.5 Kann man effektiveres Begründen lernen?

Es könnte so aussehen, als ob die Antwort 'ja' sein müsste – wenn Sie mehr darüber wissen, wie Ihr Gehirn und Ihr Gedächtnis funktionieren, mehr über den Gebrauch von Logik, von Wahrscheinlichkeitsgesetzen und von formalen analytischen Informationsverarbeitungstechniken, müssten Sie effektiver begründen können. Kenntnisse der kognitiven Psychologie, besonders in Bezug auf Informationsverarbeitung, sind auf jeden Fall nützlich.

Leider sind die Ergebnisse von Studien, über strukturierte Versuche Medizinstudenten eine effektivere Form des Begründens oder des besseren Problemlösens beizubringen, nicht besonders überzeugend. Im Allgemeinen bewirkt ein solches Training weniger, als man erwarten könnte. Wenn allerdings das Training näher mit der Praxis verzahnt ist – zum Beispiel im realistischen Rollenspiel bei Simulation echter Probleme oder Patienten – ergeben sich bessere Resultate.

Vermutlich gibt es einfach keinen Ersatz für umfangreiche und unterschiedliche Erfahrung in klinischen Situationen. Es gibt Beispiele dafür, dass kritisches Reflektieren solcher Erfahrungen mit der Zeit dazu führt, gute Argumentationsfähigkeiten zu entwickeln.

5.6 Ein persönliches Modell entwickeln

Jeder Therapeut ist ein Individuum mit seiner ganz eigenen Lebenserfahrung, sowohl in privater als auch beruflicher Hinsicht. Sie haben Ihre eigene persönliche Welt, mit den Ihnen eigenen Bedeutungen und Assoziationen. Auch wenn Sie in derselben Ausbildungsstätte wie jemand anders gelernt haben, können Sie nicht garantieren, dass Ihre Erfahrungen dort – oder zumindest das, an was Sie sich noch erinnern – dasselbe ist wie das einer anderen Person. Wenn Sie berufstätig sind, bauen Sie auf Ihre individuelle Weise auf Ihrer Grundausbildung auf. Obwohl Ergotherapie in den meisten Ländern als solche erkennbar ist, werden Sie doch von zehn individuellen Therapeuten, unabhängig davon woher sie kommen, zehn verschiedene Versionen von Ergotherapie bekommen.

Es wird daher die Meinung vertreten, dass jeder Therapeut eine eigene Version von Ergotherapie entwickelt – ein 'persönliches Modell' (oder Paradigma) (Kortman 1994; Tornemann 1991).

Nachdem wir gesehen haben, wie sehr das Klinische Argumentieren persönlicher Natur ist, lässt sich unschwer nachvollziehen, wie dies zustande kommt. Der Ergotherapeut hat seine eigenen Werte, Einstellungen und Meinungen über die ergotherapeutische Theorie (eine persönliche Version des Paradigmas). Die gespeicherte Erinnerung an Unterricht, Kurse, Bücher und Artikel, an Lösungen, Abläufe, Skripte und Vorgehensweisen und die Bilder von früheren Patienten tragen alle zu diesem persönlichen Modell bei.

Einerseits ist dies aufregend und anregend; viele der Bezugsrahmen und ergotherapeutischen Modelle, die in diesem Buch dargestellt sind, stammen möglicherweise von dem persönlichen Modell eines Autors. Ergotherapie braucht den Antrieb durch persönliche Modellbildung, um ihre Theorie und Praxis weiter zu entwickeln. Sie braucht Therapeuten, die sich ihre persönliche Erfahrung bewusst machen, sie analysieren und mitteilen können, zum Wohle anderer.

Andererseits muss doch auch eine Warnung ausgesprochen werden. Der Therapeut muss unbedingt von Zeit zu Zeit sein persönliches Modell überprüfen, um sicher zu gehen, dass es sich nicht von der gängigen Praxis entfernt hat oder abgedroschen und unmodern geworden ist. Diese oder jene neue Idee oder aufregende Technik kann sehr gut und interessant sein – *aber ist es wirklich Ergotherapie?* Ein persönliches Modell mag zunächst unzusammenhängendes Material sammeln, braucht aber immer mal wieder einen 'Frühjahrsputz'. Man muss zu Beschreibungen des Ergotherapie-Modells zurückkehren und diese dazu benutzen, die persönliche Version dahingehend zu überprüfen, ob sie widerspruchsfrei ist.

Der Praktiker muss auch auf der Hut sein, allzu automatisch vorzugehen – eine Situation, die besonders leicht zustande kommt, wenn man sehr vertraute Krankheitsbilder behandelt, wo das Begründen so selbstverständlich und gewohnheitsmäßig verläuft, dass 'die Formel' als Ersatz für die ursprünglichen Gedanken angewandt wird.

Die persönliche Praxis zu reflektieren und mit anderen zu diskutieren, Supervision aktiv zu nutzen und sich über die aktuelle Literatur auf dem Laufenden zu halten, sind wichtige Wege, um 'am Ball zu bleiben'.

5.6.1   Reflektierende Praxis

Es gibt viele Techniken, die zur reflektierenden Praxis verhelfen: ein persönliches Tagebuch mit Ideen, Gefühlen und Erfahrungen führen; Fälle mit anderen besprechen; therapeutische 'Geschichten' erzählen und aus ihnen lernen. Es ist auch hilfreich, besser strukturierte analytische Techniken auszuprobieren, indem man sich zum Beispiel alle Elemente einer Situation vor Augen führt, die Situation erneut durchlebt, um herauszufinden, was 'das versteckte Problem' gewesen sein mag, um dann anschließend das 'Skript' zu verändern, verschiedene Aktionen und Reaktionen auszuprobieren und sie dabei mit dem zu vergleichen, was tatsächlich geschehen ist.

Wie immer es dazu kommt – es ist die Qualität, Tiefe und Wirksamkeit der Klinischen Argumentation, die den Neuling vom kompetenten Praktiker unterscheidet und den kompetenten Praktiker vom Experten (Benner 1984; Slater u. Cohn 1991).

TEIL 2
Begriffliche Grundlagen für die Praxis

Inhalt Teil 2

6 Bezugssysteme

Wie in Kapitel 4 beschrieben, gibt es zwei Arten von Bezugssystemen: das primäre Bezugssystem, das 'entliehenes Wissen' aus Quellen außerhalb der Ergotherapie enthält (Konzept 2) und den Bezugsrahmen, der eine Synthese und Interpretation dieses Wissens für die Ergotherapie darstellt, den ich als 'die Ergotherapie-Version' bezeichnet habe (Konzept 3). (Diese Unterscheidung ist zwar für die Systematik nützlich, aber auch etwas akademisch: in der Praxis würde man nur Bezugssystem sagen.)

Ein Bezugssystem enthält Theorien und Kenntnisse, die aus einer der Basiswissenschaften hervorgegangen sind. Wenn Wissen sehr komplex ist, kann es in verschiedene Zweige aufgeteilt oder es kann aus einer bestimmten Sichtweise oder entsprechend einer Theorie beschrieben werden. Relevant für die Ergotherapie sind solche Bezugssysteme, die Informationen darüber enthalten, wie ein menschliches Wesen in seinem täglichen Leben funktioniert, und die zudem Erklärungen für Funktionsstörungen bieten.

In die Ergotherapie sind Theorien aus vielen verschiedenen Bezugssystemen eingeflossen (Box 4.5). Diese haben allerdings nicht alle zu Bezugsrahmen geführt. Manchmal ist nur die eine oder andere Idee in die Ergotherapie vorgedrungen, manchmal wurde auch ein ganzes Bündel aus Theorie und Praxis adoptiert und adaptiert. Zwei Bezugssysteme sind zu 'Ergotherapie-Versionen' geworden:
- das physiologische Bezugssystem
- das psychologische Bezugssystem.

Da Ergotherapeuten es mit menschlicher Performanz zu tun haben, bei der biologische und psychologische Prozesse integriert werden müssen, vermischen sie ständig Elemente von Bezugssystemen, wenn sie einen Bezugsrahmen formulieren. Damit ein Bezugsrahmen effektiv ist, darf diese Synthese jedoch nur kompatible Elemente beinhalten. Daher muss man beim einmal gewählten Be-zugsrahmen unbedingt bleiben und sich davor hüten, mehr als einen bei demselben Patienten anzuwenden, es sei denn, diese Bezugsrahmen haben die gleiche theoretische Basis.

6.1   Physiologisches Bezugssystem

Das physiologische Bezugssystem bezieht sich auf die Fähigkeit des Körpers, die Homöostase als Reaktion auf interne und externe Veränderungen aufrecht zu erhalten. Elektrochemische Prozesse steuern Aktionen, Reaktionen und die Fähigkeit des Menschen, auf die Umwelt zu reagieren und von ihr zu lernen. Performanz hängt sowohl vom genetischen Potential als auch von der Integrität und der Interaktion aller Körperzellen untereinander ab, hauptsächlich vom Muskel- und Skelettsystem, vom kardiovaskulären, neurologischen und endokrinologischen System und von den speziellen Sinnen (Abb. 6.1).

Die internen Prozesse der Homöostase sind zwar auch von Interesse für den Therapeuten, aber nicht in erster Linie. Um die Homöostase aufrecht zu erhalten, muss der Mensch essen, trinken, Gefahren vermeiden, sich in der Umwelt bewegen, sich warm halten und so weiter. Diese Aktionen werden zwar teilweise durch automatische Körperprozesse gesteuert, sie verlangen aber auch die aktive Beteiligung des Menschen, um sicherzustellen, dass das Überleben garantiert ist. Die Person muss:
- sich bewegen und funktionelle Aktionen in ihrer Umwelt ausführen
- Reize aus der Umwelt wahrnehmen, interpretieren und angemessen darauf reagieren.

Dies sind die Aspekte, die für den Therapeuten wichtig sind. So sind aus diesem Bezugssystem verschiedene Bezugsrahmen entstanden (mit den dazugehörigen Ansätzen), von denen dies die wichtigsten sind:

- biomechanischer Bezugsrahmen (für funktionelle Bewegungen)
- neurophysiologischer Bezugsrahmen (für Entwicklung und Wiedererlernen der motorischen Steuerung)
- kognitiv-perzeptiver Bezugsrahmen (für Wahrnehmung und Interpretation unserer Umgebung).

Ergotherapeuten brauchen solide Grundkenntnisse in Anatomie, Physiologie und Kinesiologie sowie ein detailliertes Verständnis der Neurophysiologie und Entwicklung, um funktionelle Bewegungen grundsätzlich verstehen zu können.

6.2 Psychologisches Bezugssystem

Psychologie befasst sich mit der wissenschaftlichen Erforschung von Verhalten und geistigen Prozessen. Im Laufe dieses Jahrhunderts haben vielerlei Theorien die Weiterentwicklung der Psychologie beeinflusst (Abb. 6.2).

Am Anfang war Psychologie eng mit der Neurophysiologie verbunden, dann erforschte sie mehr das Verhalten, menschliche Entwicklung, psychologische Aspekte des Lernens und der Kognition. Ebenso wurde die Entwicklung der persönlichen Identität, der Persönlichkeit sowie das Gruppenverhalten untersucht.

Atkinson (1993) unterscheidet folgende psychologische Sichtweisen:

- biologisch (die neurobiologische Grundlage des Verhaltens und der Wahrnehmung)
- verhaltensbezogen (erlernte Reaktionen auf Reize aus der Umwelt)

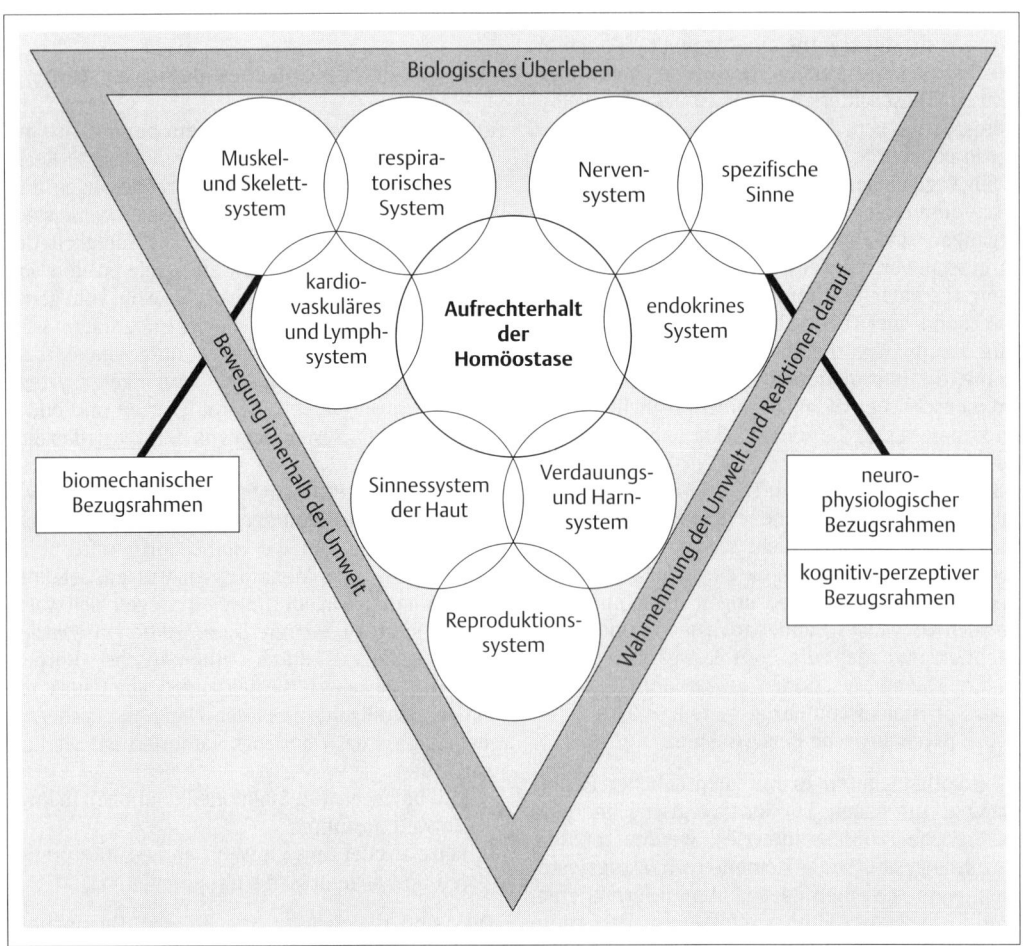

Abb. 6.1 Das physiologische Bezugssystem.

- kognitiv (Untersuchung mentaler Prozesse des Argumentierens und Lernens)
- psychoanalytisch (Untersuchung unbewusster Prozesse)
- phänomenologisch (Untersuchung subjektiver innerer Erfahrungen).

Die Psychologie hat eine Reihe von Spezialgebieten hervorgebracht – z. B. die experimentelle, kognitive, industrielle, klinische, Erziehungs-, Umwelt-, Evolutions- und Sozialpsychologie.

Sämtliche Schulen der Psychologie haben zu unterschiedlichen Zeiten und auf unterschiedliche Weise Einfluss auf die Ergotherapie gehabt. Man muss zugeben, dass Psychologie ähnlich wie die Pädagogik (oder in der Tat die Ergotherapie selbst) gewissen Modeerscheinungen unterworfen ist, abhängig von den jeweils neuen, attraktiv erscheinenden Theorien, die Anerkennung finden.

In den 80er-Jahren übte die kognitive Psychologie, die sich mit kognitiven Prozessen wie Gedächtnis, Informationsverarbeitung und Problemlösung befasst, starken Einfluss aus. Auch die Sozialpsychologie, 'der wissenschaftliche Bereich, der versucht, das Wesen und die Begründungen für menschliches Verhalten in sozialen Situationen zu verstehen' (Baron u. Byrne 1987) war recht einflussreich.

Der Ergotherapeut muss eine Reihe von psychologischen Theorien kennen, wenn er die Schwierigkeiten von Patienten bei Perzeption, Gedächtnis, Lernen und Performanz untersuchen will, wenn er also wirksamere Wege finden muss, um Informationen zu übermitteln und Fertigkeiten zu verbessern. Man muss sich auch des Einflusses der Kultur, anderer Menschen und der Erkenntnis bewusst sein, dass jeder Mensch sich seine eigene Welt von Symbolen, Erinnerungen und Bedeutungen schafft.

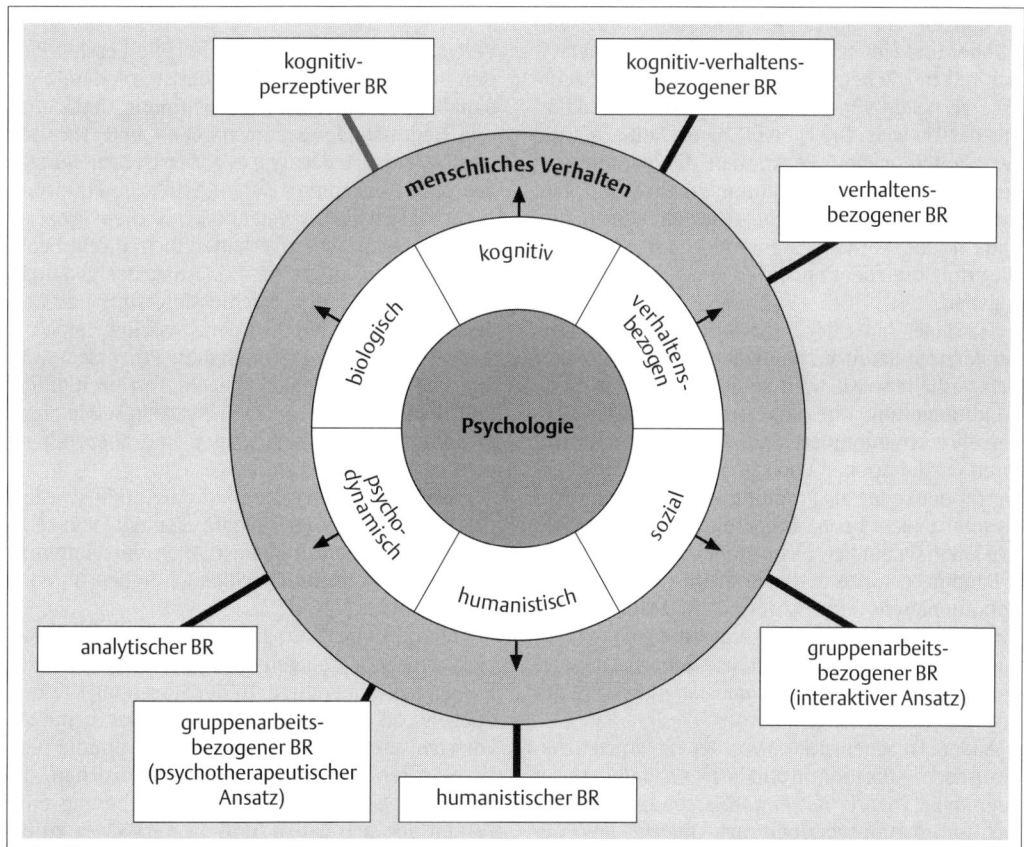

Abb. 6.2 Das psychologische Bezugssystem (BR Bezugsrahmen).

6.2.1 Psychologische Sichtweisen und Bezugsrahmen

▬ **Die biologische Basis des Verhaltens**

Die biologische Sichtweise überschneidet sich mit dem physiologischen Bezugssystem, da sie sich damit befasst, wie das Gehirn Informationen von sensorischen Rezeptoren erhält und interpretiert und diese in sein Verhalten integriert. Dies ist in den räumlich-zeitlichen und den sensorischen Integrationsansatz aufgenommen worden, ebenso in den kognitiv-perzeptiven Bezugsrahmen (für die Identifizierung und Behandlung von perzeptiven Störungen, meist nach Hirnverletzungen).

▬ **Behaviorismus**

Behaviorismus ist in erster Linie eine Lerntheorie. Ursprünglich entwickelte er sich aus Pavlovs, Thorndikes und Watsons Erforschung des Erlernens von Reaktionen auf Reize, dann folgten Untersuchungen zur operanten Konditionierung von Skinner und vielen anderen. Die Forschung befasst sich mit möglichen Erklärungen für das beobachtbare Verhalten von Menschen in ihrer Interaktion mit der Umwelt. Die Umwelt bietet Reize, auf die der Mensch reagiert. Reaktionen, die belohnt werden oder die für das Individuum nützlich sind, weil sie Bedürfnisse befriedigen, werden beibehalten und in das Verhaltensrepertoire aufgenommen. Die erfolglosen oder unbefriedigenden werden aufgegeben.

'Hardliner' unter den Behavioristen glauben, dass der Mensch kaum Wahlmöglichkeiten hat, wie er sich verhalten will, weil seine Reaktionen durch Konditionierung, die von früheren Erfahrungen herrührt, programmiert sind. Alle inneren Motivatoren wie Emotionen und Gedanken werden abgewertet entweder als Produkte von Verhalten oder als intern, nicht beobachtbar, und daher für objektive Untersuchungen nicht brauchbar.

Bandura erweiterte das Konzept des operanten Konditionierens und erkannte, dass das Individuum nicht selbst die Verstärkung erleben muss, sondern aus Beobachtung der Verhaltensergebnisse anderer lernen kann – ein Prozess, *modelling* genannt, der wichtige Auswirkungen auf die Therapie hat.

Andere Forscher rückten von der extremen behavioristischen Position ab und bezogen Elemente der kognitiven Theorie mit ein, insbesondere Aspekte der Informationsverarbeitungs-Theorie des Gedächtnisses, des Lernens und der Entscheidungsfindung.

Nur wenige Ergotherapeuten wenden das Verhaltens-Bezugssystem eng und unadaptiert an, aber Verhaltenstheorien haben sowohl die Lehre als auch die Therapie beeinflusst und werden bei der Verhaltensänderung und bei Desensibilisierungsprogrammen benutzt, auch beim Training von Fertigkeiten und beim programmierten Lernen.

Ein Merkmal all solcher Programme ist das Zerlegen einer Aufgabe in einfache Bestandteile und Sequenzen und der Einsatz sehr klarer Aussagen über Grob- und Feinziele und Anleitungsmethoden sowie die Benennung von Verstärkern, die die Lernbedürfnisse eines Menschen befriedigen.

Der Behaviorismus hatte zum Verhaltens-Bezugsrahmen geführt (Training von Fertigkeiten durch einen Prozess der Verhaltensanpassung) und ist adaptiert und erweitert worden, so dass durch Einbeziehen der kognitiven Psychologie der kognitive Verhaltens-Bezugsrahmen entstand (bei dem es um die Verbindungen zwischen Gedanken, Gefühlen und Handlung geht).

▬ **Kognitive Psychologie**

Vertreter der kognitiven Psychologie beschäftigen sich – im Gegensatz zu Behavioristen – damit, gedankliche Prozesse wie Wahrnehmung, Gedächtnis und Begriffsbildung zu verstehen und Theorien darüber aufzustellen, wie der Mensch Beziehungen zwischen Konzepten herstellt, Strukturen interpretiert und sich die Umwelt erklärt. Da diese Prozesse sich im Gegensatz zu Verhalten nicht direkt beobachten lassen, muss zur Erklärung der gedanklichen Vorgänge viel mit Schlussfolgerung und Modellbildung gearbeitet werden. Zwischen der Wirksamkeit, mit der der Mensch diese Prozesse bewältigt, und seiner Fähigkeit, Regeln, Fertigkeiten und Rollen zu erlernen und zu entwickeln sowie angemessenes Verhalten zu planen und auszuführen, werden Verknüpfungen hergestellt.

Verschiedene Theorien sind aufgestellt worden, die die Kognitions-Physiologie, Elemente von Lerntheorien oder von humanistischen oder Entwicklungstheorien mit unterschiedlich hohen Anteilen kombinieren.

Anfangs zielte die kognitive Forschung darauf ab zu klären, was Intelligenz ist und wie sie sich beeinflussen ließe, aber diese Art der Forschung ist überwiegend ad acta gelegt worden. Heute benutzen Forscher anspruchsvolle Technologie, um die physiologischen Veränderungen zu untersuchen, die im Gehirn als Ergebnis von Wahrnehmung oder Lernen vor sich gehen, und sie versuchen zu ergründen, welche Teile des Gehirns für spezielle kognitive Funktionen zuständig sind. Trotz dieser Forschung ist noch vieles über die Art des Denkens und die Mittel, wie Information tatsächlich gespeichert und verarbeitet wird, unbekannt.

Andere kognitive Psychologen versuchen, ihre Theorien und Modelle von mentalen Vorgängen zu benutzen, um vorherzusagen, wie sich ein Individuum in einer bestimmten Situation verhalten wird. Sie finden die Fähigkeit des Menschen wichtig, durch Einsicht zu lernen, Probleme zu lösen, bisherige Erfahrungen zu nutzen und ihre Zukunft zu planen. Von Bedeutung sind die inneren Konstrukte eines Menschen bezüglich Vergangenheit, Gegenwart und besonders der Zukunft. Die Arbeit von Bruner (ein Vertreter der kognitiven Psychologie und der theoretischen Pädagogik) beeinflusste die Modelle einiger amerikanischer ergotherapeutischer Theoretiker, besonders seine Arbeit über den Sinn bzw. die Bedeutung als wichtige Komponente des menschlichen Lernens und Verhaltens (Bruner 1990). Bandura entfernte sich vom strikten Behaviorismus und sagte, dass die Wahrnehmung der eigenen Effektivität (Selbstvertrauen in die Performanz von Aktivitäten) wichtig sei (Bandura 1977a).

Theorien zur Informationsverarbeitung wurden benutzt, um den Prozess von Lernen und Erinnern zu modellieren, und daraus entstand eine neue Schule der kognitiven Wissenschaft, die diese Arbeit mit der über künstliche Intelligenz verbindet.

Kognitive Ansätze zur Behandlung von psychischen Erkrankungen oder Persönlichkeitsstörungen wurden entwickelt. Diese Ansätze betonen die Verbindung zwischen fehlerhaften Arten des Denkens oder der Wahrnehmung der Welt und verschiedenen psychischen Störungen, besonders solchen wie Angst, Depression und Stress.

Zum Beispiel führte Ellis eine 'rational emotive therapy' ein, die sich kurz als ABC-Theorie darstellen lässt: *A* – etwas Vorausgegangenes (*Antecedent*), das *B* die Einstellung (*Beliefs*) des Patienten beeinflusst, was *C* über die Konsequenzen (*Consequences*) entscheidet.

Beck entwickelte die *kognitive Therapie*, eine weniger direktive und interpretierende Art, sie hilft dem Patienten dabei, die Wechselwirkung zwischen seinen Gedanken, Gefühlen und seinen Verhaltensweisen zu analysieren. Andere Autoren suchen nach 'Lebensthemen', beständigen Regeln und Einstellungen, die das Verhalten des Klienten bestimmen.

Kognitiv-verhaltensbezogene Ansätze sind strukturiert und gründen sich auf Methoden, die versuchen, den Inhalt der Gedanken zu verändern, besonders angstbesetzte, depressive und Verfolgungsgedanken, und dadurch Affekt und Verhalten günstig zu beeinflussen.

Andere Ansätze binden die Theorie des 'sozialen Modellierens – social modelling', Techniken der Verhaltenseinübung oder Rollenspiel ein. Auch Techniken wie Realitätsorientierungstraining und Erinnerungstherapie sind kognitiven Ursprungs, da sie den Bezug von der Wahrnehmung und der Erinnerung einer Person zu aktuellen Ereignissen herstellen.

Die kognitive Sichtweise hat zur Entwicklung des kognitiv-perzeptiven, des kognitiv-verhaltensbezogenen Bezugsrahmens und zum Modell der kognitiven Fähigkeitsstörungen geführt (Allen: Fertigkeitsebenen mit kognitiven Entwicklungsebenen verbinden; siehe Kapitel 10). (Kognitiv-analytische Ansätze und kurzgefasste kognitiv-analytische Therapien wurden ebenfalls entwickelt, werden aber selten in ergotherapeutischen Lehrbüchern erwähnt.)

▓ Psychoanalyse

Die psychoanalytische oder *psychodynamische* Sichtweise stammt zum Teil aus der Untersuchung von Störungen der geistigen Prozesse, wie sie in der Psychiatrie bekannt sind, und zum Teil aus Theorien verschiedener Psychologen, Psychoanalytiker und Psychotherapeuten. Der Ausdruck 'psychodynamisch' wird (anders als das restriktivere 'analytisch') als Überbegriff benutzt, um darunter auch die unterschiedlichen aber in Beziehung stehenden Theorien zu verstehen, die sich mit der Entstehung der Persönlichkeit und der Motivation einer Person beschäftigen und mit Methoden, wie einer Person dazu verholfen werden kann, sich selbst besser zu kennen, persönlich zu wachsen und persönliche Bedürfnisse zu befriedigen.

Die psychodynamische Sichtweise befasst sich speziell mit der unbewussten Motivation für Handlungen, Interaktionen und Einstellungen sowie mit dem symbolischen Gehalt von Bildern und Perzeptionen. Erklärungen für das Unbewusste von Verhalten variieren und enthalten sowohl psychoanalytische, objektbezogene und psychotherapeutische Theorien als auch Elemente der kognitiven und Entwicklungspsychologie und Lerntheorien. Dies ist ein Gebiet, auf dem es viele Theoretiker gibt, was Verallgemeinerung schwierig macht: zwei besondere Bezugsrahmen sollen hier genannt werden:

- der analytische Bezugsrahmen (aus psychoanalytischen und objektbezogenen Theorien entstanden)
- der Gruppenarbeits-Bezugsrahmen (aus Gruppentheorien und Psychotherapie entstanden)

Sozialpsychologie

Die Sozialpsychologie hat zu unserem Verständnis darüber beigetragen, wie Menschen sich Meinungen über andere bilden, wie sie Beziehungen aufnehmen und in Gruppen agieren und wie sie von ihrer Kultur und Gesellschaft beeinflusst werden. Sie ist mit Einstellungen, Motivation und Ausdrucksverhalten für Emotionen wie z. B. Aggression befasst. Die Sozialpsychologie hat nicht direkt zu einem Bezugsrahmen geführt, ist aber in den Gruppenarbeits-Bezugsrahmen eingeflossen und hat andere Bezugsrahmen und Ergotherapie-Modelle beeinflusst.

Humanistische Psychologie

Die humanistische Psychologie darf nicht mit Humanismus verwechselt werden, bei dem es um die Philosophie der menschlichen Natur, das persönliche Bewusstsein und das individuelle Sein geht. Der Humanismus hat zwar die Entwicklung der humanistischen Psychologie und der humanistischen Erziehungstheorie beeinflusst. Der Humanismus ist streng atheistisch, die humanistische Psychologie schließt aber den religiösen Glauben nicht aus.

Die humanistische Psychologie wird als phänomenologisch betrachtet, weil sie sich mit der subjektiven individuellen Erfahrung beschäftigt, also mit der persönlichen 'Sicht der Welt', die jeder Mensch als Folge seines speziellen Lebens, seiner Gefühle und Wahrnehmungen entwickelt.

Besonders einflussreich waren Maslow (Selbstverwirklichung), Frankl (persönliche Bedeutung), Kelly (persönliches Konstrukt) und Rogers (personen-zentrierte Beratung und personen-zentriertes Lernen).

Diese Theoretiker betonen grundsätzlich die als positiv anzusehende Natur jedes Individuums, das wertgeschätzt werden sollte und das darauf entsprechend reagiert. Jeder Mensch kann selbst sein Leben steuern und bestimmen, wie er werden möchte. Er kann sich nur verändern und weiterentwickeln, wenn er es selbst will; Veränderungen werden nur eintreten in einem aktiven Prozess, der dem Individuum wichtig ist. Positive Veränderungen können während des gesamten Lebens geschehen. Der Mensch sollte Freude am Leben haben.

Wichtige Dinge in der humanistischen Sicht persönlicher Beziehungen sind das Bedürfnis nach Authentizität – echt sein – Ehrlichkeit und vorurteilsfreier Umgang mit und Respekt vor anderen. Diese Theorien haben die Psychotherapie, Lehre, Sozialarbeit und Ergotherapie sehr stark beeinflusst und sie

mit einigen Entwicklungs- und kognitiven Theorien verknüpft. Es gibt viele natürliche Gemeinsamkeiten zwischen personen-zentrierten Theorien und der grundlegenden Philosophie der Ergotherapie, wie ihre amerikanischen Begründer gezeigt haben (lange bevor die humanistische Psychologie entwickelt wurde).

Carl Rogers spielte eine herausragende Rolle auf dem Weg weg vom lehrer-/therapeuten-zentrierten, also direktiven Ansatz hin zum studenten-/klienten-zentrierten Ansatz. Er war der Meinung, dass Therapeuten als Berater oder Fazilitatoren tätig werden, Hilfen bereit stellen und Menschen zum Lernen und Sich-verändern verhelfen sollten. Er sah Lernen als lebenslange Suche nach dem persönlichen Sinn, Erfüllung, Wachstum und Selbsterkenntnis an. Seine Ideen gründeten sich auf eigenen Erfahrungen als Lehrer und Berater, ergänzt durch anekdotische Berichte anderer.

Spezielle Merkmale der Beratung oder Psychotherapie bestehen nach Rogers darin, dass Therapie personen-zentriert ist, einen non-direktiven Stil verfolgt, Interpretation vermeidet, dem Individuum seine Gedanken, Wahrnehmungen und Einstellungen spiegelt sowie zur Suche nach dem persönlichen Sinn und nach Selbstverwirklichung ermutigt.

Man hat an der humanistischen Sichtweise bemängelt, dass sie einen unrealistischen, blauäugigen Optimismus fördert; dem Ideal werden zwar Lippenbekenntnisse gegeben, es wird aber nie in die Praxis umgesetzt, nicht zuletzt, weil viele der Systeme im Gesundheitswesen es schwer machen, genügend Zeit zu erübrigen und den Klienten so viel Wahlmöglichkeiten zu bieten, wie nötig sind. In der Realität kann die Gelegenheit, das eigene Leben in die Hand zu nehmen, es zu steuern und zu formen, für den Einzelnen minimal sein; andere Klienten wieder können durch die Menge der Wahlmöglichkeiten, obwohl im Prinzip günstig, überfordert werden.

Häufig wird die Übung und das Training, die man zur Anwendung humanistischer Techniken wie der klienten-zentrierten Beratung braucht, unterschätzt: während grundlegende Beratungsfertigkeiten von den meisten Therapeuten relativ schnell erlernt werden können, sollten Klienten, die einer langfristigen oder in die Tiefe gehenden Beratung bedürfen, an einen entsprechend qualifizierten Berater oder Psychotherapeuten überwiesen werden.

Eine Reihe von holistischen, humanistischen Psychotherapien sind entwickelt worden, die ständig Elemente aus kognitiven oder Entwicklungstheorien mit Humanismus oder Psychotherapie kombinieren, wie:

- Gestalttherapie (Perls)
- 'rational emotive therapy' (vernunft-gefühlsbetonte Therapie) (Ellis)

- persönliches Konstrukt (Repertoire-Raster) (Kelly; Bannister u. Fransella)
- Transaktionsanalyse (Berne)
- Psychosynthese (Assagioli)
- personen-zentrierte Beratung (Maslow; Rogers)
- Encounter-Gruppen (Rogers)
- Kooperative Beratung (Jackins)
- themen-zentrierte Gruppenarbeit (Cohn).

Im ergotherapeutischen Zusammenhang sind aus dem humanistischen Bezugsrahmen zwei Ansätze hervorgegangen, der personen-zentrierte Ansatz (darin eingeschlossen auch mehrere personen-zentrierte Beratungstechniken) und der studenten-zentrierte Ansatz (weitgehend auf den Ausbildungsprinzipien nach Rogers aufbauend). In Box 6.1 sind die verschiedenen Bezugsrahmen und deren Ansätze aufgelistet.

Box 6.1 Zusammenfassung der Bezugsrahmen und Ansätze

Bezugsrahmen	Ansätze
Biomechanisch	Abgestufte Aktivitäten Aktivitäten des täglichen Lebens Kompensatorisch
Neurophysiologisch	Bobath PNF Rood Konduktive Förderung Sensorische Integration Räumlich-zeitlich Sensorische Stimulation
Verhaltensbezogen	Verhaltensmodifikation
Kognitiv-verhaltensbezogen	Kognitiv-verhaltensbezogen
Kognitiv-perzeptiv	Kognitiv-perzeptiv
Analytisch	Freudsche/Neo-Freudsche Objektbeziehungen
Gruppenarbeit	Psychotherapeutisch Interaktive Gruppen/Aktivitätsgruppen
Humanistisch	Personen-zentriert Studenten-zentriert

7 Bezugsrahmen bei physischen Funktionsstörungen

7.1 Biomechanischer Bezugsrahmen

Der biomechanische Bezugsrahmen wird fast ausschließlich im Prozess der physischen Rehabilitation eingesetzt. Deren Verbindung ist so eng, dass beide häufig verwechselt werden, allerdings ist der Rehabilitationsprozess eine sehr viel größere Einheit als der biomechanische Bezugsrahmen, der eben nur einer der Bezugsrahmen ist, die man für die Rehabilitation benutzen kann.

Der 'bio'-Teil des Namens kommt aus der Kinesiologie, die die neuromuskuläre Physiologie, Anatomie des Bewegungsapparates und Biomechanik verbindet. Der Teil 'mechanisch' macht deutlich, dass dem Bezugsrahmen 'mechanische' Gesetze zugrunde liegen wie Hebelwirkung, Schwerkraft, Reibung und Widerstand. Bei diesem Bezugsrahmen sieht der Therapeut 'den Körper als Maschine' an, meist um flüssige Bewegungen, Kraft, Stabilität oder Ausdauer und damit auch die Funktion insgesamt zu verbessern. Physische Übungen, isotonische und isometrische, werden genutzt, um Kraft und Muskelmasse zu vergrößern und Ausdauer und Arbeitsfähigkeit zu verbessern. Sich wiederholende Übungen werden auch eingesetzt, um das Bewegungsausmaß eines Gelenkes wiederherzustellen oder zu vergrößern.

Um eine Funktion zu verbessern, muss man an der oberen Grenze der derzeitigen Fähigkeiten arbeiten. In einem typischen Trainingsprogramm zum Erlernen oder Wiedererlernen einer Funktion muss die Person so dicht wie möglich an ihrer Funktionsgrenze arbeiten, ohne sich zu überanstrengen; die 'Zielmarken' werden dabei allmählich höher gesetzt, je nach fortschreitender Besserung. Oft fällt

hier dem Therapeuten die wichtige Rolle zu, das Programm abzustufen, indem er entweder Unterstützung gibt oder Widerstände setzt, Bewegungsausmaß, Geschwindigkeit, Dauer oder Häufigkeit je nach Bedarf variiert.

Zum biomechanischen Bezugsrahmen gehören diverse Ansätze, die jeweils für sich allein oder kombiniert in den unterschiedlichen Phasen des Behandlungsprogramms benutzt werden können. Die gebräuchlichsten sind: der Ansatz der abgestuften Aktivitäten, der Ansatz der Aktivitäten des täglichen Lebens (ADL) und der kompensatorische Ansatz (Abb. 7.1).

Der Ansatz der abgestuften Aktivitäten setzt Aktivitäten zu Heilungszwecken ein, nicht unbedingt, weil der Patient sie in seinem täglichen Leben ausführen können möchte oder muss. Zu solchen Aktivitäten können künstlerische und handwerkliche Tätigkeiten gehören, aber auch Sport und Spiele. In vielen Artikeln wird dies als einziger Ansatz gesehen, die anderen von mir genannten Ansätze gehören nach Meinung dieser Autoren zu 'Rehabilitation'.

Bei diesem Ansatz werden die Aktivitäten genutzt, um ein spezifisches funktionelles Ziel zu erreichen, zum Beispiel um die Feinmotorik zu fördern, bestimmte Muskelgruppen zu beüben, oder um die Ausdauer beim Stehen, Sitzen oder Gehen zu erhöhen.

Gründliche Befunderhebung und Messen der physischen Funktionen muss der Therapie vorausgehen. Durch präzise Messdaten muss festgelegt werden, welche Werte zu Beginn der Behandlung vorliegen, um von da aus Besserungen feststellen zu können. Zu solchen Messungen können gehören: Gelenkmessungen (mit dem Goniometer),

Muskelkraft, Zeitdauer, wie lange eine Bewegung oder Aktivität ausgeführt werden kann, Geschwindigkeit, Anzahl der Wiederholungen, Entfernungen oder andere quantitativ genau messbare Faktoren. Der ausgewählte Faktor muss in regelmäßigen Abständen überprüft werden, um Fortschritte festzustellen und neue Ziele zu setzen.

Damit dieser Ansatz effektiv sein kann, müssen Elemente in der Performanz gesteuert und genau abgestuft werden. Dafür braucht der Therapeut viel Phantasie und Erfindungsgeist, was in der Vergangenheit zu allerlei komplexen adaptiven Apparaten mit Flaschenzügen und dergleichen geführt hat. Ein solcher Einsatz von produktiven Tätigkeiten erfordert gute Überlegungen und Vorbereitung und muss außerdem korrekt angewandt und begleitet werde, da sonst die Tätigkeit zu allgemein werden kann, um sinnvoll zu sein.

Es ist fast unvermeidlich, dass die Mitbestimmung des Patienten bei der Auswahl der Aktivität dadurch begrenzt wird, dass bestimmte physische Faktoren gegeben sein müssen, und das Produkt muss häufig dem Prozess untergeordnet werden. Dieser Ansatz ist als übermäßig direktiv, mechanistisch und – ironischerweise – als nicht ausreichend präzise kritisiert worden. Dies und die Bewegung gegen 'das Handwerk' sowie der Wunsch, technisch auf der Höhe zu sein, hat dazu geführt, dass stereotype, nicht-produktive Tätigkeiten (wie z. B. Steckspiele) allein wegen ihres Übungswertes und nicht wegen eines inneren Interesses oder wegen des Endproduktes eingesetzt werden. Dieser Trend war während der 70er-Jahre zu beobachten, aber inzwischen lässt er etwas nach.

Zur Zeit ist ein neuerliches Interesse an spezifischen heilenden Tätigkeiten zu beobachten, da wieder erkannt wird, dass die Kombination von psychischen und physischen Wirkungen konstruktiver, praktischer oder kreativer Aktivitäten den Nachteil der Ungenauigkeit bei motorisch-funktioneller Anwendung durchaus aufwiegen kann.

Kürzlich sind einige interessante Adaptationen für Computer entwickelt worden, bei denen mit Hilfe von Elektroden auf der Haut die Kontraktionen bestimmter Muskeln zum An- oder Ausschalten von elektrischen Geräten genutzt werden. Dies wird gelegentlich im Zusammenhang mit Biofeedback-Techniken benutzt.

Die beschleunigte Genesung nach Traumen durch verbesserte medizinische und chirurgische Techniken hat während der letzten beiden Jahrzehnte in manchen Fällen die Rehabilitation unnötig gemacht und generell zu sehr viel kürzeren Krankenhausaufenthalten geführt. Dadurch bleibt sehr viel weniger Zeit für den Einsatz abgestufter Aktivitäten. Solche Aktivitäten werden daher hauptsächlich bei der Behandlung von schwerer Er-

krankten oder bei Erkrankungen mit langfristigem Behandlungsbedarf eingesetzt, was dann oft auf ambulanter Basis stattfindet.

Es gibt Menschen, die mit diesem Ansatz absolut nichts anfangen können; meine persönliche Meinung ist, dass Patienten, für die reine Funktionsübungen günstiger sind als Aktivitäten oder die lieber nur Übungen machen, an die Physiotherapie überwiesen werden sollten.

Beim *Ansatz der Aktivitäten des täglichen Lebens (ADL)* geht es um Bewegungskomponenten bei funktionellen Aktivitäten. Er benutzt biomechanische Prinzipien, um die Fähigkeit eines Menschen, persönliche oder häusliche Aktivitäten auszuführen, zu verbessern. Eine Grundannahme dieses Ansatzes ist 'Übung macht den Meister' – dass sich nämlich die Funktionen verbessern lassen durch wiederholte Übung; durch dauerndes Auffordern einer Person, doch noch ein klein bisschen mehr zu tun; durch Lob bei Erfolg; durch Sicherung des Erreichten, indem die wiedererlangten Fertigkeiten häufig benutzt werden.

> Wie stehen Sie zum Einsatz von Aktivitäten zur speziellen physischen Behandlung? Wie weit sollten Tätigkeiten adaptiert werden? Ist Adaptation nützlich? Dauert es zu lange? Sollten Ergotherapeuten nicht-produktive 'Aktivitäten' einsetzen? Wie reagieren Patienten auf diese Therapieform? Diskutieren Sie diese Punkte mit Kollegen: Sie werden wahrscheinlich eine breit gestreute Palette von fest gefügten Meinungen zu hören bekommen.

Der *kompensatorische Ansatz* befasst sich damit, Menschen zu ermöglichen, bleibende Schäden durch Orthesen, Prothesen, Hilfsmittel oder Veränderungen im häuslichen Bereich auszugleichen. Dieser Ansatz kann sehr früh in der Intervention zum Tragen kommen, wenn die Fähigkeiten eines Patienten eingeschränkt und Hilfen daher nötig sind. Es kann sinnvoll sein, die Hilfsmittel mit fortschreitender Besserung allmählich wieder abzubauen. Alternativ kann aber auch der kompensatorische Ansatz auf den ADL-Ansatz oder den der abgestuften Aktivitäten folgen, so dass auf diese Weise Restprobleme gelöst werden können, ehe der Patient nach Hause entlassen wird.

Dieser Ansatz kann auch bedeuten, dass neue Fertigkeiten eingeübt werden; es erfordert sowohl vom Patienten als auch vom Therapeuten einiges Planen, Problemlösen und divergentes Denken. Der Ansatz kann recht mechanistisch sein, sich ausschließlich um die Versorgung mit Hilfsmitteln drehen; aber in seiner stärker adaptiven Form können weitere kompensatorische Veränderungen nötig

werden, also Einstellungsänderungen und das An-
eignen von Techniken wie Zeitmanagement, kraft-
sparendes Verhalten, Gelenkschutz, Arbeitsrhyth-
mus und die Lebensstilplanung.

In der ambulanten Therapie wird der kompensatorische Ansatz oft angewandt, weil es viel für die
Unabhängigkeit einen behinderten Menschen bedeuten kann, wenn seine häusliche Umgebung
auf ihn adaptiert ist.

7.1.1 Zusammenfassung des biome-
chanischen Bezugsrahmens

Metamodell: Reduktionistisch

Ursache des Problems: Eine Erkrankung, Verletzung oder angeborene Störung, die sich auf die
Kraft oder Koordination der Bewegungen mit nach-
folgender Einschränkung der normalen Funktionen
eines Menschen auswirkt.

Hauptannahmen
- Die Anwendung eines Stufenprogramms von
  Übungen, das auf kinesiologischen Prinzipien
  beruht, stellt normale oder annähernd normale
  Funktionen wieder her.
- Biomechanische Prinzipien können angewandt
  werden, um Hilfsmittel, Orthesen oder adap-
  tierte Geräte mit dem Ziel einzusetzen, die Rest-
  behinderungen auszugleichen.
- 'Übung macht den Meister'.

Schlüsselwörter: Patient; Therapeut; Behinderung; Funktion.

Patient/Therapeut-Beziehung: der Therapeut
schlägt vor, begleitet und berät, der Patient arbeitet
aktiv mit.

Anwendungsbeispiele: Handverletzungen; Brü-
che, periphere Nervenläsionen, Amputationen; Ver-
brennungen; Kreislaufprobleme.

Ansätze: Abgestufte Aktivitäten; Aktivitäten des
täglichen Lebens; Kompensation.

Technikbeispiele:
Ansatz der abgestuften Aktivitäten:
- abgestufte physische Behandlung: z. B. um Muskelkraft, Ausmaß der Bewegungen, Ausdauer zu
  fördern
- angepasste Aktivitäten: handwerklich und technisch
- adaptierte Geräte: Fahrräder, Drechselbänke,
  Flaschenzüge, Federn, Spezialgriffe
- funktionelle Spiele – auf spezielle Anforderungen adaptiert
- manche Arten von Biofeedback

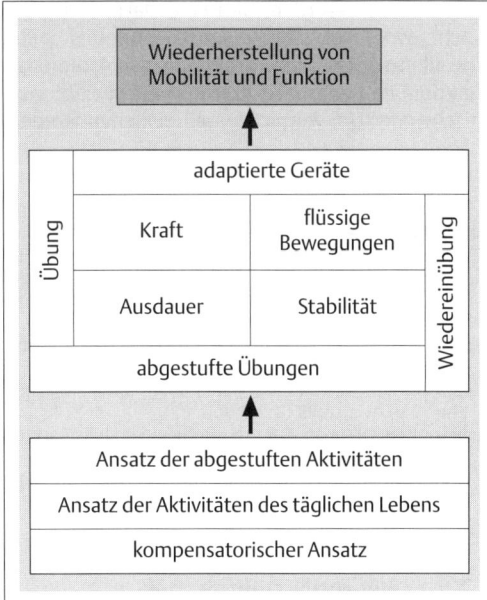

Abb. 7.**1**   Der biomechanische Bezugsrahmen.

ADL-Ansatz:
- ADL-Übungen um Ausmaß, Kraft und Ausdauer
  und effektive funktionelle Performanz zu fördern
kompensatorischer Ansatz:
- adaptierte Geräte für Aktivitäten des täglichen
  Lebens
- häusliche Anpassungen
- Erprobung von und Training mit Rollstühlen und
  anderen adaptierten Fahrzeugen
- Anpassung von und Training mit Orthesen und
  Prothesen.

Kriterien für die Auswertung der Ergebnisse: der
Patient wird messbar bessere körperliche Funktionen haben.

Vorteile: Biomechanische Techniken sind gut erforscht, und es ist erwiesen, dass sie physische
Funktionen verbessern. Weil bessere funktionelle
Funktionen das Hauptziel sind und Ergebnisse
sich relativ schnell einstellen, kann der Patient
das Positive beim Fortschreiten der Behandlung erkennen und ist so motiviert, dabei zu bleiben. Rest-
störungen können durch Hilfsmittel und Orthesen
ausgeglichen werden.

Nachteile: Weil die Behandlung mit abgestuften
Tätigkeiten sehr speziell sein muss, um Wirkung
zu erzielen, kann die Auswahl für den Patienten unter Umständen sehr einschränkt sein: es besteht die
Gefahr, dass das Programm stereotyp wird. Aktivi-
tätsprogramme brauchen Zeit, um aufgestellt und

vorbereitet zu werden, und sind darum unangebracht, wo nicht viel Zeit zur Verfügung steht. Eine übermäßige Ausrichtung auf das Motorisch-Funktionelle kann dazu führen, dass soziale, psychische oder Umweltprobleme übersehen werden.

Literaturempfehlung

Galley PM, Forster AL. Human movement, 2nd edn. Edinburgh: Churchill Livingstone; 1987.

Kielhofner G. A model of human occupation, part 2. Ontogenesis from the perspective of temporal adaptation. American Journal of Occupational Therapy. 1980a; 10. 657.

Mills D, Fraser C. Therapeutic activities for the upper limb. Bicester: Winslow Press; 1989.

Norkin CC, White J. Measurement of joint motion. Philadelphia: FA Davis; 1985.

Pedretti L, ed. Occupational therapy: practice skills for physical dysfunction, 2nd edn. CV Mosby.

Trombley CA. Occupational therapy for physical dysfunktion, 3rd edn. Baltimore: Williams & Wilkins; 1989.

7.2 Neurophysiologischer Bezugsrahmen

Der neurophysiologische Bezugsrahmen beruht auf den Prinzipien der motorischen Steuerung, der neuromuskulären Fazilitation und der sensorischen Integration und stützt sich stark auf die Entwicklungsphysiologie. Mittlerweile gibt es eine ganze Reihe von Techniken und Ansätzen für die Behandlung von physischen, psychischen und pädiatrischen Störungen sowie Lernschwierigkeiten (geistige Behinderung).

Vielfach wurden die grundlegenden Techniken, die zu einem Ansatz gehören, von Physiotherapeuten entworfen, sie enthalten keine funktionellen Bewegungsabläufe und dienen, solange sie nicht adaptiert wurden, nicht unmittelbar der aktivitätsbezogenen Ergotherapie, sondern werden gewöhnlich zusätzlich oder als Einleitung einer Therapie genutzt. Es ist jedoch möglich, beispielsweise Bobath-Stellungen für funktionelle Aktivitäten zu adaptieren und grundlegende neurophysiologische Prinzipien in ein aktivitätsorientiertes, ergotherapeutisches Programm einzubeziehen.

Bei diesem Bezugsrahmen liegt der Schwerpunkt auf der gegliederten Abfolge der Interventionen, dem Einsatz von sensorischem Input sowie von willensgesteuertem oder reflexartigem Output. Dabei werden Stufen zunehmender Fertigkeiten und Komplexität durchlaufen bis zu dem Punkt, an dem die Möglichkeiten des Patienten maximal ausgeschöpft sind (Abb. 7.**2**).

Die Ansätze, die mit diesem Bezgsrahmen in Beziehung stehen, werden in manchen Artikeln schon für sich als Modelle oder Bezugssysteme bezeichnet. Wenn sie von sehr erfahrenen und spezialisierten Therapeuten (z. B. in der Pädiatrie) angewandt werden, mögen deren tiefes Wissen und ihre speziellen Fähigkeiten dies rechtfertigen. Allerdings setzen viel häufiger Therapeuten, die auch andere Ansätze bei ihrer Therapie benutzen, diese Techniken auf einem niedrigeren Niveau ein. Mir erscheint deshalb das Wort 'Ansatz' hier besser angemessen.

Die Tatsache, dass Techniken, die aus diesen Ansätzen hervorgegangen sind, oft auf ziemlich niedrigem Niveau angewandt werden, möchte ich für eine Warnung nutzen. Meist braucht man für neurophysiologische Techniken erhebliche Erfahrung und Fertigkeiten, sie sollten nicht von Therapeuten angewandt werden, die nicht ganz durchschauen, was sie tun. Man muss nicht unbedingt ein Experte sein, aber Kompetenz ist nötig, da ein inkorrekter Einsatz bestenfalls ineffektiv ist, im schlimmeren Fall jedoch Schaden anrichten kann.

Zu diesen Ansätzen gehören:
- Bobath-Ansatz
- PNF-Ansatz (propriozeptive neuromuskuläre Fazilitation)
- Konduktive Förderung
- Rood-Ansatz
- Sensorische Integration
- Raum/Zeit-Adaptation
- Sensorische Stimulation

7.2.1 Ansätze des neurophysiologischen Bezugrahmens

Bobath-Ansatz (Synonym: motorische Steuerung)

Es handelt sich um einen bilateralen Ansatz zur Behandlung von Hemiplegie oder Spastizität, in dem Haltung, Gewichtsübernahme, Reflexhemmung und sensorische Fazilitation genutzt werden. Dies kann für den Einsatz ergotherapeutischer Aktivitäten (Bobath 1986) leichter adaptiert werden als manche anderen Techniken und ist unter Ergotherapeuten weit verbreiten.

Zu den Grundprinzipien gehören:
- Den Patienten in eine Stellung zu bringen, die die Entwicklung abnormer Reflexe und Synergien hemmt und abnormen Muskeltonus reduziert, um dem Patienten zu ermöglichen, normale Bewegungsmuster wieder zu erlernen.
- Physiologische Bewegungen durch bestimmte Haltungen, korrektes Handling, sensorische Stimulation und den Einsatz von Schlüsselpunkten des Körpers zu fazilitieren.
- Arbeit nach einer entwicklungsbezogenen Abfolge – Liegen, Vierfüßlerstand, Rumpfkontrolle, Sitzen, Stehen, Gewichtsübernahme, Schrittfolge, Gehen.

– Einsatz beider Körperhälften bei allen Aktivitäten. Einsatz von Aktivitäten, die Folgendes fördern: Überkreuzen der Mittellinie, Armbewegung in der Diagonalen, Flechtgriff, Gewichtsübernahme der betroffenen Seite, Rumpfrotation. Vermieden wird: Flexionsmuster der oberen und Extensionsmuster der unteren Extremitäten, Stimulation von assoziierten Reaktionen.

PNF-Ansatz

Diese Technik nutzt Lagerung und diagonale Bewegungsmuster in der Reihenfolge der physiologischen Entwicklung und betont dabei sensorischen Input, visuelle Signale und verbale Aufforderung, um ein Maximum an Input zu erreichen. Sensorischer Input stimuliert und fazilitiert motorischen Output. Dieser Ansatz lässt sich weniger gut für die Ergotherapie adaptieren, es sei denn als Zusatz zur Therapie, aber einige generelle Prinzipien lassen sich doch übertragen.

Ansatz der konduktiven Förderung (Petö)

Ein äußerst strukturiertes und formales System, das hauptsächlich bei Kindern angewandt wird (obwohl auch schon mit Erwachsenen so gearbeitet wurde), und das auf einem durchgeplanten, intensiven Programm basiert; es zielt darauf ab, für den Einzelnen Ziele mit einer Mischung von kognitiven und neurophysiologischen Prinzipien zu erreichen. Der Therapeut handelt als 'Förderer', indem er Aufgaben plant, Bewegungen fazilitiert und formalisierte verbale Anweisungen benutzt, um bei Aktionen zu assistieren – auch der Patient spricht in jeder Phase aus, was er tut, während er sie ausführt. Auf eigene Steuerung und Verantwortung wird Wert gelegt; Rhythmus wird genutzt, um Bewegungen zu fördern und zu initiieren. Zurzeit besteht erhebliches Interesse an konduktiver Förderung, sie wird von Physiotherapeuten angewandt, allerdings von Ergotherapeuten noch nicht häufig benutzt. Man braucht dafür eine spezielle Ausbildung. Einige Therapeuten haben das Konzept der sprachlichen Begleitung als Zusatz in andere Therapien integriert.

Rood-Ansatz

Hier werden ähnliche Prinzipien benutzt wie in der sensorischen Integration und bei PNF, allerdings liegt der Schwerpunkt auf taktiler Stimulation (Bürsten, Eisbehandlung, Tapping, Druck und Streckreflexe). Rood selbst ist sowohl Ergotherapeutin als auch Physiotherapeutin, die Technik ist eher physio- als ergotherapeutisch. Manche Ergotherapeuten nutzen sie als vorbereitende Übung.

Ansatz der sensorischen Integration (Ayres, King)

Bei der Behandlung von Kindern mit Entwicklungsverzögerungen und Kindern oder Erwachsenen mit psychischen Störungen oder geistiger Behinderung liegt das Hauptziel in der Fähigkeit des Einzelnen, Personen und Umwelt korrekt wahrzunehmen und richtig darauf zu reagieren. Der Therapeut kennt den engen Zusammenhang zwischen sensorischem Input und motorischem Output und kann von daher sensomotorische Aktivitäten nutzen, um Perzeption und Propriozeption zu stimulieren. Dadurch wird bei einer Verzögerung das allgemeine Aktivitätsniveau angehoben.

Bei diesem Ansatz wird die Entwicklung als Spirale gesehen, in der sich der Mensch allmählich aufwärts bewegt, nachdem er auf jeder Stufe etwas erreicht hat. Wichtig ist dabei die Integration und Interpretation allen sensorischen Inputs und die Notwendigkeit, integrierte sensorische Stimulation zu fördern, um Funktionen zu entwickeln oder wiederherzustellen. Es kommt auf den Zusammenhang zwischen sensorischem Input, kortikaler Struktur und dem Aufgreifen von persönlichen adaptiven Fertigkeiten an.

Aktivitäten (wie z. B. Spiel) mit Berührung, Vibration, Geräusch, Geruch und Farbe werden mit Stimulierung auf der subkortikalen Ebene verbunden, wobei besonderer Wert auf den vestibulären und propriozeptiven Input gelegt wird. Diese Technik wurde von Ayres für die Therapie mit Kindern und neurologisch geschädigten Erwachsenen entwickelt.

Eine weitere Version dieser Technik wird im psychiatrischen Bereich nach King bei Schizophrenen benutzt; King brach eine Lanze für Aktivitäten, die vestibuläre Stimulation, bilaterale Integration und Integration primitiver Haltungsreflexe erhöhen und fördern, um synaptische Barrieren zu überwinden und Körperimago, Haltung, Stellreaktionen und Reflexe im Bereich des Normalen zu fördern.

Beide Ansätze sind komplex und bedürfen erheblichen Studiums, daher ist es unerlässlich, die ausführlicheren Beschreibungen in der empfohlenen Literatur zu lesen.

Ansatz der räumlich-zeitlichen Adaptation

In gewisser Weise ist dieser dem sensorischen Ansatz ähnlich, er ist ebenfalls für die Behandlung von

Kindern entwickelt worden. Eine seiner Hauptannahmen besteht darin, dass die Interaktion mit der Umwelt die Entwicklung formt, was wiederum als Spirale angesehen wird. Betätigung wird als Möglichkeit gesehen, die Sinn und Motivation bietet und dazu beiträgt, motorische Performanz zu fördern und zu formen. Auch dies ist ein komplexer Ansatz, der ausführliches Studium und viel Übung erfordert.

![] **Sensorische Stimulation**

Dieser Ansatz wird dazu benutzt, stark stimulierenden Input für einen oder mehrere Sinne zu bieten. Um dies zu erreichen, werden Farben, Gerüche, Geräusche, Oberflächenbeschaffenheiten, Bewegungen, Vibrationen, Blitze und unterschiedliche Arten der Berührung benutzt, um so Reaktionen zu fördern. Die Qualität der Reaktionen hängt davon ab, ob die Kombination des sensorischen Inputs zu einer Entspannungsreaktion führt oder die Wachheit und Aufmerksamkeit stimuliert. Dieser Ansatz wird meist bei Personen benutzt, die eine

schwere Lernstörung oder gravierende Hirnverletzung haben. Der Snoezel-Raum ist ein Beispiel für sensorische Stimulation.

7.2.2 Zusammenfassung des neurophysiologischen Bezugsrahmens

Metamodell: Der Mensch wird entwicklungsmäßig als integrierte, reagierende Person betrachtet, bei der ein Defizit auf einem Gebiet sie als Ganzes beeinträchtigt. Der Bezugsrahmen ist daher insgesamt organismisch, obwohl er mit vielen genau festgelegten Techniken in der Anwendung reduktionistisch werden kann.

Ursprung des Problems: Der Erwachsene oder das Kind zeigt eine Entwicklungsverzögerung oder Regression auf einen primitiven Entwicklungsstand durch eine angeborene oder erworbene Schädigung des Gehirns, eine genetische Anomalie oder die Auswirkungen anderer Erkrankungen oder Verletzungen.

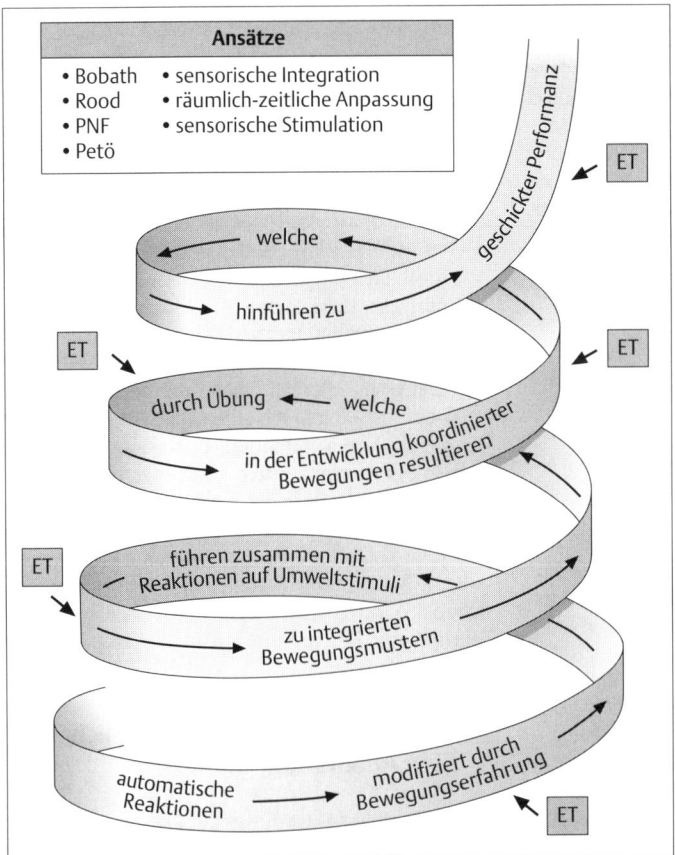

Abb. 7.**2** Der neurophysiologische Bezugsrahmen.

Hauptannahmen:
- Die neurologische Entwicklung geschieht in Stufen: diese Stufen stehen im Zusammenhang mit dem Erlernen von sensomotorischen Fertigkeiten. Einzelne Stufen können nicht übersprungen oder ausgelassen werden. Um Funktionen zu erlangen oder wieder zu erlangen, muss der Betroffene durch die normale Abfolge der Entwicklung geführt werden.
- Es besteht ein starker Zusammenhang zwischen sensorischem Input und motorischem Output.
- Der Einsatz von Propriozeption, Stellung und Reflexen kann normale Bewegung, Haltung und Reaktionen fazilitieren.

Terminologie: Therapeut; Patient/Klient; Therapie (und die Begriffe der jeweiligen speziellen neurophysiologischen Technik, die gerade angewandt wird).

Patient/Therapeut-Beziehung: Der Therapeut erhebt den Befund und legt die Intervention fest, der Patient kooperiert aktiv oder passiv.

Ansätze: Bobath; PNF; Rood; konduktive Förderung; sensorische Integration; räumlich-zeitliche Adaptation; sensorische Stimulation.

Anwendungsbeispiele:
Kinder:
- Spastizität; ungeschickte Kinder; Hirnschädigung; geistige Behinderung; Dystrophie
Erwachsene:
- Lernschwierigkeiten (geistige Behinderung)
- somatische Zustände wie Insult, Schädelverletzungen, multiple Sklerose, Motoneuron-Erkrankung, M.Parkinson, Rückenmarksverletzungen
- psychische Störungen wie Schizophrenie, Hospitalismus, Demenz.

Kriterien zur Evaluation des Ergebnisses: Der Betroffene hat Verbesserungen in sensomotorischen Funktionen erreicht oder hat die Fähigkeit zu dem Bewegungsmuster oder den Reaktionen erreicht, die für sein Alter und Geschlecht als normal gelten.

Vorteile: Richtig und intensiv angewandt, führen solche Therapien zu guten Ergebnissen besonders dadurch, dass die Entwicklung von abnormen Bewegungsmustern und Deformitäten nach neurologischen Schädigungen vermieden wird.

Nachteile: Wenn die Techniken nicht von allen Teammitgliedern intensiv, richtig und geschickt angewandt werden, können die Ergebnisse enttäuschend sein. Eine spezielle Fortbildung ist für eine effektive Anwendung der meisten Techniken Voraussetzung. Auf der neurophysiologischen Ebene zu arbeiten, ist zeitraubend, und die funktionelle Wiederherstellung eines hirnverletzten Erwachsenen kann sich verzögern, was zur Frustration des Patienten führt. Die Techniken sind weniger für sehr alte Patienten geeignet. Diese Therapie wird von einigen Therapeuten vehement vertreten, allerdings gibt es in letzter Zeit auch Kritik an den physiologischen Annahmen, die der Therapie zugrunde liegen. Untersuchungen sind schwierig zu vergleichen und zu evaluieren, und es ist ins Feld geführt worden, dass gute Ergebnisse mehr durch die Intensität und die besondere Beziehung, die sich zwischen Therapeut und Patient entwickelt, zustande kommen als durch die Techniken selbst. Extreme, besonders intensive Arten mancher Techniken, die speziell bei Kindern angewandt werden, sind weiterhin sehr umstritten.

Literaturempfehlungen

Die folgenden Empfehlungen eignen sich für die Arbeit mit Erwachsenen, für die Arbeit mit Kindern ist speziellere Literatur notwendig.

Bobath B. 1986. Adult hemiplegia: evaluation and treatment, 2nd edn. London: Heinemann; 1986.

Creek J, ed. Occupational therapy and mental health: principles, skills and practice. Edinburgh: Churchill Livingstone; 1990.

Eggers O. Occupational therapy in the rehabilitation of adult hemiplegia. London: Heineman; 1988.

Finlay L. Occupational therapy practice in psychiatry. London: Croom Helm; 1988.

Hopkins H, Smith H, eds. Willard and Spackman's occupational therapy, 8th edn. Philadelphia: Lippincott; 1993.

Kielhofner G. Conceptual foundations of occupational therapy. Philadelphia: FA Davis; 1992.

McDonald EM. Occupational Therapy in rehabilitation, 2nd edn. London: Baillíére Tindall; 1964.

Mosey AC. Psychosocial components of occupational therapy. New York: Raven Press; 1986.

Pedretti L, ed. Occupational therapy: practice skills for physical dysfunction, 2nd edn. CV Mosby.

Trombley CA. Occupational therapy for physical dysfunktion, 3rd edn. Baltimore: Williams & Wilkins; 1989.

Zoltan B, Seive E, Freishtat B. Perceptual and cognitive dysfunction in the adult stroke patient, 2nd edn. Slack; 1986.

7.3   Inkompatible Bezugsrahmen

Sie werden inzwischen sicher gemerkt haben, dass die Ansätze des biomechanischen und des neurophysiologischen Bezugsrahmens nicht miteinander kompatibel sind. Obwohl beide Bezugrahmen solide auf der Physiologie beruhen, benutzt jeder eine spezielle Wissensbasis, und die sich daraus ergebenden Techniken schließen einander aus.

Wenn dies nicht klar durchschaut wird, kann es zu erheblicher Verwirrung kommen, die in ineffektiver Therapie mündet. Praktiker, die alt genug sind, um sich an die therapeutische Revolution Anfang der 70er-Jahre zu erinnern, als die neurophysiologischen Techniken bei hirnverletzten Patienten die biomechanischen abzulösen begannen, wird noch die dauernden und akribischen Diskussionen zwischen gegensätzlichen Sichtweisen kennen – eine Debatte, die bis heute nicht ganz abgeschlossen ist.

Als Verallgemeinerung ließe sich sagen, dass der biomechanische Bezugsrahmen von seiner Philosophie her reduktionistisch ist und in der Rehabilitation des Bewegungsapparates und bei peripheren Nervenverletzungen eingesetzt wird, wohingegen der neurophysiologische Bezugsrahmen ganzheitlicher ist und bei Traumen und Entwicklungsverzögerungen oder -regressionen, die das sensomotorische System bei Kindern oder Erwachsenen betreffen, angewandt wird.

Die sich am deutlichsten widersprechenden Prinzipien der beiden Bezugsrahmen sind im Box 7.**1** zusammengefasst. Dies stellt allerdings eine Vereinfachung dar, und man muss bedenken, dass die Anwendung unterschiedlich sein kann, je nach Verfassung und speziellen Bedürfnissen des einzelnen Patienten.

7.4 Kognitiv-perzeptiver Bezugsrahmen

Perzeption ist ein kognitiver Vorgang, zu dem Interpretation und Identifikation von sensorischen Informationen durch das Gehirn gehören. Wenn das Gehirn aber geschädigt wird, kann die Fähigkeit zur Interpretation solcher Informationen betroffen sein. Das kann in Schwierigkeiten in der Performanz auf Grund falscher Vorstellungen von der Umwelt resultieren, was wiederum zu falscher motorischer Steuerung führt. Die Kenntnis von der Umwelt und auch von Bewegungsmustern, die einem Menschen angemessene Reaktionen auf wahrgenommene Informationen ermöglicht, ist im Gehirn gespeichert und kann geschädigt werden.

Der kognitiv-perzeptive Bezugsrahmen befasst sich mit solchen 'verborgenen' mentalen Prozessen,

Box 7.**1** Inkompatible Bezugsrahmen

neurophysiologischer Bezugsrahmen (Bobath-Ansatz)	Biomechanischer Bezugsrahmen (Ansatz der abgestuften Aktivitäten)
Zuerst an der Steuerung der großen Bewegungsmuster arbeiten.	Zuerst funktionell arbeiten, eventuell feinmotorisch.
Immer von proximal nach distal arbeiten.	Es kann von distal nach proximal gearbeitet werden.
In der oberen Extremität die Extensoren und Abduktoren nutzen. Greifen zuletzt fördern. Stimulation der Flexoren vermeiden.	In der oberen Extremität an Flexion und funktionellem Einsatz arbeiten, frühzeitig das Greifen üben. Flexoren können stimuliert werden.
In der unteren Extremität dem Extensions- und Adduktionsmuster entgegenwirken.	In der unteren Extremität Hüft- und Knieextension und Stabilisierung von Knie und Sprunggelenken fördern.
Mit dem Gehen und Stehen warten, bis die entsprechende Entwicklung stattgefunden hat.	Stehen und Gehen so bald wie möglich.
Die Therapie den Entwicklungsstufen anpassen: innerhalb der derzeitigen Grenzen arbeiten, bis die Fähigkeit für weitere Fortschritte erreicht ist.	Anforderungen der Therapie dem Fortschritt anpassen: an oder knapp unterhalb der derzeitigen Fähigkeitsgrenze arbeiten.
Orthesen und äußere Unterstützung nur zurückhaltend und als letzte Möglichkeit einsetzen.	Orthesen routinemäßig einsetzen.
Schwerpunkt der Behandlung auf dem gesamten Körper, um Symmetrie zu fördern.	Schwerpunkt der Behandlung auf den betroffenen Teil legen.
Schwerpunkt auf sensorischer Integration und Propriozeption.	Schwerpunkt auf dem Gespür für Funktion und Sicherheit.
Nicht zur Kompensation der Funktion eines Körperteils durch einen anderen ermuntern.	Zur Kompensation der verlorenen Funktionen durch andere Körperteile ermutigen.

die es einer Person ermöglichen zu wissen, wo sie ist, Objekte und Personen zu erkennen, sich in einem begrenzten Raum zu bewegen, gezielte Bewegungen auszuführen, zu lernen, sich zu erinnern, logisch zu denken, Probleme zu lösen, mit konkreter und abstrakter Sprache umzugehen.

Viele unterschiedliche Störungen sind in perzeptiven Defiziten enthalten. Man muss unterscheiden zwischen einem kognitiven oder perzeptiven Defizit, das von einer Schädigung derjenigen Hirnanteile herrührt, die Informationen erkennen, speichern und interpretieren, und solchen Defiziten, die von einer Schädigung von peripheren Organen herrühren, die solche Informationen aufnehmen und weiterleiten. Zwei wichtige Gruppen von perzeptiven Störungen, bei denen keine Schädigungen peripherer Organe vorliegen, sind die Agnosien und die Apraxien.

Eine Agnosie (das Fehlen von Wissen) ist die Unfähigkeit, Informationen zu nutzen oder ein Konzept zu erkennen, das früher bekannt war. Als Beispiel sei die Unfähigkeit genannt, Dinge zu zählen oder die Zeit zu erkennen oder auch die Unfähigkeit, Teile des eigenen Körpers zu benennen.

Eine Apraxie (das Fehlen von Fertigkeiten) ist die Unfähigkeit, eine bisher bekannte Tätigkeit auszuüben, obwohl die Erklärung dafür verstanden worden ist und die physischen Voraussetzungen gegeben sind. Das könnte das Anziehen sein, die Handhabung von Gegenständen, Schreiben oder Nachzeichnen von Mustern.

Es gibt weitere Defizite wie Gesichtsfeldprobleme und Probleme mit dem Körperimago, die auch zu funktionellen Schwierigkeiten führen.

Der kognitiv-perzeptive Bezugsrahmen hat drei Ansätze: diagnostisch, heilend und kompensatorisch (Abb. 7.**3**).

Diagnostischer Ansatz

Für den *diagnostische Ansatz* braucht man ein sehr gutes Verständnis der Neuroanatomie und der komplexen Mechanismen der Wahrnehmung. Der Therapeut benutzt Performanz-Tests und spezielle Befunderhebungsinstrumente, um die Art und die Schwere des perzeptiven Defizits zu erkennen. Ein erfahrener Therapeut kann oft schon allein durch das Beobachten funktioneller Abläufe eine Diagnose erstellen, ohne erst Tests einzusetzen; Defizite, die durch einen Performanz-Test deutlich werden, korrelieren nicht immer mit funktionellen Schwierigkeiten, stützen jedoch oft eine Diagnose.

Sobald der Therapeut festgestellt hat, wo das Problem liegt, kann er entscheiden, ob er versuchen will, die Fähigkeiten durch Behandlung zu verbessern, oder ob er Ersatzfunktionen trainieren will.

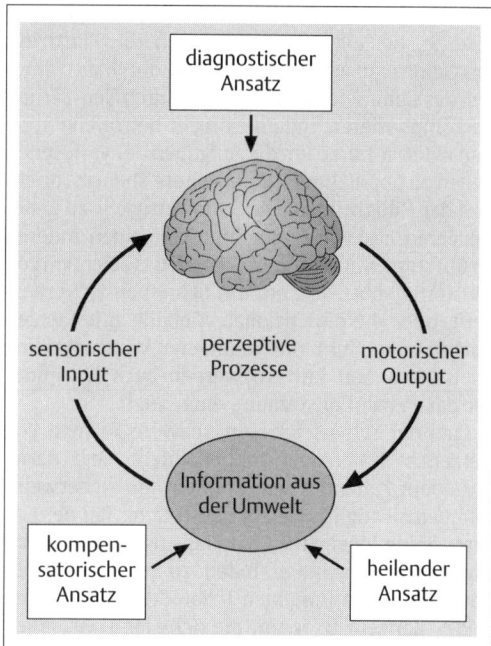

Abb. 7.**3** Der kognitiv-perzeptive Bezugsrahmen.

Selbst wenn sich die Funktionen nicht verbessern lassen, ist es wichtig, das Ausmaß des Defizits zu erkennen, das sich manchmal durch angemessenes Sozialverhalten oder natürliche Anpassung kompensieren lässt. Ein Wahrnehmungsproblem kann bestimmte Fertigkeiten stark einschränken wie z. B. selbst Auto fahren, obwohl die motorischen Funktionen intakt sind.

Es kann recht schwierig sein, Wahrnehmungsdefizite zu diagnostizieren, besonders wenn mehrere gleichzeitig bestehen. Bei hirngeschädigten Erwachsenen können diese von verschiedenen Ursachen herrühren, die auch aus anderen Gründen vorhanden sein können, wodurch das Diagostizieren erschwert wird. Perzeptive Defizite kommen auch bei Kindern vor, oft im Zusammenhang mit Entwicklungsverzögerungen; bei letzteren zeigt die Behandlung bessere Ergebnisse als bei traumatischen Defiziten.

Heilender Ansatz

Beim *heilenden Ansatz* werden perzeptive Fertigkeiten durch intensive Übungen trainiert oder wieder trainiert, aber im Falle von hirngeschädigten Erwachsenen führt dies nicht immer zum vollen Erfolg. Es lässt sich darüber streiten, ob Besserung auf das Üben zurückzuführen ist oder einfach auf die spontane Heilung nach Abklingen der akuten

Phase unmittelbar nach dem Trauma. Es gibt eine Theorie, die die Besserung durch die Plastizität des Gehirns zu erklären sucht, d. h. durch die Fähigkeit des Gehirns, eine Schädigung durch Neu-Lernen zu kompensieren, indem es nicht betroffene 'freie Kapazitäten' nutzt, um die Aufgaben der verlorenen Zellen zu übernehmen. Eine weitere Theorie spricht von der Fähigkeit, eine erlernte Fertigkeit zu generalisieren, also von einem Kontext in einen anderen zu übertragen, indem zum Beispiel das Zeichnen von Mustern geübt wird, um das Schreiben zu verbessern, oder dreidimensionale Gebilde mit Klötzen nachzubauen, um die räumliche Wahrnehmung zu fördern. Seit kurzem werden auch Computer für das Perzeptionstraining eingesetzt.

Eine der Schwierigkeiten, schwere Formen von perzeptiven Defiziten zu behandeln, liegt darin, dass dem Patienten sein Problem möglicherweise nicht einsichtig ist, weil der betroffene Teil des Gehirns keine Möglichkeit hat, das Ausmaß der Schädigung den gesunden Teilen zu übermitteln. Es kann sich dabei um einen Teilausfall des Gesichtsfeldes handeln oder um die Schwierigkeit, einen bestimmten Körperteil einzusetzen, der Betroffene kann einfach das Ausmaß und den Grund des Defizits nicht erkennen. Es ist wirklich sehr schwierig, jemandem beizubringen, ein Defizit zu kompensieren, das für ihn gar nicht existiert. Entsprechend schwierig ist aber auch, etwas neu zu erlernen, wenn die Wahrnehmung oder das Gedächtnis gestört ist.

◼◼ Kompensatorischer Ansatz

Der *kompensatorische Ansatz* bedeutet, dass man einen Klienten lehrt, andere perzeptive Fähigkeiten kompensatorisch zu nutzen oder ihn auf Signale oder Anregungen aus der Umwelt aufmerksam macht, um die Wahrnehmung zu fördern. Solche Signale können sein: Positionieren von Gegenständen, Aufteilen von Aufgaben in Teilschritte, Liefern von Informationen in kleinen 'Häppchen', verbale Signale, soziale Signale oder Hinweise, Anwendung bestimmter Farben oder Formen als Hilfe beim Erkennen von Objekten.

7.4.1 Zusammenfassung des kognitiv-perzeptiven Bezugsrahmens

Metamodell: Reduktionistisch; der diagnostische Ansatz dient dazu, die Art des Defizits genau festzustellen.

Ursache des Problems: Hirnschädigung; Entwicklungsverzögerung oder -störung.

Hauptannahmen:
– Perzeption und Kognition sind unerlässliche Voraussetzungen für funktionelle Betätigung. Wenn das Erkennen von Eingangsinformationen gestört ist, oder wenn eine angemessene Reaktion nicht erbracht werden kann, ist der Mensch nicht fähig, sinnvoll zu handeln.
– Es kann möglich sein, perzeptive oder kognitive Defizite durch intensive Übungen zu bessern.
– Es kann möglich sein, jemandem dazu zu verhelfen, perzeptive oder kognitive Defizite zu kompensieren.

Terminologie: Patient; Therapeut; Agnosie; Apraxie, Praxie; Gesichtsfeldausfall; Hemianopsie; unilateraler Neglekt (und eine große Anzahl weiterer technischer und medizinischer Ausdrücke für unterschiedliche Defizite).

Patient/Therapeut-Beziehung: Der Therapeut übernimmt die Führung beim Identifizieren der Probleme und hilft dem Patienten, Funktionen zu verbessern oder Ausfälle zu kompensieren.

Ansätze: diagnostisch, heilend, kompensatorisch.

Anwendungsbeispiele: Patienten, die eine Hirnschädigung auf Grund einer Kopfverletzung, einen cerebro-vaskulären Insult (Schlaganfall) oder ähnliche Traumen erlitten haben. Entwicklungsstörungen bei Erwachsenen oder Kindern, Syndrom des 'ungeschickten Kindes'.

Kriterien für die Evaluation des Ergebnisses: Ein perzeptives oder kognitives Defizit ist identifiziert worden; die Performanz ist durch heilende oder kompensatorische Maßnahmen verbessert worden.

Vorteile: Es wird in einem Funktionsbereich gearbeitet, der von anderen Spezialisten häufig ignoriert wird. Passende Übungen oder andere Interventionen können Funktionen verbessern.

Nachteile: Auf der theoretischen Ebene fehlen Beweise für den Heilerfolg. Gebräuchliche Tests sind weder standardisiert noch gut untersucht, sie brauchen viel Erfahrung, um sie genau zu interpretieren und können zeitraubend in der Durchführung sein. Es ist oft möglich, ein Problem zu identifizieren, aber es lässt sich nicht viel an der Situation verbessern. Forschung fehlt weitgehend.

Literaturempfehlungen

Kielhofner G. Conceptual foundations of occupational therapy. Philadelphia: FA Davis; 1992.
Pedretti L, ed. Occupational therapy: practice skills for physical dysfunction, 2nd edn. CV Mosby.
Trombley CA. Occupational therapy for physical dysfunktion, 3rd edn. Baltimore: Williams & Wilkins; 1989.
Zoltan B, Seive E, Freishtat B. Perceptual and cognitive dysfunction in the adult stroke patient, 2nd edn. Slack; 1986.

8 Bezugsrahmen bei psychosozialen Funktionsstörungen

8.1 Verhaltensorientierter Bezugsrahmen

Der Behaviorismus und seine Entstehung sind bereits beschrieben worden. Wie der Name sagt, konzentriert sich dieser Bezugsrahmen auf Verhalten – auf beobachtbare Performanz. In der Ergotherapie findet er am häufigsten Verwendung bei Patienten mit Lernstörungen, indem Teilfertigkeiten beübt werden, um komplexeres Verhalten aufzubauen, oder um Verhalten abzubauen, das dem Betroffenen oder anderen schadet, ein Ansatz der unter dem Begriff *Verhaltensmodifikation* bekannt ist. Auch in der Psychiatrie werden Verhaltensprinzipien angewandt, allerdings ist es heutzutage – abgesehen vom Abbau von Phobien und Ängsten – dort eher üblich, einen Ansatz des kognitiven Verhaltens anzuwenden.

8.1.1 Ansatz der Verhaltensmodifikation

Die Techniken der Verhaltensmodifikation können sowohl zum Hervorbringen eines erwünschten als auch zum Unterdrücken eines unerwünschten Verhaltens genutzt werden (Abb. 8.**1**).

Zu einem typischen Programm der Verhaltensmodifikation kann gehören:
– Dem Patienten ein fest umrissenes Ziel für sein Verhalten setzen, das er erreichen soll: Dafür ist eine detaillierte Aufgabenanalyse notwendig, so dass einzelne Teile des Verhaltens herausgefiltert und eingeübt werden können.
– Eine positive Verstärkung oder Belohnung für erfolgreiche Performanz festlegen, z. B. etwas zu essen oder zu trinken, eine angenehme Tätigkeit, Lob, Zuwendung, ein Privileg. (Es kann auch ein Verhaltensvertrag zwischen Patient und Therapeut geschlossen werden, der das erwünschte Verhalten und die Belohnung festlegt.)
– Gelegenheiten schaffen, bei denen das erwünschte Verhalten auftreten kann. Dabei kann Hilfestellung notwendig sein.
– Eine Belohnung zukommen lassen (andauernd/ mit Unterbrechungen), wenn das Verhalten – am Anfang zumindest ansatzweise – erreicht wird.
– Allmählich die Belohnung entziehen oder die Häufigkeit reduzieren, sobald das Verhalten in das Repertoire aufgenommen wurde.

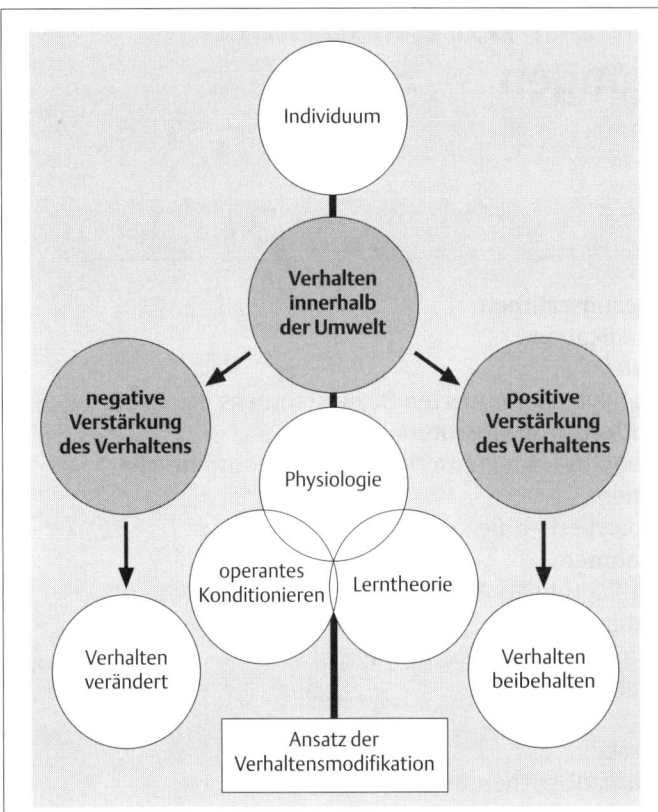

Abb. 8.1 Der verhaltensorientierte Bezugsrahmen.

Der Schlüssel zur erfolgreichen Anwendung dieses Ansatzes liegt im Aufteilen der Aufgaben in Schritte, in eindeutiger Zielfestlegung, in der Wahl eines für den Betroffenen angenehmen und effektiven Verstärkers, vor allem aber in sehr konsequenter Durchführung des Programms durch alle, die mit dem Patienten zu tun haben.

8.1.2 Festlegen der Verhaltensziele

Das Notieren von klaren Verhaltenszielen ist eine wesentliche therapeutische Fertigkeit, die oft auch dann angewandt wird, wenn kein Ansatz zur Verhaltensmodifikation benutzt wird. Leider wird dies nicht immer genau genug genommen. Man muss es konsequent üben. Ein Ziel muss sowohl die Beschreibung der Performanz als auch die Kriterien, an denen der Erfolg gemessen werden kann, enthalten. Es wird meist folgendermaßen formuliert:

– Person (Student/Klient)
– genaue Performanz (definieren, was getan werden soll)
– Bedingungen (wann, wo, wie oft, wie lange, mit/ohne Hilfe).

Wenn Sie üben möchten, verhaltensbezogene Grobziele zu formulieren, versuchen Sie es für diese Klientin: Jenny ist 16 Jahre alt und hat große Lernschwierigkeiten. Sie ist mit dem Ziel der "verbesserten selbständigen Nahrungsaufnahme" verordnet worden. Als Sie sie während der Mittagszeit besuchen, beobachten Sie, dass sie zunächst keinerlei Versuch unternimmt, selbst zu essen. Sie kann den Löffel halten, wenn er ihr in die Hand gegeben wird. Sie versucht dann, etwas Essen darauf zu bekommen, verschmiert aber viel. Sobald sie das Essen im Mund hat, versucht sie sofort, mehr auf den Löffel und in den Mund zu bringen, ohne sich Zeit zum Kauen und Schlucken zu nehmen. Folglich spuckt sie alles wieder aus oder verschluckt sich, was sie wiederum sehr frustriert. Sie gibt nach wenigen Minuten ihre Versuche zu essen auf.
Sie hört sehr gern Musik und streichelt gern ihr Lieblings-Kuscheltier.
1. Schreiben Sie klare Verhaltensziele für den Anfang Ihrer Behandlung auf.
2. Welches würden Sie zuerst angehen? Würden Sie in Phasen darauf hinarbeiten? Wenn ja, wie könnten Sie dafür spezifische Ziele formulieren?

Zum Beispiel soll der Student (Person) die Metacarpalia am Skelett zeigen, dabei jeden einzelnen Knochen beim ersten Versuch richtig benennen (präzise Performanz), ohne in seine Unterlagen zu sehen (Bedingungen).

8.1.4 Zusammenfassung des verhaltensorientierten Bezugsrahmens

Metamodell: Reduktionistisch.

Ursache des Problems: Die Person hat durch fehlerhaftes Lernen auf Grund von falscher Verstärkung ein 'unerwünschtes' (unangemessenes, schädigendes, unproduktives) Verhalten gelernt bzw. ein 'erwünschtes' Verhalten nicht gelernt.

Grundannahmen:
- Bei einer Person kann nur das beobachtbare Verhalten untersucht werden. Alle ausgeführten Handlungen der Person werden als Verhalten angesehen; dazu gehört auch die Sprache.
- Verhalten geschieht als Reaktion auf Stimuli, die es fördern oder unterdrücken.
- Alles Verhalten ist erlernt. Verhalten kann sowohl verlernt (ausgelöscht) als auch gelernt werden.
- Lernen geschieht als Reaktion auf Verstärkung, die entweder von außen durch die Umwelt oder intrinsisch durch Verhalten erfolgt. Intermittierend verstärkende Abläufe sind am effektivsten.
- Ein positiver Verstärker muss sorgfältig ausgewählt werden, damit er zu der Person passt, er muss korrekt und konsequent angewandt werden.
- Verhalten kann auf eine einfache Abfolge von Reaktionen reduziert werden: diese Abläufe können einzeln gelehrt oder bei Bedarf aneinander gereiht werden. Komplexe Abfolgen bilden ein 'Gesamtverhalten', die Reaktion des gesamten Organismus.
- Lernprogramme sollten so erstellt werden, dass sie genau auf die Bedürfnisse des Betroffenen zugeschnitten sind.

Terminologie: Behaviorismus hat eine spezielle 'Sprache', die man erst erlernen muss, um selbstverständlich mit diesem Ansatz umgehen zu können. Häufig benutzte Begriffe sind: Patient (Klient); Therapeut; klassisches Konditionieren; operantes Konditionieren; Reiz-Reaktions-Konditionieren; Dekonditionieren; Auslöschen; positive/negative Verstärkung; Zeitpläne zur Verstärkung; Belohnung/Bestrafung; Pausen; modellieren; formen; Anstöße geben; Training; Verhaltensvertrag; Verhaltensmodifikation; Richtzielplanung; Verhaltens-Grobziele.

Patient/Therapeut-Beziehung: Innerhalb der strengen Form des Behaviorismus wird dem Patienten wenig Mitsprache bei der Zielsetzung eingeräumt, er braucht nicht einmal zur Kooperation fähig zu sein; der Therapeut steuert alle Elemente der Situation. In der gebräuchlicheren modifizierten Form kann es zu einem Verhaltensvertrag zwischen Patient und Therapeut kommen, oder der Patient ist an der Richtzielfindung beteiligt.

Anwendungsbeispiele: Lernschwierigkeiten (geistige Behinderung); Defizite bei Fertigkeiten; Hirnverletzungen; psychische Störungen wie Phobien, Angstzustände; Abhängigkeitsprobleme wie Drogenmissbrauch; Verhaltensprobleme/provozierendes Verhalten; Hospitalismus.

Ansatz: Verhaltensmodifikation. Als weitere Techniken kommen in Frage: programmiertes Lernen, Chaining und Rückwärts-Chaining, Raummanagment-Techniken, soziales Modellieren.

Kriterien für die Evaluation der Ergebnisse: Ein vorher festgelegtes Verhalten konnte durchgehend beobachtet werden (oder eine bestimmtes Verhalten trat nicht mehr auf).

Vorteile: Genaue Ziele werden festgelegt, und das Erreichen der Ziele ist an der Ausführung messbar. Die zugehörigen Techniken sind besonders gut brauchbar bei Menschen mit leichten oder schweren Lernstörungen, mit provozierendem Verhalten oder sonstigen Verhaltensauffälligkeiten und bei Leuten mit Ängsten, die von situativem Konditionieren herrühren. Das Lernen hängt nicht von der Motivation oder Mitarbeit des Patienten ab. Das Lehren kann auf die individuellen Bedürfnisse zugeschnitten werden. Spezielle Fertigkeiten oder Teilfertigkeiten können in kleinen Abschnitten gelernt werden. Verhalten kann verlernt werden.

Nachteile: Die Grundzüge der Verhaltenstheorie werden zwar häufig angewandt, aber effektive Anwendung von Verhaltenstechniken ist zeitraubend, es muss mit großer Präzision und viel Erfahrung von allen Beteiligten geschehen; dazu braucht man normalerweise zusätzliche Fortbildung. Inkorrekt angewandte Verhaltensmodifikation ist bestenfalls wirkungslos und schlimmstenfalls schädlich. Jedes Ziel muss sorgfältig formuliert werden, dabei genau das Verhalten und die Bedingungen festlegend, unter denen es stattfinden soll: wenn dies 'schluderig' gemacht wird, kann die Therapie ineffektiv werden und das Messen des Erfolgs wird von zweifelhafter Gültigkeit (Validität) sein. Das Erlernte wird nicht verinnerlicht und kann wieder verschwinden, sobald die Verstärkung entzogen wird. Der reduktionistische Ansatz ignoriert emotionale und kognitive Erklärungen des Verhaltens. Eine übermäßig strenge Anwendung von positiver/negativer Verstärkung – besonders wenn Elemente von Bestrafung oder Deprivation vorkommen – ist ethisch anfechtbar und sollte vermieden werden.

Literaturempfehlung

Bandura A. Social learning theory. Prentice Hall: 1977a.
Bigge M. Learning theories for teachers, 4th edn. New York: Harper & Row; 1987.
Bruce MA, Borg B. Frames of reference in psychiatric occupational therapy. New Jersey: Slack; 1987.
Gagné RM. The conditions of learning and theory of instruction, 3rd edn. Holt Saunders; 1977.
Jones MC. Behaviour problems in handicapped children. London: Souvenir Press; 1983.
Lovell RB. Adult learning. London: Croom Helm; 1987.
Mosey AC. Psychosocial components of occupational therapy. New York: Raven Press; 1986.
Reed KL. Models of practice in occupational therapy. Baltimore: Williams & Wilkins; 1984.
Yule W, Carr J. Behaviour modification for the mentally handicapped. London: Croom Helm.
Willson M. Occupational therapy in long-term psychiatry, 2nd edn. Edinburgh: Churchill Livingstone; 1987.

8.2 Kognitiv-verhaltensorientierter Bezugsrahmen

Dieser Bezugsrahmen gründet sich auf der Annahme, dass Gedanken, Verhalten und Gefühle zusammenhängen. Wenn eine Person schlecht von sich oder einer Situation denkt, führt das zu negativen Gefühlen. Negative Gefühle führen dazu, dass diese Person noch mehr unter Druck gerät; Druck wirkt sich hemmend auf den Versuch aus, sich aus diesem negativen Zyklus zu befreien. Wenn sich diese Gedanken und Gefühle auf Alltagshandlungen beziehen, wird ein Kreislauf von Dysfunktion aufgebaut, bei dem der Mensch das Gefühl hat, die Situation nicht zu bewältigen; er wird dann auch den Versuch der Bewältigung aufgeben und sich so selbst beweisen, dass seine ursprünglichen negativen Gedanken richtig waren – er wird nicht mit der Situation fertig.

Es gibt Variationen beim Ansatz des kognitiven Verhaltens, aber im Allgemeinen zielt er darauf ab, einer Person dabei zu helfen:
- negative Gefühle zu erkennen
- eine Verbindung zwischen negativen Gefühlen und negativen Gedanken herzustellen

- zu erkennen, wie negatives Denken angemessenes Handeln verhindert
- negativen Gedanken entgegenzusteuern
- negative Gedanken durch positive zu ersetzen
- das eigene Leben in die Hand zu nehmen, indem erreichbare Ziele gesetzt und diese in kleinen Schritten erfolgreich umgesetzt werden
- Problemlösestrategien einzusetzen, um Probleme auf überschaubare Größe zu reduzieren oder Lösungen zu finden
- Strategien der Stressbewältigung einzusetzen oder die Kommunikation mit anderen zu verbessern
- sich selbst für Erfolge zu belohnen.

Unbewusste Gründe des Verhaltens werden bei diesem Ansatz ignoriert, es wird keinerlei Versuch von Psychoanalyse oder Psychotherapie unternommen. Der Ansatz ist fest in der Gegenwart verankert mit Blick auf die Zukunft; die Vergangenheit wird akzeptiert aber nicht untersucht. Dieser Ansatz ist nicht geeignet für Patienten, deren Gedächtnis oder Lernfähigkeit gestört ist oder die Persönlichkeitsstörungen haben.

Der Therapeut muss dem Patienten dazu verhelfen, die Erweiterung seines Handlungsspielraums, seiner Lebensqualität, das Erfahren eigener Steuerung, eigener Entscheidungen und eigener Zielsetzungen bewusst wahrzunehmen und anzuerkennen. Die Rückmeldung über erfolgreiche Beteiligung ist sehr wichtig, um Verhaltensänderungen, die auf verändertem Denken beruhen, positiv zu verstärken (Abb. 8.**2**).

8.2.1 Zusammenfassung des kognitiv-verhaltensorientierten Bezugsrahmens

Metamodell: Organismisch: Gedanken, mentale Prozesse, Gefühle und Verhalten sind eng miteinander verknüpft; Input aus der Umwelt wirkt sich auf die Kognition aus.

Ursprung des Problems: Unfähigkeit sich zu beteiligen; falsche oder unvollständige kognitive Verarbeitung, falsche Interpretation oder Verdrehung von Wahrgenommenem, zwanghafte oder negative gedankliche Verarbeitung, Versagen beim Herausbilden einer autonomen Identität oder eines positiven Selbstbildes, allgemeine Fehlinterpretation der Realität – dies alles führt zur Dysfunktion der sozialen Interaktion, der emotionalen Steuerung, kognitiver Strategien oder der Fähigkeit, Aktivitäten richtig auszuführen.

Abb. 8.**2** Kognitiv-verhaltensorientierter Bezugsrahmen.

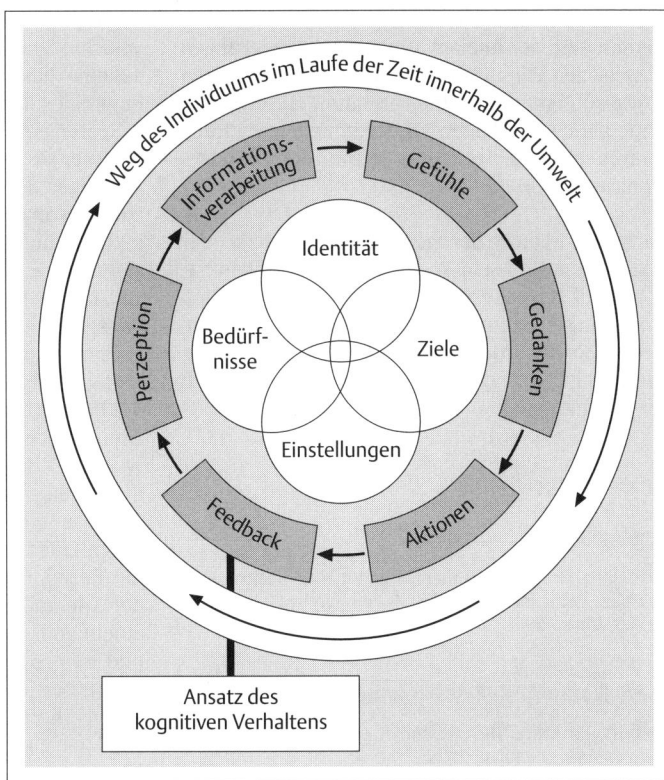

Grundannahmen
- Kognition ist ein komplexer Prozess, der sich durch unterschiedliche Theorien erklären lässt.
- Jeder Mensch hat seine ganz eigenen Erfahrungen und seine eigene Interpretation der Umwelt.
- Gedanken hängen mit Gefühlen zusammen und beeinflussen das Verhalten; Gedanken werden durch Wahrnehmung von vergangenen und zukünftigen Ereignissen beeinflusst.
- Selbstwahrnehmung und die Art, wie ein Mensch seine früheren Handlungen sieht und zukünftige plant, werden ebenfalls durch kognitive Prozesse gesteuert.
- Dysfunktionalen Menschen kann dabei geholfen werden, wieder funktional zu werden, durch Analyse der kognitiven Prozesse, durch Verbesserung von Kenntnissen und Lernstrategien und durch Vermitteln von angemessenen, positiven und effektiven kognitiven Strategien, um falsche, negative oder ineffektive zu ersetzen.

Terminologie: Patient, Klient; Therapeut (und die Begriffe der entsprechenden Techniken).

Patient/Therapeut-Beziehung: Meist fazilitierend.

Anwendungsbeispiele
- Psychische Störungen: z.B. Angst, Depression, Wahnzustände, Phobien.
- Stress-bezogene Störungen: z.B. chronischer Schmerz, Dysfunktion aufgrund von plötzlicher Funktionsbeeinträchtigung oder gravierender Ereignisse wie Trauer, Versetzung in den Ruhestand.

Ansatz: Kognitiv-verhaltensorientiert.

Beispiele für Techniken: 'Hausaufgaben' wie z.B. Tagebuch, kognitive Aufgaben; Entspannungstechniken; Stressmanagement; Angstmanagement; Selbstsicherheits-Training; Problemlöse-Training; Verhaltenseinübung; kognitives Modellieren; Ritual; Rollenspiel.

Kriterien für die Evaluation der Ergebnisse: Die Person berichtet über oder der Therapeut beobachtet Verbesserungen bei kognitiven Fertigkeiten, die zu positiven Veränderungen des Verhaltens oder des Affekts führen.

Vorteile: Kognitive Techniken bieten im Allgemeinen praktische Strategien, bei denen der Patient Elemente seiner Gefühle/Gedanken/seines Verhaltens benennt, die er verändern möchte, und dann werden Aktionen geplant, um diese Veränderungen zu erreichen. Dies führt oft zu schnell feststellbaren positiven Ergebnissen. Interpretation unbewusster Ursachen von Verhalten wird vermieden, dadurch kann es sein, dass der Patient solche Therapie leichter akzeptiert.

Nachteile: Manche der theoretischen Modelle oder Erklärungen sind sehr komplex; die Techniken basieren auf Hypothesen, die sich nicht überprüfen lassen, da sie sich mit subjektiven Dingen befassen. Vieles über Kognitionsprozesse und die Verbindung von Gedanken und Gefühlen beruht immer noch auf Vermutungen.

Literaturempfehlung

Allgemein

Creek J, ed. Occupational therapy and mental health: principles, skills and practice, 2nd. Edinburgh: Churchill Livingstone; 1996.

Speziell zum Ansatz des kognitiven Verhaltens

Beck AT. Cognitive Therapy and the emotional disorders. New York: Meridian; 1976.
Bruce MA, Borg B. Frames of reference in psychiatric occupational therapy. New Jersey: Slack; 1987.
Dryden W, Golden W, eds. Cognitive behavioural approaches to psychotherapy. London: Harper and Row; 1986.
Grant L, Evans A. Principles of behavioural analysis. Harper Collins College Publishers; 1994.
Gross R. Psychology: science of mind and behaviour, 2nd edn. London: Hodder and Stoughton; 1992.

8.3   Analytischer Bezugsrahmen

Der analytische Bezugsrahmen befasst sich mit dem Unbewussten oder Unterbewussten menschlichen Verhaltens, mit den Gefühlen und persönlichen Bedeutungen und Symbolen, die jemand Personen, Ereignissen oder Objekten beimisst. Solch verborgene Dinge können durch eine Reihe von Techniken aufgedeckt werden. Dieser Bezugsrahmen kann in einer Zweierbeziehung zwischen einem Patienten und einem Therapeuten eingesetzt werden, aber auch bei einer lose zusammenhängenden Gruppe.

Die klassische Form der Psychoanalyse ist die, die Freud zu Beginn des 20. Jahrhunderts hervorgebracht hat. Er schuf die Begriffe, die in die Sprache der Analyse eingegangen sind – z.B. unbewusst, vorbewusst, Es, Ich, Überich, Libido – und sagte, dass die Befriedigung von Trieben, besonders der Sexualität, die Basis menschlichen Verhaltens sei. Die Entwicklung des Menschen während der Säug-

lingszeit und der Kindheit besteht aus einer Abfolge verschiedener Stufen. Fixierung oder Regression auf eine dieser frühen Stufen schränkt die Entwicklung einer integrierten Persönlichkeit ein.

Später entstanden andere Schulen der Psychoanalyse, sie erweiterten Freuds ursprüngliche Erklärungen der menschliche Persönlichkeit oder wichen davon ab. Eine wichtige Theorie sieht die 'Objektbeziehungen' – die Wahrnehmung von und Beziehung zu Menschen oder begehrten Objekten, speziell als Säugling – als besonders einflussreich auf spätere Beziehungen und Verhaltensweisen an.

Psychoanalytiker betrachten den Menschen als motiviert durch unbewusste Triebe und Gefühle, die das Verhalten steuern und nicht der willentlichen Kontrolle unterliegen. Einige dieser unbewussten Kräfte sind angeboren, andere entstehen durch die Interpretation früherer Erfahrungen, meist in sehr früher Kindheit. Ein Mensch kann durch einen sehr langen Prozess, während dessen die Beziehung zum Analytiker ein wichtiger Teil der Therapie ist, zu einem besseren (nie aber zu einem vollkommenen) Verständnis seiner Gefühle und seines Verhaltens kommen. Dies kann zu einem befriedigenderen und weniger ängstlichen Leben führen. Der analytische Ansatz hält also in erster Linie eine Rückschau auf die Handlungen eines Menschen, dabei führt das Begreifen der Vergangenheit zu einem Verständnis der Gegenwart und beseitigt Ängste vor der Zukunft.

Seit Freud haben viele Theoretiker ihre eigenen Ideen entwickelt, dabei verfolgten sie den einen oder anderen oben beschriebenen Stil oder strebten eine Synthese an. Die Rolle des Analytikers wechselt zwischen neutral und direktiv und von reflexiv zu aktiv interpretierend oder interaktiv. Es gibt viel zu viele wichtige Autoren, als dass ich sie alle nennen könnte; einige, die in der Zeit zwischen dem ersten und dem zweiten Weltkrieg innovative und einfallsreiche Theorien entwickelt haben, sind:

- Freud (Stufen der Sexualität; Befriedigung von Bedürfnissen)
- Adler (Wille zur Macht)
- Jung (Träume und Symbole; Archetypen und das kollektive Unbewusste)
- Klein (Objektbeziehungen; infantile Erfahrungen)
- Sullivan (Objektbeziehungen; jugendliche Ängste)
- Winnicott (Mutter/Kind-Beziehung)
- Guntrip (Verdrängtes Ich)

Spätere Theoretiker sind noch zahlreicher, der Student sollte entsprechende Lehrbücher nur in Auswahl lesen, um nicht durch ausschweifende und widersprüchliche Konzepte völlig verwirrt zu werden.

Wenn der Therapeut mit diesem Ansatz arbeitet, setzt er charakteristische kreative und projektive Techniken ein wie Malen, Skulpturen, Drama oder Pantomime, dabei arbeitet er mit Einzelnen oder mit Einzelnen in der Gruppe. Die Reaktionen der Person auf ihre kreativen Bemühungen und die anschließende Interpretation helfen, verborgene Symbolik und Gefühle aufzudecken. Diskussion darüber ermöglicht Einsicht in zugrunde liegende psychische Mechanismen wie Unterdrückung, Verweigerung, Schuld, Konflikt oder Projektion. Dies funktioniert am besten mit intelligenten Patienten, die sich klar ausdrücken können und die eine gewisse Einsicht haben.

Mit Dingen, die ans Licht kommen, muss umgegangen werden – sie 'müssen aufgearbeitet werden' – so dass der Patient sie zur Kenntnis nehmen und bewältigen kann. Unterdrücktes ist 'gefährlich' aus der Sicht des Patienten – daraus erklärt sich auch das anfängliche Unterdrücken – es löst unangenehme Gefühle aus wie Schuld, Angst, sexuelle Wünsche oder Ärger; Ergründen all dieser Dinge kann – wenn überhaupt – nur in einer sicheren Umgebung angegangen werden. Es ist Aufgabe des Therapeuten, eine solche Atmosphäre von Vertrauen und Sicherheit zu schaffen.

Patienten können in der Gruppe arbeiten, aber meist tun sie es als Individuen, nicht als Gruppenmitglieder. Analytische Theorien befassen sich mit den Gründen für die Reaktionen einer Person auf ihre eigenen Gefühle oder auf andere Menschen oder Objekte, nicht jedoch mit Reaktionen auf Menschen im Allgemeinen oder auf Gruppen als Ganzes.

Der Grad, inwieweit der Therapeut den Gebrauch von Bildern oder Symbolen durch den Patienten interpretieren darf und der Therapeut die Selbstaufdeckung fördern kann, hängt von der von ihm angewendeten Theorie und den Techniken ab, mit denen er vertraut ist. Manchmal werden die Interpretationen des Patienten benutzt und manchmal die des Therapeuten, aber Interpretationen werden immer nur vorgeschlagen, nie aufgedrängt.

Der Ergotherapeut ist kein Psychoanalytiker oder Psychotherapeut – und sollte auch nicht versuchen, als solcher zu arbeiten. Wegen des hohen Risikos beim Umgang mit dem Unbewussten sollten alle projektiven Techniken erst nach geeigneter Fortbildung und mit Vorsicht angewandt werden, und der Praktiker sollte Zugang zu angemessener Supervision haben. (Der Supervisor sollte entsprechend qualifiziert sein. Er muss sowohl die Behandlung der Patienten durch den Therapeuten überblicken als auch auf die Dynamik der Bedürfnisse des Therapeuten selbst, dessen persönliche Entwicklung und mögliche Dilemmata eingehen können.) Für psychoanalytische Behandlung von Patienten sind qualifizierte Analytiker zuständig.

Der Ansatz wurde zuerst von Fidler in den USA entwickelt; sie interessierte sich für das Potential zum Freisetzen von Reaktionen und Emotionen bei Aktivitäten und dafür, dass sie als Vehikel zur Kommunikation zwischen Therapeut und Patient dienen – daher wird ihr Ansatz auch manchmal 'Kommunikationsansatz' genannt. Die häufigsten Ansätze sind der psychodynamische (analytische) Ansatz (Levy in Willard u. Spackman 1993) und der Ansatz der Objektbeziehungen (Mosey 1986).

8.3.1 Zusammenfassung des analytischen Bezugsrahmens

Metamodell: Reduktionistisch: er beruht auf der Prämisse, dass eine Person nicht fähig zu rationaler Auswahl ist, das Verhalten wird durch unbewusste Triebe und frühere Erfahrungen und Gefühle bestimmt, die analysiert werden können, um als Erklärungen für derzeitiges Gefühl und Verhalten zu dienen.

Ursprung des Problems: ein Defizit oder ein Mangel an Integration der Persönlichkeit aus unbewussten Gründen. Das Problem wird meist mit Begriffen der jeweiligen Theorie beschrieben. Beispiele: ein ungelöster Konflikt; Fixierung in oder Regression auf eine frühe Entwicklungsstufe; Mangel an Einsicht; Störung beim Zur-Kenntnis-Nehmen der Sexualität; fehlerhafte frühe Beziehung zu einem Elternteil.

▰ Grundannahmen

Diese Zusammenfassung beschränkt sich auf grobe Prinzipien, die den Haupt-Schulen der Analyse gemein ist, wie sie im Kontext mit Ergotherapie interpretiert werden. In der analytischen Praxis gibt es wesentliche Unterschiede zwischen Theoretikern, die sich im Gebrauch von Sprache und Techniken widerspiegeln.

– Verhalten wird durch unbewusste, irrationale Prozesse bestimmt, die mit der Befriedigung von Basistrieben zusammenhängen.
– Der frühe Lebensabschnitt, in dem sich ein Mensch durch psycho-sexuelle Stadien oder durch Stadien im Beziehungsaufbau zu Personen und Objekten entwickelt, hat einen andauernden Effekt auf die Persönlichkeit.
– Konflikte, Ängste, Schuldgefühle, Depressionen oder Beziehungsprobleme im späteren Leben sind Symptome für nicht bewältigte unbewusste Konflikte, die aus unterdrückten Erinnerungen aus der Säuglingszeit und aus der Kindheit stammen.

– Unterbewusstes kann in Form von Träumen oder Symbolen, die sich möglicherweise auf die Wahrnehmung der Wirklichkeit auswirken, zum Vorschein kommen.
– Es ist möglich, durch einen lang andauernden Analyseprozess die Ursachen der Symptome aufzudecken, das Unbewusste zum Vorschein zu bringen, Einsicht zu gewinnen und so Konflikte, Ängste und unbefriedigende Beziehungen zu beheben.

Terminologie: Patient/Klient; Analysierte/r; Therapeut; Analytiker; Therapie; Analyse (und die Sprache des jeweiligen Analytikers, z. B. Freud: Ich, Überich, Libido, Übertragung, Gegenübertragung, Projektion, Repression, unbewusst, vorbewusst).

Patient/Therapeut-Beziehung: Es wird erwartet, dass eine komplexe Beziehung während eines ausgedehnten analytischen Prozesses besteht, in der es zu Mechanismen wie Projektion, Übertragung und Gegenübertragung kommt. Solche Beziehungen können sich entwickeln, obwohl der Ergotherapeut nicht als Analytiker arbeitet, und der Therapeut muss sich seiner eigenen Abwehr- und Übertragungsmechanismen bewusst sein. Der Patient kann vom Therapeuten abhängig werden.

Beispiele für zu behandelnde Zustandsbilder: Angstzustände; affektive Störungen; sexuelle Dysfunktion; Nicht-Entwicklung eines positiven Selbstbildes, Gefühle von Schuld und Unwert; mangelhafte Entwicklung befriedigender Beziehungen; Phobien.

Beispiele für Ansätze: Analytisch (psycho-dynamisch; Freudianer/Neo-Freudianer); Objekt-Beziehungen.

Beispiele für ergotherapeutische Techniken: Psychodrama; Musiktherapie; geleitete Phantasie; projektive Gestaltung; kreatives Schreiben, Pantomime; kreative Aktivitäten.

Kriterien zur Evaluation der Ergebnisse: Besserung des aktiven Zustands der psycho-sozialen Funktion oder von psycho-pathologischen Symptomen wurde beobachtet, oder Klienten berichteten über subjektive Besserung.

Vorteile: Fokussiert Gefühle und Beziehungen; bringt Unbewusstes hervor und macht es zugänglich. Geht von einer irrationalen Basis des Verhaltens aus.

Nachteile: Es kann wegen des sehr subjektiven Prozesses schwierig sein, Ziele zu formulieren oder das Problem zu definieren. Der Prozess ist meist langsam; es kann nach der Intervention Monate, ja sogar Jahre dauern, bis Ergebnisse sichtbar werden. Der Patient kann vom Therapeuten abhängig werden. Traditionelles freudsches Denken fördert nach derzeitigen westlichen Standards ein unterwürfiges weibliches Stereotyp (Neo-Freudianer haben ihre Sicht entsprechend modifiziert). Psychoanalyse ist durch objektive Studien nicht als effektiv erkannt worden (aber die Anhänger verteidigen ihr Ergebnis, indem sie behaupten, dass objektive Forschungsmethoden ungeeignet und nicht praktizierbar seien). Der Ergotherapeut braucht Können, um dynamische Techniken anzuwenden: Überinterpretation oder Fehlinterpretation durch den Therapeuten kann in die Irre führen oder schaden. Unbewusstes freizusetzen, ohne entsprechend damit umzugehen, kann zu starken emotionalen Reaktionen und Verhaltensweisen führen. Die Techniken können anstrengend für den Therapeuten sein, wenn er dabei Persönliches und Gefühle aufdeckt.

Literaturempfehlung

Balint M. The basic fault. Bristol: Arrowsmith; 1984.
Bruce MA, Borg B. Frames of reference in psychiatric occupational therapy. New Jersey: Slack; 1987.
Finlay L. Occupational therapy practice in psychiatry. London: Croom Helm; 1988.
Foulkes SH, Anthony EJ. Group psychotherapy: the analytical approach. Penguin; 1965
Mosey AC. Configuration of a Profession. New York: Raven Press; 1986.
Mosey AC. Psychosocial components of occupational therapy. New York: Raven Press; 1986.
Reed KL. Models of practice in occupational therapy. Baltimore: Williams & Wilkins; 1984.
Willson M. Occupational therapy in short-term psychiatry, 2nd edn. Edinburgh: Churchill Livingstone; 1984.

▬▬   Zur Beachtung:

Der analytische Bezugsrahmen und der Gruppenarbeits-Bezugsrahmen beruhen auf einer ähnlichen Grundlage, sie sind beide in Abbildung 8.3 dargestellt, um ihre Beziehung zueinander aufzuzeigen.

8.4.   Gruppenarbeits-Bezugsrahmen

Der Bezugsrahmen der Gruppenarbeit beruht auf Theorien, die sich mit der Dynamik von Gruppeninteraktionen und -prozessen und deren Auswirkungen auf das Verhalten und Reaktionen von Gruppenmitgliedern befassen. Innerhalb dieses Bezugsrahmens ist die Gruppe die wichtige Größe, und alle individuellen Erfahrungen werden mit Hilfe des Mediums Gruppe untersucht. Man kann mit Gruppen auf einer analytischen Basis arbeiten, aber auch andere Ansätze – wie den kognitiven oder humanistischen – im Gruppensetting nutzen. In der Ergotherapie können bestimmte Aktivitäten als Mittel zur Förderung des Gruppenprozesses eingesetzt werden.

In der Psychiatrie gibt es zwei Aspekte dieses Bezugsrahmens, die sich überschneiden können, aber nicht müssen: erstens den Blickwinkel auf die individuellen interpersonalen Kommunikationsfertigkeiten (interaktiver Ansatz/Gruppenansatz mit Aktivitäten); und zweitens den Blickwinkel auf die Fähigkeit eines Einzelnen, als Gruppenmitglied zu funktionieren, und auf die Kraft der Gruppe, als therapeutische Größe zu fungieren (psychotherapeutischer Gruppenansatz).

8.4.1 Interaktiver Ansatz/ Aktivitätsgruppen-Ansatz

Diese Art von Gruppe wird so strukturiert, dass Entwicklung und Einsatz von interpersonalen und sozialen Fertigkeiten gefördert wird. Der Therapeut erhebt zunächst die Defizite in verbaler und nonverbaler Kommunikation, persönlichem Erscheinungsbild und kultureller Angemessenheit und entwirft dann Situationen und Übungen, die folgende Fähigkeiten fördern: angemessene und effektive Interaktionen mit anderen Personen zu initiieren und aufrecht zu erhalten, eigene Bedürfnisse zu erkennen und zu äußern sowie die Bedürfnisse anderer zur Kenntnis zu nehmen.

Hierbei werden kognitive und experimentierende Methoden angewandt, nicht verhaltensorientierte, allerdings kann der Ansatz auch das Training von Fertigkeiten enthalten, besonders soziale, interaktive, kommunikative und Selbstbehauptungsfertigkeiten. Dabei kann mit einer Zweierbeziehung begonnen werden, wenn Patienten noch nicht gruppenfähig sind, aber meist werden solche Techniken doch in Gruppen eingesetzt, wo die Mitglieder interagieren und experimentieren können.

Mosey (1986) beschreibt den Einsatz von Aktivitätsgruppen genauer und nennt dabei folgende Arten: evaluative, aufgabenorientierte, entwicklungsbezogene und thematische Gruppen. Außerdem nennt sie Formen von entwicklungsbezogenen Gruppen, bei denen der Patient in jeder Stufe eine höhere Ebene von Kommunikation und Kooperation erreicht: Parallelgruppe, Projektgruppe, egozentrisch-kooperative Gruppe, kooperative Gruppe, reife Gruppe.

Die Auswahl der Aktivität und die Gestaltung der Umwelt, in der die jeweilige Gruppensitzung stattfindet, sind wesentlich für den richtigen Grad an Interaktion.

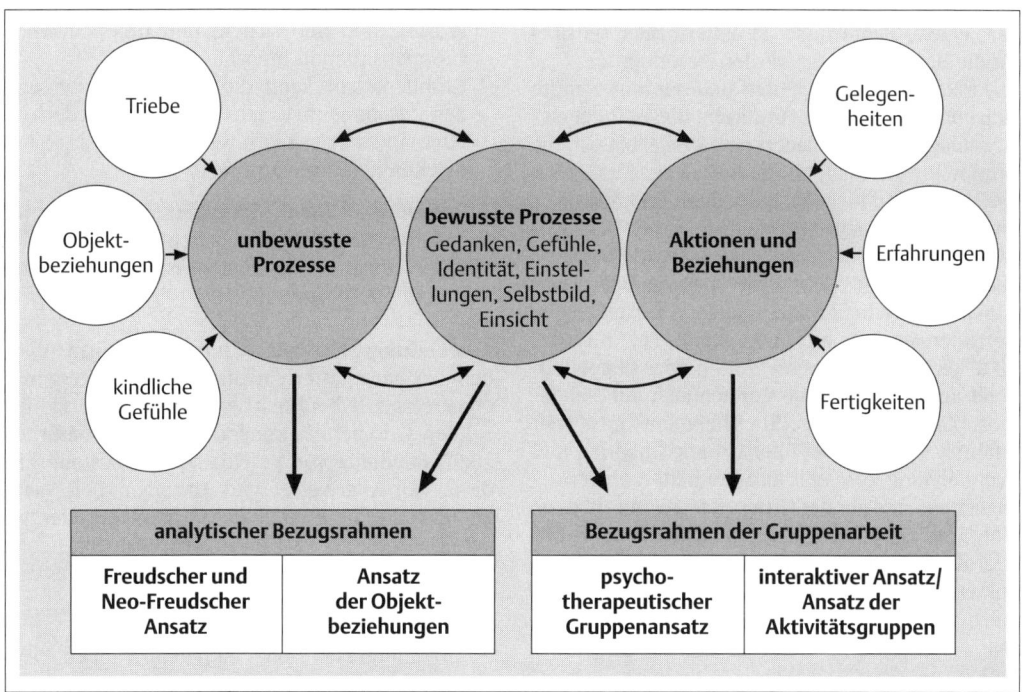

Abb. 8.**3** Der analytische und der Gruppenarbeits-Bezugsrahmen.

8.4.2 Psychotherapeutischer Gruppenansatz

Gruppentherapie basiert auf Theorien der Gruppendynamik und kann Techniken, die aus der psychotherapeutischen Praxis stammen, übernehmen oder adaptieren. Es gibt ein weites Spektrum von Gruppenarten, von relativ unstrukturierten, offenen bis zu geschlossenen psychotherapeutischen Gruppen, die über längere Zeit mit festen Teilnehmern durchgeführt werden, zu der aufgabenbezogene Aktivitäten gehören können, aber nicht müssen.

Typisch ist für solche Form der Gruppenarbeit, dass das Produkt der Gruppenaktivität dem Gruppenprozess untergeordnet ist. An dem Produkt kann sich die Gruppe ausrichten, und es kann zum Erfolgserlebnis führen. Der Prozess wiederum bietet den Gruppenmitgliedern Einsichten und Lernerfahrungen und ermöglicht dem Therapeuten Erkenntnisse sowohl über den Einzelnen als auch über die Gruppendynamik.

Es kann sein, dass die Dynamik der Interaktionen oder die Ergebnisse der Beteiligung an Aktivitäten bis zu einem gewissen Grade interpretiert und analysiert werden. Aber meist besteht der Hauptzweck der Gruppe darin, dem Patienten Gelegenheit zur Partizipation zu bieten, damit er seine Probleme erkennen, seine Reaktionen erproben und anhand der Interaktion und der gemeinsam erlebten Prozesse erforschen kann oder damit er seine Fähigkeit, eigene Bedürfnisse zu äußern oder sensibel für die der anderen zu werden, erweitert.

Die Rolle des Therapeuten und der angewandte Führungsstil ist für die Förderung dieses Prozesses ausschlaggebend. Es dauert eine Weile, bis sich die Gruppe formiert hat, bis die Mitglieder tatsächlich als Gruppe und nicht als Individuen funktionieren, und es dauert sogar noch länger, bis ein Punkt erreicht wird, an dem tatsächlich etwas 'passiert'. Therapeutische Gruppen sind naturgemäß etwas künstlich Geschaffenes, es kann schwierig sein, sie zu lenken – sie bieten ein weites Feld für Konflikte, es kann zur Desintegration oder Cliquenbildung kommen, oder sie können sich auf Nebenschauplätzen betätigen. Ein Therapeut muss sehr erfahren sein und viel über Gruppentheorien und Gruppenleitung wissen, um Konflikte konstruktiv anzugehen und aus der Gruppe viel herauszuholen. Eine 'gute' Gruppe bietet guten Zusammenhalt, unterstützt sich gegenseitig, ist zielorientiert und produktiv. Wenn eine Gruppe wirklich gut funktioniert, kann das sehr spannend und motivierend sein.

8.4.3 Zusammenfassung des Gruppenarbeits-Bezugsrahmens

Metamodell: dieser Bezugsrahmen ist meist undogmatisch. Sofern er sich mit der Wahrnehmung eines Menschen, dessen Reaktionen auf und Kommunikation mit anderen befasst, ist er ganzheitlich, aber er lässt sich auch analysieren. Oft liegt eine pragmatische – wenn auch philosophisch nicht ganz korrekte – Synthese von Ideen und Techniken vor, die beide Metamodelle als valide ansieht.

Ursprung des Problems: Durch vorausgegangene schlechte Erfahrungen, Mangel an Gelegenheit, mangelnde Fertigkeiten, psychische Störungen oder fehlerhafte Wahrnehmung der Wirklichkeit kann die Person eigene Bedürfnisse und Wünsche nach Beziehungen und Kommunikation mit anderen oder auch die Wünsche und Bedürfnisse anderer nicht erkennen.

Grundannahmen:
– Die Fertigkeit mit anderen zu interagieren, kann nur durch eigene Erfahrung erworben werden.
– Interaktion mit anderen in strukturierten therapeutischen Gruppen stellt ein Mittel dar, persönlich zu wachsen, Einsichten zu erlangen und Interaktionsfertigkeiten zu entwickeln.
– Der Gruppenprozess ist in sich selbst schon ein dynamisches und wirkungsvolles Mittel.
– Persönliches Wachstum ist ein schmerzhafter Prozess, der eine sichere und unterstützende Gruppensituation braucht.
– Gruppenarbeit kann die Kommunikation und den Zusammenhalt der Gruppenmitglieder untereinander erleichtern, sie dient als Mittel, um mit Konflikten umzugehen.

Terminologie: Klient; Therapeut; Ko-Therapeut; Gruppenleiter; Fazilitator; geschlossene Gruppe; offene Gruppe; Gruppenprozess; Gruppendynamik; Aktivitätsgruppe.

Anwendungsbeispiele: Gruppentechniken werden bei ganz unterschiedlichen Personenkreisen eingesetzt, z. B. bei Mitarbeitergruppen, unterstützenden Gruppen, Betreuergruppen und natürlich zur Behandlung von psychiatrischen Zustandsbildern. Normalerweise wird Gruppenarbeit nicht bei Personen angewandt, die stark gestört oder hyperaktiv sind, die Persönlichkeitsstörungen haben oder ein sehr provozierendes oder destruktives Verhalten zeigen.

Ansätze: Interaktive oder Aktivitätsgruppen; psychotherapeutische Gruppen.

Beispiele für Techniken:
Interaktiver Ansatz:
- soziale Aktivitäten
- soziale Spiele, Quiz o. Ä.
- Gruppenprojekte
- kreative Aktivitäten
- Rollenspiel
- Sozial-/Kommunikationstraining

Psychotherapeutischer Ansatz:
- 'Rollenspiel'
- 'Spielen'
- projektive Techniken
- Psychodrama
- Selbstbehauptungstraining
- Umgang mit Angst
- Stressmanagement
- Kommunikationstraining
- Sozialtraining

Kriterien zur Evaluation der Ergebnisse: Die Person zeigt bessere Selbst- und Fremdwahrnehmung sowie bessere Fähigkeiten, eigene Bedürfnisse zu benennen und denen anderer nachzukommen.

Vorteile: Gruppenarbeit kann zu guten Ergebnissen führen, wenn die Gruppe gut geleitet und angeleitet wird. Mit Menschen in einer Gruppe zu arbeiten, stellt eine effektive Nutzung der Ressourcen dar. Der Gruppenprozess ermöglicht Erfahrung und betrifft den Klienten unmittelbar; es kann lange dauern, bis sich Ergebnisse einstellen, dafür sind sie dann andauernd.

Nachteile: Eine Gruppe muss sich häufig treffen, um effektiv zu sein. Eine psychotherapeutische Gruppe kann sich über Monate hinziehen, und dennoch können Ergebnisse erst lange nach Beendigung der Gruppe sichtbar werden. Gruppenleitung erfordert hohe Fähigkeiten – welche Art von Führungsstil oder Förderung auch immer angewandt wird. Sie ist sehr anstrengend für den Therapeuten, der auf jeden Fall Zugang zu Supervision haben muss. Obwohl Psychoanalyse nicht der eigentliche Sinn eines Gruppenprozesses ist, können doch unerwartete und stark explosive Reaktionen auftreten, wenn plötzlich wichtige Dinge ans Tageslicht kommen, und damit muss richtig umgegangen werden. Psychotherapeutische Gruppen, in denen keine 'Betätigungs'-Elemente vorkommen, bedürfen keiner spezifisch ergotherapeutischen Kernfähigkeiten. Die Gruppe läuft Gefahr, zu einem Vehikel für 'Plaudertherapie' zu werden, die kaum zu Ergebnissen führt.

Literaturempfehlung

Creek J, ed. Occupational therapy and mental health: principles, skills and practice, 2nd. Edinburgh: Churchill Livingstone; 1996.
Gerard BA, Boniface WJ, Howe BH. Interpersonal skills for health professionals. Virginia: Reston; 1980.
Heap K. Process and action in working with groups. Oxford: Pergamon Press; 1979.
Hopkins H, Smith H, eds. Willard and Spackman's occupational therapy, 8th edn. Philadelphia: Lippincott; 1993.
Howe MC, Schwartzberg SL. A functional approach to group work in occupational therapy. Philadelphia: Lippincott; 1986.
Kielhofner G. Conceptual foundations of occupational therapy. Philadelphia: FA Davis; 1992.
Mosey AC. Psychosocial components of occupational therapy. New York: Raven Press; 1986.
Reed KL. Models of practice in occupational therapy. Baltimore: Williams & Wilkins; 1984.
Remocker AJ, Stroch ET. Action speaks louder. Edinburgh: Churchill Livingstone; 1982.
Robertson E. The role of the occupational therapist in a psychotherapeutic setting. British Journal of Occupational Therapy 47(4); 1984.
Whittaker DS. Using groups to help people. London: Routledge & Kegan; 1985.
Willson M. Occupational therapy in short-term psychiatry, 2nd edn. Edinburgh: Churchill Livingstone; 1984.
Yallom ID. Theory and practice of group psychotherapy. New York: Basic Books; 1975.
Yallom ID. In-patient group psychotherapy. New York: Basic Books; 1983.

8.5 Humanistischer Bezugsrahmen

Die Grundzüge des Humanismus und seine Relevanz für die Ergotherapie sind bereits in Kapitel 6 beschrieben worden. Aus dem Humanismus sind zwei Ansätze hervorgegangen:
- klienten-zentrierter Ansatz
- studenten-zentrierter Ansatz

Beide beruhen auf ähnlichen Ideen, Ersterer wird jedoch im therapeutischen Setting angewandt, Letzterer in der Ausbildung.

8.5.1 Klienten-zentrierter Ansatz

Bei diesem Ansatz wird der Klient ermutigt, seine Therapie so weit wie irgend möglich selbst zu bestimmen, eigene Verantwortung zu übernehmen und Entscheidungen zu treffen. Behandlungsziele und Aktivitäten werden vom Klienten ausgewählt und müssen für ihn von Bedeutung sein. Ein Gefühl für den Selbstwert zu entwickeln und die eigene Steuerung werden als wichtig angesehen.

Der Therapeut handelt als Fazilitator, indem er Gelegenheiten schafft, Gedanken und Gefühle in einer geschützten Umgebung zu erforschen, und dort unterstützt, wo es der Klient als notwendig erachtet.

Die Validierung von persönlicher Wahrnehmung und Erfahrung ist zwar wichtig, aber der Therapeut kann dem Klienten dazu verhelfen, Aspekte seines Lebens, mit denen er unzufrieden ist, in Frage zu stellen oder zu überdenken. Manchmal wird ein gegenseitiger Vertrag geschlossen, der die Grenzen für die Intervention vorgibt. Wenn ein Klient unfähig ist, sich zu äußern oder eine eigene Auswahl zu treffen, so tritt der Therapeut oder eine andere Person als Advokat auf, der die Wünsche des Klienten, so weit sie sich erkennen lassen, vorbringt. Dabei versucht er, die Sicht des Klienten so wiederzugeben, wie der Klient es selbst tun würde.

Der klienten-zentrierte Ansatz selbst bezieht sich nicht auf Betätigungen. Um ihn aber unter ergotherapeutischem Aspekt zu nutzen, ist daraus ein Ergotherapie-Modell entwickelt worden (das kanadische klienten-zentrierte Modell), das in Kapital 10 beschrieben wird.

8.5.2 Studenten-zentrierter Ansatz

Von einem Lernenden wird erwartet, dass er selbständig aktiv wird, indem er selbst seine Ziele setzt und Mittel und Wege findet, sie zu erreichen. Der Ergotherapeut – hier in der Rolle des Lehrenden – wirkt wiederum als Fazilitator, indem er Ressourcen bereit stellt, die Lernergebnisse diskutiert, dem Studenten hilft Lernziele zu formulieren, Konzepte zu erforschen und Ideen zu überprüfen (Abb. 8.**4**).

8.5.3 Zusammenfassung des humanistischen Bezugsrahmens

Metamodell: deutlich ganzheitlich.

Ursache des Problems: Das Individuum ist funktionsunfähig bzw. nicht voll funktionsfähig durch Schädigung, Entwicklungsstörungen, Mangel an Gelegenheit Fertigkeiten zu erwerben, Mangel an Informationen, um die richtige Auswahl treffen zu können, durch umweltbedingten Stress, Nicht-Erreichen von Leistung, ungenügende Selbstverwirklichung, Mangel an positiver Beachtung durch andere, schwaches Selbstbewusstsein oder eine beliebige Kombination dieser Faktoren.

Grundannahmen:
- Die persönliche Erfahrung und das Bewusstsein eines Menschen ist von übergeordneter Bedeutung; da niemand Erfahrungen für jemand anders machen kann, sollte nicht versucht werden, die Auswahl oder Interpretation der Wirklichkeit anderer zu beeinflussen.
- Der Mensch muss als Ganzes in seiner sozialen und physischen Umwelt angesehen werden.

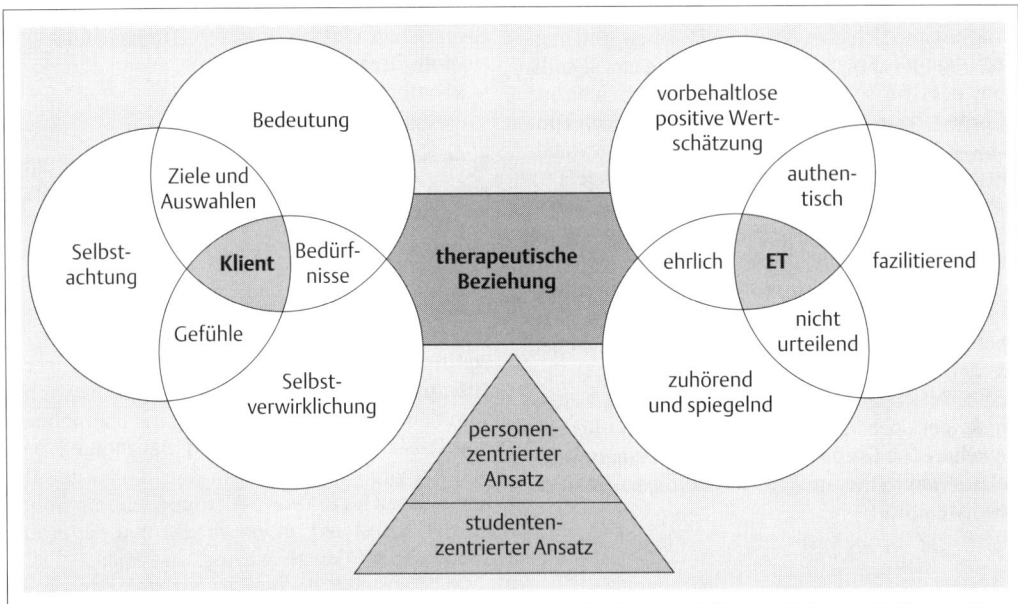

Abb. 8.**4** Der humanistische Bezugsrahmen.

– Der Mensch hat das Recht auf persönliche Entscheidung (und natürlich auf alle anderen Menschenrechte).
– Das Ziel des Menschen ist die Autonomie, Authentizität und Selbstverwirklichung (als freier, selbstbestimmter, ehrlicher Mensch zu funktionieren, für den das Leben Selbstzufriedenheit bietet und das für ihn selbst Sinn hat).
– Der Mensch ist fähig, Ereignisse in seinem Leben zu steuern, er sollte seine eigene (Aus-)Bildung oder Therapie so weit wie möglich in die Hand nehmen.
– Der Mensch ist von sich aus zu positiver Entwicklung fähig.

Terminologie: Klient; Fazilitator; Berater; personen-zentrierte Therapie; Beratung; selbst gesteuertes Lernen, Authentizität; Selbstverwirklichung.

Klient/Therapeut-Beziehung: Zentral bei diesem Ansatz ist das Zurückweisen jeglicher Machtausübung einer Person über eine andere. Die Therapie muss klienten-zentriert sein, und der Therapeut muss sicher stellen, dass die Steuerung durch den Klienten ausgeübt wird, selbst wenn dadurch der Entscheidungsprozess stark verlangsamt wird. Der Therapeut handelt als Fazilitator, indem er Gelegenheiten schafft und Informationen bereit hält, die den Klienten dazu befähigen zu entscheiden, was er eigentlich will, und anschließend Ressourcen oder Intervention zu arrangieren, um dies zu erreichen.

Anwendungsbeispiele: kann bei allen Personen angewandt werden.

Ansätze: Personen-zentriert; studenten-zentriert.

Beispiele von ergotherapie-verwandten Techniken: Beraten; Gruppenarbeit und Rollenspiel; klienten-zentrierte Rehabilitation oder Ausbildung; Selbstbehauptungstraining; kreative Therapie; Phantasiereise; Psychodrama; Entspannung; Yoga; Meditation.
   Es kann sein, dass es der Therapeut ist, der Techniken auswählt, die dem Klienten Gelegenheit zur Auswahl oder zu eigenem Ausdruck bieten, wenn der Klient vorübergehend oder durch die Art der Störung nicht fähig ist, es selbst zu tun. Normalerweise sollte die Technikauswahl jedoch zwischen Klient und Therapeut vereinbart oder vom Klienten bestimmt werden.

Kriterien zur Evaluation der Ergebnisse: Der Klient erklärt das Ziel, das er sich selbst gesetzt oder mit dem Therapeuten ausgehandelt hat, als erreicht, oder er erklärt, dass er keine Intervention vom Therapeuten mehr braucht.

Vorzüge: Als generelle Haltung in der Betreuung ist es breit anwendbar. Es ist ein dynamischer, ganzheitlicher, flexibler Ansatz bei psychischer, körperlicher und entwicklungsbedingter Dysfunktion und bei sich verschlechternden und tödlichen Erkrankungen. Als Methode der Beratung und des Lehrens ist der Prozess klienten-bestimmt, daher wird er als besonders relevant empfunden, die Motivation ist positiv, und die Ergebnisse sind meist andauernd.

Nachteile: Es kann lange dauern, Ziele können diffus sein, es kann, wenn es allzu wörtlich genommen wird, so non-direktiv werden, dass gar nichts passiert, und der Prozess kann zum 'Alles reden – nichts tun' werden. Dieser Ansatz ist dann eventuell schlecht vereinbar mit dem zentralen Anliegen der Ergotherapie, nämlich 'Betätigung und Aktivitäten', in diesem Fall sollte der Klient besser an einen Berater überwiesen werden. Das Konzept, dass Personen fähig sind, alle Entscheidungen in ihrem Leben zu steuern, könnte übertrieben und unrealistisch sein. Interventionen können schwer zu überprüfen sein, so dass kaum ein systematischer Erfolgsnachweis möglich ist.

Literaturempfehlungen

Abraham B. The dilemmas of helping someone towards independence: an experiential account. British Journal of Occupational Therapy. 1988.
Eagan G. The skilled helper. California: Brooks Cole; 1986.
Finlay L. Occupational therapy practice in psychiatry. London: Croom Helm; 1988.
Kirshenbaum H, Henderson VL, eds. Carl Rogers dialogues. London: Constable; 1990.
Maslow AH. Towards a psychology of being. New York: Van Nostrad; 1968.
Maslow AH. Motivation and personality. New York: Harper & Row; 1970.
Rogers C. Client centred therapy: its current practice, implications and theory. Boston: Houghton Miffin; 1984.
Willson M. Occupational therapy in short-term psychiatry, 2nd edn. Edinburgh: Churchill Livingstone; 1984.
Willson M. Occupational therapy in long-term psychiatry, 2nd edn. Edinburgh: Churchill Livingstone; 1987.

9 Änderungsprozesse

9.1 Entwicklung, Lernen, Rehabilitation und Adaption

Vom Augenblick der Geburt an ist jeder Mensch einem Wandlungsprozess unterworfen. Änderungen sind Bestandteil des Wachstums, der Reife und des Alterns, sie treten auf als Reaktionen auf die Anforderungen der physischen und sozialen Umwelt im Leben. Ohne Änderungen wäre das Leben nicht möglich, das schlichte Überleben beruht darauf. Die Möglichkeit des Menschen, in allen Stadien ein erfülltes und abwechslungsreiches Leben zu führen, Rollen und Betätigungen zu übernehmen oder abzulehnen, Neigungen nachzugehen und Herausforderungen zu bestehen, hängt wesentlich von seiner Wandlungsfähigkeit ab.

Änderungen können allmählich erfolgen, kaum wahrnehmbar, oft aber werden sie als schwierig, anstrengend, angsterregend oder unangenehm empfunden, vor allem wenn sie durch Umstände herbeigeführt werden, auf die man selbst keinen Einfluss zu nehmen vermag, sei es durch körperliche Reifungsprozesse oder Altern, sei es durch besondere Lebenssituationen wie Krankheit, Todesfälle, Arbeitslosigkeit oder Scheidung. Selbst erfreuliche Ereignisse wie Einzug in eine eigene Woh-

nung, Eheschließung, Geburten oder Beförderungen machen persönliche Veränderungen notwendig.

Die Fähigkeit eines Menschen, mit stressbelasteten neuen Situationen fertig zu werden, kann davon abhängen, wie weit er selbst mit Veränderungen auf diese für ihn ungünstigen Umstände reagieren kann. Jemand, der in ein starres Denk- und Verhaltenssystem eingebunden ist, kann oft nur auf Dinge reagieren, wie sie früher waren und nicht, wie sie jetzt sind. Ein solcher Mensch schafft es nicht, Verlust, Kummer, körperliche Einschränkungen oder persönliche Enttäuschungen zu überwinden. Er ist eingeengt durch selbstgeschaffene Grenzen, durch langlebige Routinehandlungen und Gewohnheiten, die sich gegen Anpassung sperren.

Jeder Therapeut macht bald die Erfahrung, dass eine Person, die aufgeschlossen, anpassungsbereit und flexibel ist, weit bessere Chancen hat, ein lohnendes und erfülltes Leben zu führen, auch unter großen Belastungen und Behinderungen, als eine nicht anpassungsbereite Person mit deutlich kleineren Problemen.

Die Ergotherapie selbst ist ein Prozess des 'Wandels durch Tätigkeit'. Die Prinzipien der Ergotherapie wurden entwickelt auf dem theoretischen und wissenschaftlichen Hintergrund mehrerer grundlegender Prozesse des Wandels, der menschlichen Entwicklung, des Lernens und der Adaptation. Rehabilitation entstand als Synthese von physischen und psychosozialen Therapien mit dem Ziel, nach Krankheiten oder Unfällen positive Veränderungen herbeizuführen, Fähigkeiten wieder herzustellen sowie bei bleibenden Schädigungen Anpassung und Kompensation zu erreichen.

Wie wir in Kapitel 4 gesehen haben, sind diese Prozesse nicht leicht zu klassifizieren, denn sie wirken auf unterschiedlichen Ebenen; jeder Einzelne für sich ist schon umfangreich und komplex genug, um als eigenes Paradigma bezeichnet zu werden. Zudem sind sie eng miteinander verwoben.

Untersuchungen zu Lern- und Entwicklungsproblemen haben zu vielen Theorien und Modellen geführt, jeweils mit den zugehörigen Ansätzen, und haben ihrerseits Theorie und Praxis der Rehabilitation beeinflusst. In der Interpretation der jeweiligen Erziehungs- und Heilberufe sind daraus weitere Bezugsrahmen und Ansätze entstanden. Adaptation enthält Elemente der anderen drei hier behandelten Begriffe und ist darüber hinaus stark von der Systemtheorie und der Praxis der Ergotherapie beeinflusst.

Entwicklung, Lernen und Adaptation hängen eng miteinander zusammen, aber es ist sinnvoll, sie begrifflich zu trennen.

Entwicklung bezieht sich auf die vorgegebene Abfolge des Reifungsprozesses und auf die aktive Nutzung des in einem Individuum angelegten Lernpotentials.

Lernen betrifft die physiologischen, kognitiven und affektiven Veränderungen, die im Prozess des Erkennens, Verstehens und Einübens entstehen. Dazu gehören auch Lehr- und Lerntechniken sowie der Einfluss der Umwelt.

Adaptation ist die 'individuelle Anpassung oder Änderung einer Person zur Verbesserung ihrer Überlebenschancen und ihrer Leistungsfähigkeit' (Reed u. Sanderson 1992). Hierzu gehört die Fähigkeit des Menschen, die Umwelt richtig zu interpretieren und darauf dann angemessen zu reagieren, außerdem die Fähigkeit, diejenigen Reaktionen beizubehalten, die sich als nützlich erwiesen haben und die anderen aufzugeben.

Jeder dieser Prozesse hat dazu beigetragen, die Theorie und Praxis der Ergotherapie zu beeinflussen und zu gestalten, und ist somit als theoretische Grundlage in die ergotherapeutischen Bezugssysteme und Praxismodelle eingeflossen.

9.1.1 Zusammenfassung: Änderungsprozesse

- **Entwicklung**: bewirkt Wandel durch Reife und durch aktiven Gebrauch von Anlagen zum Aufbau komplexer Fähigkeiten.
- **Lernen**: bewirkt Wandel durch Erwerb von Wissen, Fertigkeiten und Einstellungen für das tägliche Leben.
- **Rehabilitation**: bewirkt Wandel im Hinblick auf die Wiedergewinnung von Fähigkeiten und Selbständigkeit nach Krankheit oder Unfall.
- **Adaptation**: bewirkt Wandel durch Befähigung einer Person, auf die Anforderungen des täglichen Lebens angemessen zu reagieren und das eigene Wohlbefinden zu verbessern und zu stabilisieren.

Für den Therapeuten kommt es darauf an, jeweils herauszufinden, welcher dieser Prozesse für seinen Patienten am passendsten ist. Zum Beispiel ist Rehabilitation – Wiedergewinnung – unmöglich bei einer Fähigkeit, die schon vorher nicht vorhanden war; hier kommt nur Einübung (Lernen) in Frage. Ebenso wenig kann man eine Fertigkeit einüben, wenn das dafür notwendige Entwicklungspotential nicht vorhanden ist oder der angemessene Entwicklungsstand noch nicht erreicht ist. Eine Person, die nicht lernen kann (zuhören, verstehen, Information aufnehmen, verarbeiten und auf ihre Situation beziehen) kann sich auch nicht anpassen. Für den Studenten ist es daher wichtig, sich die Anwendungsbereiche dieser Prozesse und ihre Beziehungen zur Ergotherapie klar zu machen.

Vor allem die Adaptation gilt als ein zentraler Begriff im ergotherapeutischen Denken.

»Adaptation ist ein funktionaler Änderungsprozess, der für das Überleben und die Lebenszufriedenheit förderlich ist. Durch biologische, psychologische und ökologische Faktoren kann die Adaptation in jeder Phase des Lebenszyklus gestört werden, dadurch können Dysfunktionen entstehen. Andererseits können zielgerichtete Aktivitäten den Adaptationsprozess unterstützen. Die Ergotherapie geht davon aus, dass sinnvolle Aktivitäten (Tätigkeiten) mit ihren zwischenmenschlichen und Umwelt-Komponenten dazu dienen können, Dysfunktionen zu verhindern oder zu mindern und ein Maximum an Anpassung zu erreichen. (AJOT 1995 49 (10) 1026: statement of the philosophical base of occupational therapy – Formulierung der philosophischen Grundlagen der Ergotherapie).«

Ergotherapie befasst sich mit dem Menschen als kompetentem Handelnden in unterschiedlichen Rollen und Tätigkeiten, die seinem Alter, seiner Umwelt und Kultur entsprechen; all diese Prozesse tragen auf ihre Weise zum Erreichen und Bewahren dieser Kompetenz bei.

9.2   Entwicklungsprozess

Entwicklung wird gewöhnlich als hierarchischer Prozess beschrieben, bei dem jeweils ein Stufe abgeschlossen werden muss, bevor die nächste beginnt. So folgen etwa die ersten 18 Jahre im Leben des Menschen bis zur Reife einem genetischen Programm. Jeder Mensch kommt mit einem begrenzten vorbestimmten Potential zur Welt (Abb. 9.**1**). Ist dabei das Potential für Performanz nicht vorhanden, kann auch durch Erziehung daran nichts geändert werden; ist aber ein solches Potential angelegt – wie groß oder klein es auch sein mag – so hängt die Frage, wie weit es in kompetentes Handeln umgesetzt wird, sehr wohl von den Einflüssen der Umwelt ab und den Möglichkeiten, zu lernen, zu entdecken, zu experimentieren, zu üben und Erfahrungen zu sammeln.

Die Debatte 'angeboren oder erlernt' bleibt dabei unentschieden: im letzten Jahrzehnt wurden die Umwelteinflüsse stark betont, hingegen lassen neuere Studien zur Forschung an eineiigen Zwillingen, die getrennt aufgewachsen sind, vermuten, dass genetische Faktoren doch einen stärkeren Einfluss haben als man bisher angenommen hatte, sie liefern das Potential für Fähigkeiten und – noch stärker umstritten – auch für Interessen und Vorlieben.

Es scheint aber Konsens zu bestehen, dass die Umwelt den wichtigsten Faktor darstellt; eine Person mit den Anlagen eines Genies würde entscheidend behindert werden, wenn sie in einer Umwelt ganz ohne Stimulation und Austausch aufwüchse, während eine Person mit ausgeprägter Lernschwäche aus ihrem eingeschränkten Potential noch das Bestmögliche herausholen könnte, wenn sie in einer Umwelt mit reichhaltiger Anregung und individueller Zuwendung aufwächst.

In der Pädagogik dient Entwicklungstheorie zur Erkenntnis darüber, wie Kinder lernen und Fähigkeiten entwickeln (motorisch, perzeptiv, kognitiv, sozial) (Piaget). In der Erwachsenenbildung befasst sich die Theorie mehr mit der Weise, wie sich besonders die kognitiven Fähigkeiten und Begriffe

Abb. 9.**1**   Der Entwicklungsprozess.

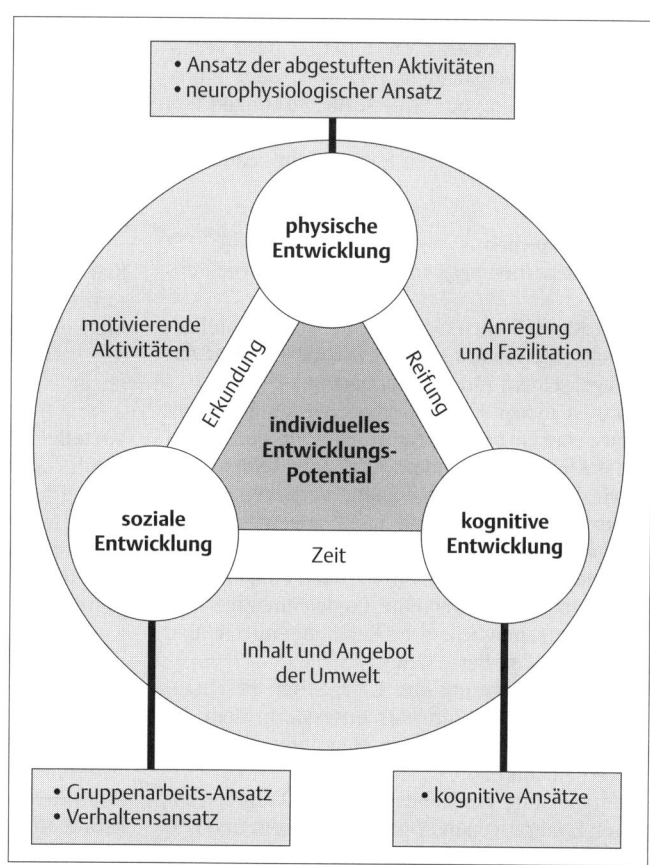

entwickeln und verfeinern (z. B. Perry 1970, Bruner 1990).

In der Physiologie befassen sich Entwicklungstheorien mit der Reifung des Zentralnervensystems sowie der Entfaltung der neuromuskulären Steuerung, der propriozeptiven Unterscheidung und der Sinneswahrnehmung. Für den Therapeuten ist das Erkennen unvollständiger, verzögerter oder dysfunktionaler Entwicklung sehr wichtig, da eine Person nicht angemessen handeln kann, wenn sie den nötigen Entwicklungsstand noch nicht erreicht hat.

Psychosoziale Entwicklungstheorien befassen sich mit den Reifungsstufen der Persönlichkeit und des Selbstbildes.

9.2.1 Zusammenfassung des Entwicklungsprozesses

Metamodell: Abgesehen von dem deterministischen Aspekt der genetischen Anlage ist das Modell holistisch. Es betrachtet den Menschen als komplexen Organismus, dessen einzelne Teile aufeinander bezogen sind und der von der Umwelt beeinflusst wird.

Ursache des Problems: Dysfunktion wird verursacht durch unvollständige, verzögerte oder fehlerhafte Entwicklung oder durch Auswirkungen von Stress oder Trauma, die den Menschen zur Regression auf einen niedrigeren Entwicklungsstand veranlasst haben.

Grundannahmen
- Alle Menschen besitzen ein Entwicklungspotential.
- Der Mensch entwickelt sich (physisch, intellektuell, emotional, sozial) in wohlbestimmter Abfolge, seinem Alter entsprechend.
- Stufen in der Entwicklungsfolge können nicht ausgelassen oder übersprungen werden, wenn der Mensch sich seinem Alter oder seinem Entwicklungsstand entsprechend verhalten soll.
- Der Mensch kann sich nicht angemessen auf einer höheren Stufe, als seinem Entwicklungsstand entspricht, verhalten. (Nach einigen Lehrmeinungen ist aber eine ungleichmäßige Entwicklung möglich, d. h. Reife in einigen aber nicht in allen Bereichen.)
- Umwelt, Erfahrung und Gelegenheit beschränken oder vergrößern das Ausmaß, in dem das Entwicklungspotential in Handlung umgesetzt werden kann.
- Entwicklung geschieht durch die Verarbeitung von Erfahrungen in Übung, Experiment und Entdeckung; der Therapeut kann die Entwicklung

fördern durch Verstärkung von Reaktionen, Hilfe zur Integration und Schaffung von Gelegenheiten zur Erprobung.

Terminologie: Therapeut; Patient/Klient; Funktion/Dysfunktion; Entwicklungsabfolge und Entwicklungsstufen; Therapie; Intervention.

Patient/Therapeut-Beziehung: Sie wird bestimmt durch das Alter des Patienten und das Ausmaß seiner Dysfunktion, es gibt viele Stufen von enger Steuerung und Führung durch den Therapeuten bis zu einem partnerschaftlichen Verhältnis zwischen beiden. Da der Therapeut in einem Entwicklungs-Bezugsrahmen arbeiten muss, wobei Ziele präzise gesetzt werden müssen, ist ein gewisses Maß an Vorgaben von Seiten des Therapeuten unvermeidlich.

Anwendungsbeispiele: Psychische Störungen; neurologische Zustandsbilder; sensomotorische Störungen; Lernschwierigkeiten; Störungen im Kindesalter.

Beispiele für verwandte Ansätze: neurophysiologische (Bobath; Rood; PNF; Konduktive Förderung); kognitive Behinderung (Allen); sensorische Integration (Ayres); räumlich-zeitliche; Wachstum und Entwicklung erleichternde (Llorens); Entwicklung von Anpassungs-Fertigkeiten; Rekapitulation von Ontogenese (Mosey).

Techniken: Diejenigen, die zu oben genannten Ansätzen passen.

Kriterien zur Evaluation der Ergebnisse: Die Person hat die Entwicklungsstufe erreicht, die ihrem Alter und Geschlecht entspricht oder hat die Weiterentwicklung von einer Stufe auf eine höhere erreicht.

Vorteile: Der Prozess ist in seinen physiologischen, psychologischen und lerntheoretischen Aspekten gut erforscht. Entwicklungsbezogene Ansätze sind erfreulich progressiv, Menschen mit niedrigen Fähigkeiten und schweren Lernstörungen können ebenso gut davon profitieren wie solche auf einem regressiven oder niedrigen Niveau auf Grund von Krankheit, Trauma oder Stress.

Nachteile: Entwicklungsbezogen zu arbeiten kann lange dauern und erfordert meist intensive Therapie. Der Therapeut muss überzeugt und sehr kompetent sein, wenn er neurophysiologisch arbeitet. Effektive Anwendung verlangt fachkundigen Einsatz dieser Techniken, was Übung und Erfahrung sowie gründliches Beherrschen der Basistheorien erfordert. Der Fortschritt kann sich verzögern oder gar verloren gehen, wenn nicht alle Teammitglieder durchgehend die gleichen Techniken benutzen. Dieses Modell ist nicht bei sich verschlechternden oder gar tödlichen Krankheiten geeignet (obgleich einige der zugehörigen Ansätze angezeigt sein können), auch bei älteren Menschen kann das Modell ungeeignet sein.

Literaturempfehlung

Bruce MA, Borg B. Frames of reference in psychiatric occupational therapy. New Jersey: Slack; 1987.
Hopkins H, Smith H, eds. Willard and Spackman's occupational therapy, 8th edn. Philadelphia: Lippincott; 1993.
Mosey AC. Psychosocial components of occupational therapy. New York: Raven Press; 1986.
Reed KL. Models of practice in occupational therapy. Baltimore: Williams & Wilkins; 1984.
Willson M. Occupational therapy in long-term psychiatry, 2nd edn. Edinburgh: Churchill Livingstone; 1987.

9.3 Lehr- und Lernprozess

Einige Therapeuten betonen ausdrücklich, dass sie *Therapeuten* und keine *Lehrer* sind. Das ist zwar richtig, aber es wäre irreführend zu sagen, dass Therapeuten nicht auch lehren: viele verbringen ein Großteil ihrer Zeit mit Lehren, aber oft auf eine so informelle unstrukturierte Weise, dass sowohl Therapeut als auch Klient diesen Prozess nicht wahrnehmen. Mosey (1986) bestätigt, dass dies so sei, und sie hat keinen Zweifel daran, dass 'der Lehr/Lern-Prozess als Mittel dient, seit Ergotherapie existiert'.

Der ergotherapeutische Anteil am Lehren kann an anderer Stelle formeller und deshalb leichter zu erkennen sein. Unterrichten und Anleiten von Kollegen, anderen Berufsgruppen, Gesundheitserziehung der Öffentlichkeit, spezielle Fertigkeiten lehren, Studenten unterrichten und anleiten sind wichtig und ein integrierter Teil der Therapeutenrolle.

Vielleicht kommt das Missverständnis dadurch zustande, dass Ergotherapeuten hauptsächlich mit Erwachsenen zu tun haben (außer den pädiatrischen Ergotherapeuten) – eine Tatsache, die zu dem Begriff *Andragogik* (Knowles 1987) zum Unterschied von Pädagogik geführt hat. Der Therapeut befasst sich häufig mit Erwachsenen, die spezielle Lernschwierigkeiten haben. Es gibt viele Untersuchungen zu Lernweisen und angemessenen Lehrmethoden für Erwachsene, von denen die aktueleren mehr zum studenten-zentrierten und experimentellen Lernen als zum lehrer-zentrierten Instruieren zu neigen scheinen. Außer bei speziellen Lernschwierigkeiten oder heilendem Lehren, wo sich Lehrer und Therapeut kaum unterscheiden, hat der Therapeut meist einen anderen Ansatz für Erziehungstechniken und andere Schwerpunkte als ein Lehrer.

Lerntheorien und die zugehörigen Lehrmethoden stammen von den bereits beschriebenen Bezugsrahmen:
- Physiologisch: Untersuchungen zur Neurophysiologie des Lernens.
- Verhaltensbezogen: das Unterteilen komplexen Verhaltens in Fertigkeiten und Teilfertigkeiten und die Sichtweise des Lernens als Produkt von Belohnung und Verstärkung aus der Umwelt.
- Kognitiv: das Betrachten des Lernens als von kognitiven Prozessen abhängig (erinnern, verarbeiten, speichern, hervorholen), die dann das Verhalten bestimmen, und kognitiv-entwicklungsbezogene Prozesse, bei denen die verschiedenen Stufen untersucht werden, in denen Fertigkeiten erlernt werden.
- Sozial: Sichtweise des Lernens als bezogen auf unsere Wahrnehmung anderer und deren Verhalten.
- Humanistisch: Betonung, dass man andere nichts lehren, sondern nur deren selbstbestimmtes Lernen fördern kann.

Eines der wenigen Dinge, auf die einander widersprechende Theoretiker sich einigen können, ist, dass Lernen von grundsätzlicher Bedeutung für das menschliche Verhalten ist. Die Debatte darüber, wie Lernen oder Verhalten definiert werden soll, wie der Mensch lernt, oder welche Methoden am besten zum Lernen führen, füllt viele Lehrbücher.

Eine Definition von Lernen ist: 'die relativ dauerhaften Veränderungen des Potentials für Performanz, die aus vorausgegangenen Interaktionen mit der Umwelt resultieren'. (Lovell 1986). Lernen wird unterschieden von Veränderungen aufgrund normaler physischer Reifung, obwohl Lernen schon dazu nötig ist, die Potentiale, die mit jeder Reifungsstufe einhergehen, optimal nutzen zu können.

Das Erlernte lässt sich unterteilen in Kenntnisse, Fertigkeiten und Einstellungen (Abb. 9.**2**). Therapeuten müssen oft die Kenntnisse einer Person vergrößern, deren Fertigkeiten verbessern oder ihre Einstellungen verändern. Eine andere Möglichkeit der Unterscheidung ist die Einteilung in deklarierende Kenntnisse (fähig sein zu sagen, was man weiß) und prozedurale Kenntnisse (fähig sein zu zeigen, dass man etwas kann). Dabei wurden unterschiedliche Lernstile und -strategien untersucht, z. B. atomisch versus holistisch; oberflächlich versus tief gehend.

In der Pädagogik werden beide Lernstile betrachtet, und es werden unterschiedliche Lehrmethoden für unterschiedliche Gegebenheiten vorgeschlagen.

Es gibt viele Ähnlichkeiten zwischen Erziehungsprozessen – die Grob- und Feinziele sowie Methoden erfordern, wie diese zu erreichen sind – und dem therapeutischen Prozess.

Wenn man bedenkt, wie viel Zeit Therapeuten damit zubringen, 'relativ dauerhafte Änderungen des Potentials für Performanz' zu bewirken, dann ist es erstaunlich festzustellen, dass nur wenige Ergotherapie-Lehrbücher – wenn überhaupt – den Erziehungstheorien Platz einräumen. Man muss die Stichwortverzeichnisse durchkämmen und dann gezielt die Lektüre auswählen. In der Pädagogik hingegen gibt es darüber eine überwältigende Menge an Literatur.

9.3.1 Zusammenfassung des Lehr- und Lernprozesses

Metamodell: Der Lehr- und Lernprozess kann entweder holistisch oder reduktionistisch sein, je nach angewendetem Ansatz.

Ursache des Problems: Der Klient/Patient/Lernende hat bisher beim Lernen wegen eines kognitiven Defizits, einer Lernschwierigkeit, Mangel an Gelegenheit, Erfahrung oder Anleitung versagt. Unangemessenes, unvollständiges oder falsches Lernen führt zu Mangel an Kenntnissen oder Fertigkeiten oder zu unangemessenen Einstellungen oder Verhalten, was wiederum Defizite in der Performanz bedingt.

Hauptannahmen:
- Menschliches Verhalten ist meist erlernt (dafür, wie dies geschieht, gibt es unterschiedliche theoretische Erklärungen).
- Effektives Lernen führt zu lang andauernder Veränderung des Verhaltens.
- Es ist möglich, Kenntnisse oder Fertigkeiten zu verbessern oder Einstellungen zu entwickeln durch entsprechendes Lehren, durch Übungen oder Erfahrungen.
- Bei genügend Zeit und mit den richtigen Techniken sind alle Menschen außer den schwerst hirngeschädigten fähig, etwas zu lernen.

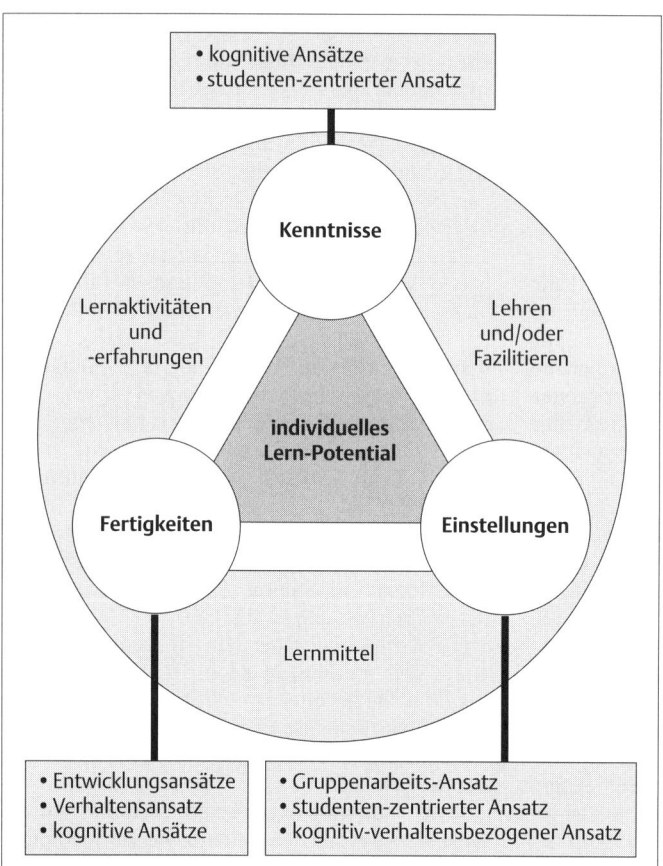

Abb. 9.**2** Der Lehr- und Lernprozess.

Terminologie: Klient/Patient/Student/Lernender/ Trainee. Therapeut/Trainer/Lehrer/Unterweisender. Lehren/trainieren/instruieren/demonstrieren/ erziehen. Lernziele; Fertigkeiten; Kompetenzen.

Lernender/Therapeut-Beziehung: Reduktionistische Ansätze: der Therapeut steuert und leitet; der Lernende lernt aktiv oder passiv. Holistisch/humanistische Ansätze: studenten-zentriert – der Therapeut fördert, lehrt; der Lernende lernt aktiv und kann den gesamten Prozess bestimmen.

Beispiele für Lehr- und Lernansätze: Physiologisch; verhaltensorientiert; kognitiv-perzeptiv; kognitiv-verhaltensbezogen; sozial; studenten-zentriert.

Beispiele für Techniken
- Physiologisch, z.B. Trainieren motorischer und perzeptiv-motorischer Fertigkeiten; Biofeedback.
- Verhaltensbezogen, z.B. Verhaltensmodifikation; fehlerloses Lernen; Chaining und Rückwärts-Chaining; Gewohnheitstraining.
- Kognitiv-perzeptiv, z.B. Gedächtnis- und Wahrnehmungstraining.
- Kognitiv-verhaltensbezogen, z.B. kognitives Neustrukturieren; Angstmanagement; Selbstbehauptungstraining.
- Kognitiv-entwicklungsbezogen, z.B. konduktive Förderung; Training durch die Eltern.
- Sozial, z.B. soziales Modellieren; Rollenspiel; Training sozialer Fertigkeiten.
- Humanistisch, z.B. studenten-zentriertes Lernen; experimentelles Lernen.

Kriterien für die Evaluation der Ergebnisse: Lernziele wurden erreicht: es kann eine dauerhafte Veränderung in den Kenntnissen, den Fertigkeiten oder den Einstellungen eines Menschen als Ergebnis neuen Lernens beobachtet werden.

Vor-/Nachteile: Methoden und Umstände können so unterschiedlich sein, dass eine kurze Darstellung der Vor- und Nachteile unmöglich ist. Vielleicht kann man als den Hauptnachteil bezeichnen, dass jeder Lernprozess Zeit braucht und dass Lernende mit Schwierigkeiten viel individuelle Zuwendung brauchen, wenn ihr Lernen effektiv sein soll.

Literaturempfehlung

Bandura A. Social learning theory. Prentice Hall: 1977a
Bigge M. Learning theories for teachers, 4th edn. New York: Harper & Row; 1987.
Gagné RM. The conditions of learning and theory of instruction, 3rd edn. Holt Saunders; 1977.
Lovell RB. Adult learning. London: Croom Helm; 1987.
Mocellin G. A perspective on the principles and pratice of occupational therapy. British Journal of Occupational Therapy. 1988.
Mosey AC. Psychosocial components of occupational therapy. New York: Raven Press; 1986.
Rogers C. Freedom to learn for the 80s. Columbus Ohio: Merrill; 1983.
Watts N. Handbook of clinical teaching. Edinburgh: Churchill Livingstone; 1990.

9.4 Rehabilitationsprozess

Rehabilitation ist von der WHO (World Health Organisation) folgendermaßen definiert worden: 'der kombinierte und koordinierte Einsatz medizinischer, sozialer, erzieherischer und beruflicher Maßnahmen, um die funktionellen Fähigkeiten eines Menschen auf den höchst möglichen Stand zu trainieren oder wiederzutrainieren' (WHO 1974).

Die Überschneidung mit Lernen ist in der Tat eindeutig, Rehabilitation wird gelegentlich auch als Wieder-Lernen bezeichnet. Die Wurzel stammt vom lateinischen *habilitas*, etwa Gewandtheit oder Fertigkeit, heißt also so viel wie 'Wieder-Fertigkeit'.

Die WHO unterscheidet ferner zwischen medizinischer, sozialer und beruflicher Rehabilitation wie folgt:
- **Medizinische Rehabilitation**: Der Prozess der medizinischen Versorgung, der darauf abzielt, die funktionellen und psychischen Fähigkeiten des Menschen und – wenn notwendig – kompensatorische Maßnahmen zu entwickeln, um ihn zu befähigen, ein selbstbestimmtes und aktives Leben zu führen.
- **Soziale Rehabilitation**: Der Teil des Rehabilitationsprozesses, der auf die Eingliederung oder Wiedereingliederung des behinderten Menschen in die Gesellschaft hin arbeitet. Dabei wird ihm geholfen, den Anforderungen des Familienlebens, der Gemeinschaft und des Berufes gerecht zu werden; ökonomische oder soziale Belastungen, die den Gesamtprozess der Rehabilitation behindern könnten, werden reduziert.
- **Berufliche Rehabilitation**: Bereitstellung jener beruflichen Dienste, z.B. berufliche Begleitung, berufliches Training und ausgewählte Praktika, die der behinderten Person ermöglichen, sich eine passende Anstellung zu sichern und zu erhalten.

In diesen Definitionen enthalten die medizinische und soziale Rehabilitation deutlich Elemente der Anpassung – die Person muss sich auf ihre Schwierigkeiten einstellen und sie kompensieren.

In der britischen Praxis ist der Rehabilitationsprozess immer noch eine der meist angewandten Therapien, und die Mehrzahl der britischen Lehrbücher über physische Einschränkungen, die vor 1980 geschrieben sind, handeln hauptsächlich davon (Jones 1964; McDonald 1964; Jones u. Jay 1977).

Die Ziele der Rehabilitation sind wohldefiniert (Abb. 9.**3**):
- Den Menschen zu befähigen, Unabhängigkeit bei Arbeit und Selbstversorgung zu erlangen.
- Die funktionellen Fähigkeiten des Menschen auf den früheren Stand zu bringen oder zumindest so weit wie möglich wieder herzustellen.
- Das Potential an verbliebenen, unbeeinträchtigten Fähigkeiten zu erhalten und maximal auszuschöpfen.
- Die bleibenden Schäden durch Hilfsmittel, Vorrichtungen, Orthesen oder Umweltadaptationen auszugleichen.

Der Prozess der Rehabilitation erfordert eine genaue Kenntnis der medizinischen, sozialen und umweltbezogenen Situation des Patienten: Behandlungsziele müssen sich eng an den Bedürfnissen der Person orientieren. Zu den Methoden gehört der Einsatz von Techniken, die aus biomechanischen, entwicklungspsychologischen, kognitiven, verhaltensbezogenen und Gruppenarbeits-Ansätzen stammen, seit neuerem auch aus klienten-zentrierten Ansätzen.

Wie von der WHO-Definition impliziert, wird Rehabilitation normalerweise als ein interdisziplinärer Prozess verstanden, in den alle Teammitglieder ihre Fertigkeiten entsprechend den Bedürfnissen des Patienten einbringen und eng zusammenarbeiten, um die gemeinsam vereinbarten Rehabilitationsziele, meist unter medizinischer Leitung, zu erreichen.

Die stärkste Betonung der physischen Rehabilitation liegt traditionell auf der Wiederherstellung der sensomotorischen Funktionen, Unabhängigkeit bei den Aktivitäten des täglichen Lebens, Arbeitsfertigkeiten und sozialen Fertigkeiten. Rehabilitation wird aber auch als Modell in der Psychiatrie benutzt, besonders für Menschen, die hospitalisiert waren und ihre Fertigkeiten durch sehr langen Aufenthalt in Krankenhäusern oder durch schwere psychotische Erkrankung verloren hatten, zur Vorbereitung der Rückkehr in ihr persönliches Umfeld.

Früher hat es jedoch eine Tendenz zur 'Verordnung' von Rehabilitation für den Patienten gegeben, so wie man Pillen verschreibt und dann erwartet, dass der Patient 'die Pillen auch nimmt'. In diesem 'medizinischen Modell' der Rehabilitation wird vom Patienten erwartet, dass er dem Rat des Arztes und des Rehabilitationsteams folgt und dass er an seiner Genesung auf die vorgeschlagene Weise arbeitet, ohne dass er viel Gelegenheit zur Einflussnahme auf den Prozess hätte.

In neuerer Zeit gibt es ein soziales Modell der Behinderung, bei dem die Notwendigkeit betont wird, dass auch die Gesellschaft lernen muss, sich mit behinderten Menschen und ihren Bedürfnissen zu arrangieren. So müssen die Grundrechte für Nicht-Behinderte – gleiche Chancen für Arbeit, Freizeit, Zugang zu Gebäuden, Reisen – automatisch auch für behinderte Mitglieder der Gesellschaft gelten, so wie für jeden anderen auch. Bei diesem Modell ist der Mensch in der Schlüsselrolle, seine Bedürfnisse zu formulieren und diejenigen therapeutischen Dienste zu verlangen, die er braucht und wünscht und nicht die, von denen andere meinen, er 'sollte' sie bekommen. Diese Sichtweise hat dazu geführt, Rehabilitation klienten-zentrierter zu machen.

9.4.1 Zusammenfassung des Rehabilitationsprozesses

Metamodell: Das Modell ist nominal holistisch, und die Wichtigkeit, sich ein ausführliches Bild vom Klienten und seinen Bedürfnissen, seinen Fähigkeiten und seiner Behinderung zu machen, wird in der Literatur oft betont. Allerdings muss auch zugegeben werden, dass das Modell in der Praxis oft reduktionistisch werden, sich auf die verlorenen Funktionen konzentrieren und weiter gehende Dinge vernachlässigen kann – vielleicht wegen seiner langen Verbindung mit dem medizinischen Modell und wegen der Kürze der Behandlungszeit. Dies ist besonders der Fall bei physischer Rehabilitation mit kurzer Verweildauer, wo ein biomechanischer Ansatz benutzt wird.

Ursprung des Problems: Der Patient hat eine oder mehrere Fähigkeiten durch Krankheit oder Trauma verloren.

Hauptannahmen
- Die Therapie sollte persönliche Unabhängigkeit fördern und Funktionen bis zum vorherigen Zustand oder nahezu bis zum normalen Zustand wieder herstellen.
- Wiederherstellung von Funktion kann durch abgestuftes Üben der geschädigten Fähigkeit erreicht werden.
- Das Wiedertrainieren sollte unter realistischen Bedingungen stattfinden im Hinblick auf die spätere Wiedereingliederung, die soziale Situation und Arbeitsstelle des Patienten.
- Bleibende Behinderung kann durch Erlernen neuer Fertigkeiten kompensiert werden oder durch Bereitstellung von Hilfsmitteln, Geräten, Umweltadaptationen oder durch Unterstützung von außen.

Terminologie: Therapeut; Patient/Klient; Fähigkeit/Fähigkeitsstörung; Behinderung; Schädigung; Abhängigkeit/Unabhängigkeit; Therapie; Behandlung; Wiederherstellung; Wiedererlernen; Wiedereingliederung; Rehabilitation.

Patient/Therapeut-Beziehung: Der Patient muss aktiv mitarbeiten und in seine Rehabilitation eingebunden sein: der Erfolg der Rehabilitation hängt von dem Vermögen des Therapeuten ab, eine therapeutische Beziehung aufzubauen und den Patienten zur Mitarbeit zu motivieren. Trotz der partnerschaftlichen Beziehung ist meist doch der Therapeut der steuernde Partner, der bestimmt, berät und Ressourcen bereitstellt (ein weiteres Erbe des medizinischen Modells). Dennoch setzt sich allmählich die Einstellung des humanistischen Modells durch, die den Patienten/Klienten ermutigt, seinen Rehabilitationsprozess selbst in die Hand zu nehmen und die Prioritäten für seine persönlichen Ziele zu setzen.

Anwendung: Das Rehabilitationsmodell kann bei physischer Erkrankung oder Verletzung oder bei psychischer Erkrankung angewandt werden.

Beispiele für zugehörige Ansätze: Biomechanisch; kompensatorisch (Endstadium der Genesung); neurophysiologisch (frühes Stadium der Genesung); kognitiv-perzeptiv; verhaltensbezogen; Gruppenarbeit.

Beispiele für zugehörige Techniken: Eine der Stärken dieses Modells besteht darin, dass es mit vielen Techniken kompatibel ist: was allerdings die Gefahr birgt, dass zu viele Techniken miteinander kombiniert werden, wodurch die Therapie inkonsequent wird. So wäre es beispielsweise nicht effektiv, biomechanische und neurophysiologische Techniken bei physischer Rehabilitation zu kombinieren (wenn Sie sich nicht sicher sind warum, sehen Sie sich Box 7.1 an). Da sich die Rehabilitation früh in der beruflichen Geschichte entwickelt hat,

Abb. 9.**3** Der Rehabilitationsprozess.

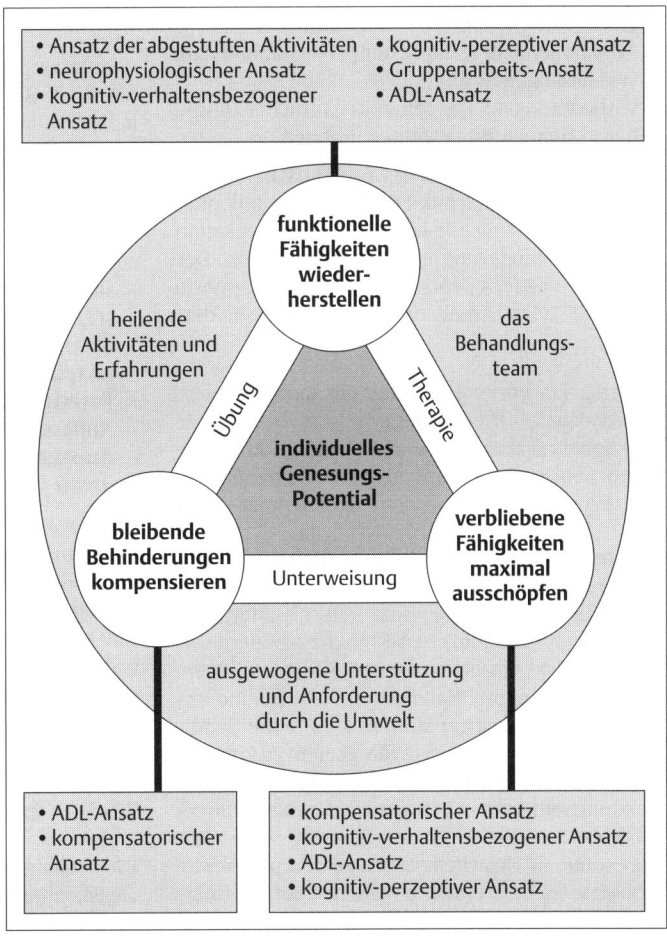

hängt sie auch eng mit den Kernfertigkeiten des Berufes, besonders Befunderhebung, Anpassung von Betätigungen, Aktivitäten, Aufgaben und Umwelt zusammen.

Beispiele für spezielle Techniken
Physische Rehabilitation
– überprüfen und wiedertrainieren von Aktivitäten des täglichen Lebens
– bereitstellen von Hilfsmitteln und Wohnungsanpassung
– abgestufte physische/kognitive/perzeptive Rehabilitationsprogramme (unter Einsatz von biomechanischen, kognitiven oder neurophysiologischen Ansätzen)
– spezielle Verordnung von heilenden Aktivitäten
– Arbeitstraining und Wiedereingliederung
– Prothesentraining

Psychische Rehabilitation
– Erheben der sozialen und Selbstversorgungs-Fertigkeiten
– Verhaltensmodifikation
– spezielle Aktivitäten zur Entwicklung der kognitiven, sozialen, kreativen oder Selbstversorgungs-Fertigkeiten
– Arbeitstherapie, Training der Arbeitsfähigkeiten, Wiedereingliederung
– Vorbereitung auf das Leben in häuslicher Umgebung (Heime und betreutes Wohnen).

Kriterien zur Evaluation der Ergebnisse: Die verlorene Funktion ist sichtbar wieder hergestellt oder eine zufrieden stellende Lösung zur Kompensation einer Restbehinderung ist gefunden worden. Der Patient ist wieder in eine normale oder adaptierte häusliche oder Arbeitsumgebung eingegliedert worden.

Vorteile: Ein positiver Ansatz, der darauf abzielt, notwendige Fähigkeiten zu verbessern, bestehende Funktionen auszubauen und Defizite zu kompensieren. Sehr praktisch und gut zum Problemlösen. Ein wertvoller, gut durchschaubarer Teamansatz.

Nachteile: Wegen seiner in sich optimistischen Annahme von möglicher Verbesserung lässt sich dieser Prozess weniger bei sich verschlechternden, chronischen oder tödlichen Krankheitsbildern anwenden. Nicht einsetzbar ist er bei Lernstörungen, da es sich dabei um 'Habilitation' handelt und andere Prozesse günstiger sind. Es könnte die Gefahr bestehen, sich auf verlorene Fähigkeiten zu konzentrieren statt auf noch existierende. Wenn die Anwendung reduktionistisch wird, werden nur die offensichtlichen Probleme angegangen, also eher Symptome als Ursachen; auch werden psychische Probleme leicht in einem physischen Setting übersehen: man kümmert sich eher um Fertigkeiten als

um Rollen und Beziehungen. Patienten könnten zu stark dirigistisch behandelt und so zu Aktionen genötigt werden, die sie sich nicht ausgesucht haben. Aber dass dieses Modell schon so lange besser als viele andere überlebt hat, zeigt, dass es eigentlich nicht viele Nachteile hat.

Literaturempfehlung

Creek J, ed. Occupational therapy and mental health: principles, skills and practice, 2nd. Edinburgh: Churchill Livingstone; 1996.
Goodwill CJ, Chamberlain MA, eds. Rehabilitation of the physically disabled adult. London: Croom Helm, 1988.
Turner A, ed. The principles, skills and practice of occupational therapy, 4nd edn. Edinburgh: Churchill Livingstone; 1996.
Watts F, Bennett D, eds. Principles of psychiatric rehabilitation. Chichester: Wiley; 1981.
Willson M. Occupational therapy in long-term psychiatry, 2nd edn. Edinburgh: Churchill Livingstone; 1987.
Wing JK, Morris B, eds. Handbook of psychiatric rehabilitation. Oxford: Oxford University Press; 1981.

9.5   Adaptationsprozess

Adaptation ist nicht so klar definiert wie die anderen Prozesse in diesem Kapitel. Wie wir gesehen haben, kann sie leicht mit den anderen durcheinander gebracht werden, aber trotzdem ist sie ein sehr wichtiger und einflussreicher ergotherapeutischer Prozess.

In der Ergotherapie gibt es vier spezielle Bereiche, in denen Adaptation stattfindet:
– **individuelle Anpassung**, eine Kombination von physiologischen, perzeptiven und kognitiven Reaktionen auf die Umwelt
– **adaptiver Erwerb von Fertigkeiten, Rollen und Betätigungen**
– **Anpassung an Betätigungen**
– **Anpassung an die Umwelt**, um den Zugang zu ihr zu fördern und Performanz zu erleichtern.

Von diesen vier Aspekten ist die individuelle Anpassung der wichtigste. Wenn sich ein Mensch nicht anpassen kann, sieht er möglicherweise das Erlernen neuer Fertigkeiten als unwichtig an, Veränderungen der Aufgaben oder der Umwelt werden wahrscheinlich nicht als nützlich oder vorteilhaft empfunden und daher möglicherweise verworfen (Abb. 9.**4**).

9.5.1   Individuelle Anpassung

»Die individuelle Anpassung konzentriert sich auf die Beziehung zwischen dem, was die Umwelt verlangt und dem, was die Person tut, um diesen Anforderungen nachzukommen. Der Mensch wird als anpassungsfähig betrachtet, wenn er Informationen strukturieren und so reagieren kann, dass die Anforderungen erfüllt werden (Reed u. Sanderson 1992).«

Anpassung ist notwendigerweise 'ein aktiver Prozess zur Einbeziehung der Umwelt entsprechend den eigenen Intentionen' (Kielhofner 1992). Die Person muss dabei Wahrgenommenes unterscheiden und kognitive und sensomotorische Steuerung ausüben.

Anpassung ist der aktive Gebrauch persönlicher Fähigkeiten und Lerngelegenheiten, um persönliche Ziele zu erreichen und Einfluss auf die Umwelt zu nehmen. Entwicklung im rein biologischen Sinne ist ein endlicher Prozess, der weitgehend vorbestimmt ist und endet, wenn die Reifung erreicht ist; aber Anpassung kann und sollte sich – ähnlich wie Lernen – das ganze Leben über fortsetzen.

Es kommt vor, dass jemand wegen falschen Lernens nicht schafft, sich anzupassen; aber ein schlecht angepasstes Verhalten kann auch erlernt werden, wie z. B. Stehlen oder Alkohol- und Drogenmissbrauch. Sehr schlecht angepasstes Verhalten wird immer in Zusammenhang mit schwacher Wahrnehmung der eigenen Steuerung gebracht – die Person empfindet entweder das eigene Leben als fremdbestimmt, oder sie versucht, die persönliche Steuerung auf störende Weise auszuüben – durch Ärger, Schikanieren oder Missbrauch anderer oder ähnliche unsoziale Handlungen.

Menschen sind soziale Wesen, die mit anderen innerhalb der durch die jeweilige Kultur bestimmten Grenzen gemeinsam existieren müssen. Anpassendes Verhalten trägt zum Überleben und Wohlbefinden des Einzelnen und der Gesellschaft, in der er lebt, bei. Wenn ein Mensch anpassungsfähig ist, 'lernt er aus seinen Fehlern' und benutzt dann das Erlernte dazu, in Zukunft ähnliche Fehler frühzeitig zu erkennen und zu vermeiden. Jemand mit schlecht angepasstem Verhalten schafft oft dieses frühzeitige Erkennen nicht und ist dann entweder den Erfordernissen der Situation nicht gewachsen oder verschlimmert die Situation für sich oder andere.

Anpassendes Verhalten sollte aber nicht mit 'normalem' Verhalten (was immer das ist!) gleichgesetzt werden; denn das sklavische Festhalten an der persönlichen oder kulturellen 'Norm' kann in sich schon schlecht angepasst sein, wenn Veränderung nötig ist. Entsprechend kann idiosynkratisches oder sogar exzentrisches Verhalten für manche Menschen durchaus passend sein, selbst wenn die Gesellschaft dies nicht billigt.

9.5.2 Adaptiver Erwerb von Fertigkeiten

Mosey beschreibt einen Entwicklungsrahmen, den sie 'Rekapitulation der Ontogenese' nennt (Ontogenese heißt Veränderung des Einzelwesens im Laufe der Zeit, entsprechend meint Mosey damit 'Stadien der Entwicklung erneut durchlaufen'). Sie beschreibt dies als:

»*auf die Entwicklung von Anpassungs-Fertigkeiten bezogen ... Der Begriff Anpassung wird gebraucht im Sinne von Fähigsein, sich mit der Umwelt so zu arrangieren, dass sowohl die eigenen Bedürfnisse als die anderer befriedigt werden. Er wird benutzt für kreatives Umgehen mit der Umwelt – nicht für Konformität.*«

Sie nennt sechs Anpassungs-Fertigkeiten (siehe Kapitel 10 'Anpassungs-Fertigkeiten') (Mosey 1986).

Ein Anpassungs-Kontinuum wird beschrieben als beginnend mit physiologischen, homöostatischen Basisreaktionen, aus denen sich dann adaptive Reaktionen entwickeln (motorisch, sensorisch, kognitiv, intra- und interpersonell), bis zu Anpassungs-Fertigkeiten und -mustern (Reed 1984, nach Kleinman und Buckley 1982).

Kielhofner zählt Anpassung zu den Performanz-Fertigkeiten, deren Komponenten sind: bemerkt/ reagiert (reagiert auf die Umwelt); akkommodiert (verändert Handlungen oder die Lage von erreichbaren Objekten); passt an (verändert die Umwelt, fügt neue Elemente hinzu); profitiert ('erkennt unerwünschte Zustände frühzeitig und verhindert, dass sie erneut auftreten oder fortbestehen') (Kielhofner 1995).

Eine Person zur Anpassung zu befähigen, ist eine Frage des Ausgleichfindens zwischen den Anforderungen der Umwelt und den Bedürfnissen, Wünschen und Fähigkeiten der Person. Menschen können daran gehindert werden sich anzupassen, weil die Umwelt ungeeignet ist oder weil sie nicht die richtigen Fertigkeiten oder Informationen besitzen. Auch ihre Motivation, ihre Einstellungen, Gedanken und Gefühle können sie davon abhalten. Manche Menschen nehmen ihre Umwelt nicht korrekt wahr oder interpretieren sie falsch – wegen physischer, kognitiver oder psychischer Defizite – sie finden die Anpassung schwierig, weil sie ihre Reaktionen nicht entsprechend modifizieren können.

9.5.3 Anpassung an Tätigkeiten

Beim Heranwachsen eines Menschen von der Kindheit durch das Erwachsenenleben bis ins Alter ist es notwendig, dass er seine Rollen-, Betätigungs- und

Handlungsmuster jeder Stufe entsprechend anpassen und verändern kann. Was in der Kindheit richtig ist, wird meist im Erwachsenenalter sozial nicht akzeptiert werden; der tatendurstige junge Erwachsene braucht andere Formen des Engagements als der ältere. Neue soziale Rollen – Schüler, Student, Elternteil, Rentner – machen unterschiedliche Muster notwendig.

Viele Menschen bewältigen diesen Prozess der Anpassung spielend und ohne Probleme, andere hingegen finden die Veränderungen schwierig, besonders an Wendepunkten wie der Pubertät oder dem Beginn des Ruhestandes oder bei besonderen Ereignissen wie Hochzeit, Trennung, Geburt, Trauer, Verlust der Arbeitsstelle oder Krankheit.

Manche Menschen brauchen Hilfestellung für die Anpassung, die auf unterschiedliche Weise vorgenommen werden kann. Man kann Abläufe und Gewichtungen verschiedener Tätigkeiten verändern oder ihre Intensität, Reihenfolge, Komplexität und Dauer, sowie die eingesetzten Werkzeuge und Materialien.

Noch wichtiger können psychische und kognitive Veränderungen sein, zum Beispiel der Übergang von negativen zu positiveren Einstellungen oder Gedanken, größere Erfolgserwartungen (oder realistischere Beurteilung von möglichem Misserfolg) und das Festlegen von erreichbaren Zielen.

Die erfolgreiche Beteiligung an unterschiedlichen Aktivitäten wird als Mittel zur Förderung der Anpassung gesehen; die Person kann sich anpassen, indem sie neue Fertigkeiten erlernt, Selbstvertrauen und ein positives Selbstbild entwickelt und sich so als kompetent erlebt und das Leben bis zu einem gewissen Grad selbst in die Hand nehmen und steuern kann.

9.5.4 Anpassung an die Umwelt

Veränderungen der sozialen Umwelt können nötig sein, indem z. B. Personen, mit denen der Klient in Verbindung steht, emotionale Unterstützung, Hin-

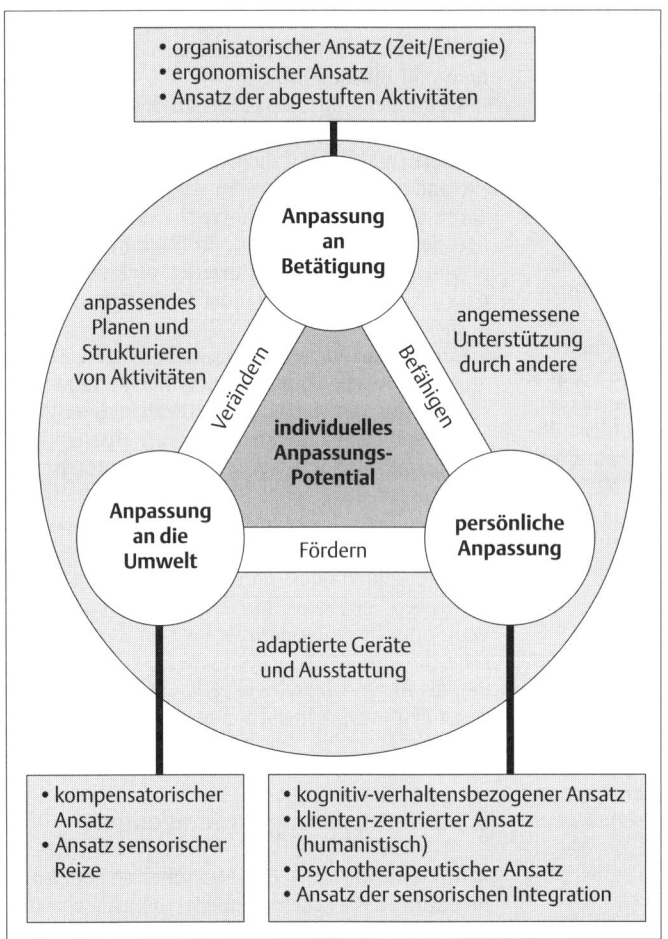

Abb. 9.4 Der Adaptationsprozess.

weise und Rückmeldung oder auch praktische Hilfen geben, um anpassendes Verhalten zu fördern.

Die Veränderung der physischen Umwelt ist ein wichtiger Teil der Therapeutenrolle, wie z. B. einer behinderten Person bei der Auswahl von häuslichen Adaptationen und deren Installation behilflich zu sein.

Subtilere Veränderungen der Umwelt wie der Grad an Stimulation und Rückmeldung, die von ihr kommen, sind ebenfalls wichtig in der Therapie und in bestimmten Lernsituationen.

9.5.5 Zusammenfassung des Adaptationsprozesses

Metamodell: Organismisch, betont die Person/Umwelt-Interaktionen und die Notwendigkeit ständiger persönlicher Veränderung.

Ursache des Problems: Probleme der schlechten Anpassung können von Entwicklungsproblemen in der perzeptiven und räumlich-zeitlichen Anpassung während der Kindheit stammen, von schlecht angepasstem Lernen, vom Mangel an geeigneten Lerngelegenheiten, von physischen, kognitiven, psychischen oder psychiatrischen Problemen, die die Fähigkeit der Wahrnehmung und zur Reaktion auf die Umwelt einschränken, vom Versagen, mit stressbeladenen Ereignissen im Leben fertig zu werden, von ungeeigneten Mustern bei Betätigungen und Aktivitäten, von starren oder überflüssigen Routinehandlungen und Gewohnheiten oder von Hindernissen in der sozialen oder physischen Umwelt.

Hauptannahmen
- Die Fähigkeit, adaptiv auf wechselnde Umstände im Leben zu reagieren, ist notwendig für die Lebenszufriedenheit und das Wohlbefinden.
- Anpassung hängt von der Fähigkeit ab, Reize aus der Umwelt wahrzunehmen und darauf zu reagieren und bei Bedarf neue Reaktionen zu erlernen.
- Ein Mensch kann befähigt werden, besser angepasst zu reagieren, durch Förderung der Wahrnehmungsfertigkeiten, Rückmeldung zu Reaktionen, Förderung des erfolgreichen Beteiligens an relevanten Betätigungen, Entwicklung von Problemlöse- und Planungsfertigkeiten, Anpassung von Aufgaben und Umwelt zur Förderung von Performanz.

Terminologie: Anpassung; Fehlanpassung; Anpassungs-Reaktionen; Anpassungsfaktoren.

Patient/Therapeut-Beziehung: Die meisten Anpassungs-Ansätze sind mehr oder weniger klienten-zentriert und non-direktiv, weil Selbststeuerung und Auswählen als Teil des Anpassungs-Verhaltens angesehen werden.

Anwendung: Breit anwendbar in allen Situationen und bei allen Altersgruppen, vorausgesetzt, dass altersentsprechende Techniken ausgewählt werden.

Zugehörige Ansätze: Anpassung durch Betätigung (Reed u. Sanderson 1992); Modell der menschlichen Betätigung (Kielhofner); Anpassungs-Fertigkeiten (Mosey) (siehe alle bisherigen in Kapitel 10); Betätigungs-Anpassung (Schkade und Schultz 1994); Anpassungsreaktionen (King und Kleinman und Buckley: siehe Reed 1984); räumlich-zeitlicher Anpassungs-Ansatz (Kielhofner 1992); sensorische Integration Ayres, King); Ansatz der sensorischen Stimulation; kognitiv-verhaltensbezogener Ansatz; klienten-zentrierter Ansatz; kompensatorischer Ansatz; organisatorischer Ansatz (ökonomischer Energieeinsatz).

Techniken: unterschiedliche, zu den beschriebenen Ansätzen passende; Schwerpunkt auf Lehren von Fertigkeiten und Fazilitieren von Reaktionen auf die Umwelt, Vornehmen entsprechender Veränderungen der Umwelt.

Kriterien für die Evaluation der Ergebnisse: Die Person ist fähig, angepasst auf Situationen, mit denen sie konfrontiert wird, zu reagieren; Wohlbefinden ist gefördert; Lebenszufriedenheit ist gefördert; die Person kann sich innerhalb sozial akzeptierter Normen bewegen.

Vorteile: Beinhaltet viele der grundsätzlichen Konzepte und Prinzipien der Ergotherapie und stellt ein wichtiges Bezugssystem für die Intervention dar, wozu die Person, ihre Betätigungen und die Umwelt gehören.

Nachteile: Die theoretische Basis ist diffus und nicht gut dargestellt. Vieles beruht auf Hypothesen und Annahmen, die genauer untersucht werden müssen. Hat die Tendenz anzunehmen, dass ein Mensch sich immer anpassen kann, wenn er die richtige Hilfe und Umgebung hat, und zieht nicht in Betracht, was zu tun ist, wenn der Mensch sich offenbar nicht verändern kann.

Literaturempfehlung

Hagedorn R. Occupational therapy perspectives and processes. Edinburgh: Churchill Livingstone; 1995.
Hopkins H, Smith H, eds. Willard and Spackman's occupational therapy, 8th edn. Philadelphia: Lippincott; 1993.

Die Anwendung der vier in diesem Kapitel bisher betrachteten Prozesse ist weit verbreitet über das gesamte Spektrum der ergotherapeutischen Praxis. Vielleicht benutzen Sie selbst einen davon. Diskutieren Sie mit einer Kollegin oder einer kleinen Gruppe die folgenden Fragen, und benutzen Sie dabei Ihre eigenen Erfahrungen zur Veranschaulichung.
1. Warum ist es sinnvoll, zwischen den vier Prozessen zu unterscheiden?
2. Wählen Sie unter Ihren Patienten einen aus, dessen Probleme zu einem der Prozesse zu passen scheinen. Wie behandeln Sie diese Person, und wie haben Sie entschieden, welchen Ansatz / welche Technik Sie anwenden?
3. Würde ein anderer Prozess eine andere Sichtweise dieser Person und ihrer Probleme ergeben?
4. Nutzen Therapeuten den Lehr- und Lernprozess gut? Erkunden Sie einige Anwendungen von verschiedenen Lehr- oder Lerntheorien innerhalb Ihrer eigenen praktischen Arbeit.

9.6 Problemorientiertes Prozessmodell

Das problemorientierte Prozessmodell ist eher die Beschreibung eines Prozesses als ein Satz von Theorien. Es stammt von einem persönlichen Praxismodell, bei dem der Ergotherapieprozess dazu benutzt wird, die Intervention mit Hilfe der bereits beschriebenen Veränderungsprozesse zu integrieren. Obwohl dieses Modell nicht weit verbreitet ist, wird es hier aufgenommen in der Hoffnung, dass es jenen Therapeuten, die gern mit einem prozessbestimmten Ansatz umgehen, hilft, mit einem strukturierten und einheitlichen Konzept zu arbeiten und nicht nur irgendwie 'holistisch' oder 'eklektisch'.

Es ist ein personen-zentriertes Modell, und das Hauptaugenmerk ist auf kompetente Performanz in den Bereichen Selbsterhaltung, Freizeit und Arbeit gerichtet (was jeder selbst für sich definieren muss). Es strebt an, eine Person zu befähigen, so gut wie irgend möglich unter den gegebenen Umständen die Aktivitäten, die sie tun möchte oder muss, in zufrieden stellender Qualität zum erforderlichen Zeitpunkt bei optimaler Lebensqualität zu bewältigen.

Es wird als problemorientiertes Modell bezeichnet, weil es versucht, mit Hilfe des diagnostischen Argumentierens die Frage 'was ist das Problem?' zu beantworten, indem die Problemsituation auf eine oder mehrere der folgenden Weisen eingeordnet wird (Abb. 9.**5**):

Als ein Problem der Entwicklung. Die Person hat möglicherweise das Potential, mehr zu tun, kann es aber nicht, weil sie noch nicht die für funktionierende Performanz nötige Entwicklungsstufe erreicht hat. Die Ursache könnte ein Trauma sein, das zu Regression auf eine viel niedrigere Entwicklungsstufe als vorher geführt hat, die nicht dem chronologischen Alter entspricht (z. B. nach Hirnschädigung), oder auch, dass die Person aus bestimmten Gründen (z. B. genetisch, umweltbedingt) nie die notwendige Entwicklungsebene erreicht hat (also noch nicht fähig ist, es noch nicht machen kann). Da Fertigkeiten nicht erlernt werden können, ehe sich der Mensch entsprechend entwickelt hat, muss die Therapie darauf ausgerichtet sein, die Entwicklung des Potentials für Performanz zu unterstützen, bis die notwendige Ebene erreicht ist.

Als ein Problem des Lernens. Die Person kann entwicklungsmäßig bereit und fähig zur Ausübung einer Tätigkeit sein, hat sie aber nie gelernt, es fehlen ihr notwendige Fertigkeiten, Kenntnisse, richtige Einstellung und Erfahrung (wäre fähig, weiß aber nicht, wie). Möglich ist auch, dass neue Umstände neues Lernen erfordern. In beiden Fällen muss Intervention anstreben, der Person beim Erlernen dessen zu helfen, was für kompetente Performanz notwendig ist.

Als ein Problem der Rehabilitation. Die Person war bisher zu kompetenter Performanz fähig, aber Funktionen sind auf Grund von Krankheit oder Verletzung verloren gegangen (war fähig, kann es aber nicht mehr). In diesem Fall strebt die Therapie an, physische Fähigkeiten oder psychische Fertigkeiten so weit wie möglich wieder auf den alten Stand zu bringen durch ein abgestuftes Aktivitätsprogramm.

Als ein Problem der Anpassung. Die Person ist mit einer Situation konfrontiert, die sich nicht verändern lässt und an die sie sich bisher nicht angepasst hat (z. B. bleibende Behinderung oder Krankheit, ein sich verschlechternder Zustand, mehrere belastende Umstände gleichzeitig). Um aber ein erfülltes und befriedigendes Leben führen zu können, muss Anpassung stattfinden. Anpassung kann notwendig sein an die soziale oder physische Umwelt, an die Rollen, Betätigungen, Aktivitäten und Aufgaben, die diese Person tun möchte und muss, und Aspekte der Person selbst – ihre Einstellungen, Werte, Gedanken, Gefühle und Fertigkeiten.

Das problemorientierte Prozessmodell ist integrativ und koordiniert die Anwendung kompatibler Behandlungsansätze und -techniken. Jeder Prozess kann die anderen ergänzen, man kann den Schwerpunkt während unterschiedlicher Teile der Intervention von einem Prozess zu einem anderen verschieben und Ansätze aus mehr als einem Prozess kombinieren.

Bei der Anwendung dieses Modells wird das bewusste Bestreben sichtbar, die Person und ihre Probleme ganzheitlich und objektiv zu sehen, ehe man festlegt, worin das eigentliche Problem besteht und wie – oder ob – es behandelt werden soll. Dadurch wird die Person in den Mittelpunkt des Prozesses gestellt und eng in das Erkennen und die Prioritätensetzung der Probleme einbezogen, soweit das irgend möglich ist.

Weil das Modell sich an einem Problem orientiert und nicht an einem speziellen Bezugssystem, kann eine große Bandbreite an Behandlungstechniken oder Ansätzen miteinander kombiniert werden, vorausgesetzt, dass sie nicht kollidieren. Es vermeidet sowohl eine undeutliche Schwerpunktsetzung, die vorkommen kann, wenn Techniken eklektisch ohne ein koordinierendes Praxismodell benutzt werden, als auch die Gefahr eines zu engen Blickwinkels. Dadurch, dass es Prozesse verwendet, die von anderen klar verstanden werden, eignet es sich gut für ein interdisziplinäres Setting.

Es kann zusammen mit einer angepassten Form des in Kapitel 2 vorgestellten SOAP-Systems benutzt werden, mit dessen Hilfe in der Erhebungsphase festgestellt werden kann, welche der vier Elemente dieses Modells am besten das Problem beschreiben.

9.6.1 Zusammenfassung des problemorientierten Prozessmodells

Metamodell: Pragmatisch: es hängt von der Lösung ab, die das Problem erfordert.

Ursache des Problems: Dazu gibt es keine grundlegenden Annahmen. Das Problem muss zunächst benannt, dann einer der Kategorien Entwicklung, Lernen, Rehabilitation oder Adaptation zugeordnet werden. Das kann zu einer Erklärung führen oder zu einer oder mehreren möglichen Lösungen, daraus ergeben sich dann Prioritäten. Die Art des Problems ist der Schlüssel zu den nachfolgenden Aktionen und zur Wahl von Techniken oder Ansätzen.

Abb. **9.5** Das problemorientierte Prozessmodell.

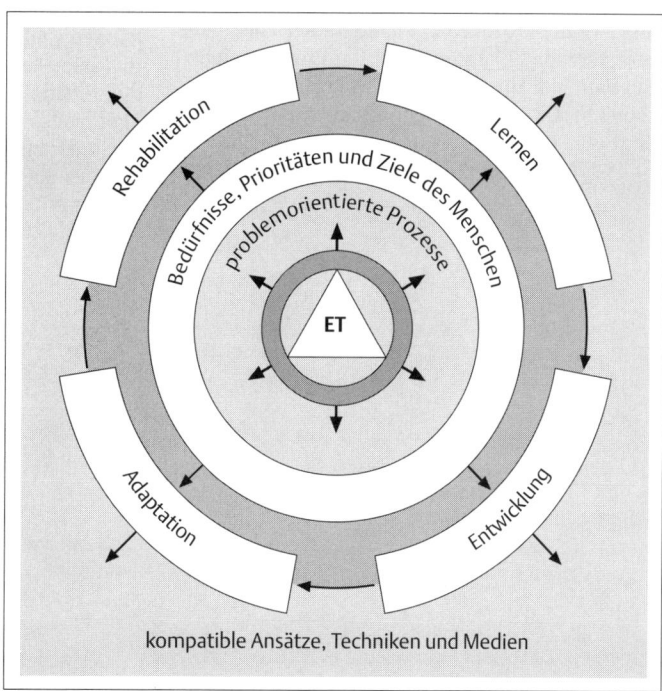

Hauptannahmen

- Performanz-Probleme lassen sich in solche der Entwicklung, des Lernens, der Rehabilitation oder Adaptation einteilen.
- Richtige Datensammlung ist unerlässlich für genaue Analyse des Problems.
- Die Wahrnehmung der Probleme aus Sicht der betroffenen Person ist der zentrale Punkt beim Analyseprozess.
- Das offensichtliche Problem könnte nicht das tatsächliche sein: die offensichtliche Lösung könnte nicht die beste sein. Manche Probleme haben keine Lösung, aber alle Probleme reagieren auf Handlung innerhalb eines angemessenen Veränderungsprozesses.
- Zu jeder Problemsituation kann es mehrere anwendbare Lösungswege geben – man sollte die Augen offen halten.
- Interventionen sollten zielgerichtet sein; Ziele müssen zwischen Patient und Therapeut ausgehandelt und definiert werden, ehe die Intervention beginnt.
- Der Verlauf sollte im Auge behalten und die Aktion verändert oder das Problem erneut untersucht werden, wenn die Ergebnisse nicht effektiv sind.

Terminologie: Veränderungsprozesse; Entwicklung; Lernen; Rehabilitation; Adaptation; Patient; Klient; Therapeut; Ergotherapeut; Fertigkeiten; problemorientierter Prozess; Zielplanung; SOAP.

Patient/Therapeut-Beziehung: Wenn irgend möglich, wird der Prozess ausgehandelt: der Therapeut unterstützt den Klienten dabei, das Problem zu beschreiben und Lösungen vorzuschlagen und auszuprobieren. Die daraus folgende Rolle des Klienten hängt vom gewählten Behandlungsansatz ab.

Anwendungsbeispiele: Passend für alle Arten von Patienten/Klienten, besonders wo es sich um komplexe Situationen/Zustände handelt. Am wenigsten geeignet für sehr einfache Fälle, wo sowohl das Problem als auch die Lösung sofort durch einen eindeutigen Bezugsrahmen klar werden.

Behandlungstechniken und Behandlungsansätze: alles, was für das Problem relevant ist (siehe die Aufzählungen bei jedem Prozess), so lange nicht gegenseitig widersprechende Techniken gleichzeitig benutzt werden.

Kriterien zur Evaluation der Ergebnisse: Das vorher festgelegte Ziel ist erreicht und das identifizierte Problem behoben.

Vorteile: Sehr pragmatisch, flexibel, vermeidet Scheuklappen-Denken. Passend für alle Arten von Patienten, sogar bei sich verschlechternden oder komplexen Zuständen effektiv. Fördert Teamarbeit und bietet messbare Ergebnisse. Strukturierte Dokumentationssysteme unterstützen Kommunikation und Evaluation.

Nachteile: Es liegt vielleicht zu viel Gewicht auf Negativem; Stärken und Positives können leicht übersehen werden. Das ganze System stützt sich auf sehr genaue Erhebung und Identifikation des Problems sowie auf dessen korrektes Einordnen in einen oder mehrere Veränderungsprozesse. Inkorrekte Evaluation, falsche Prioritäten und ungeeignete Lösungen machen die Intervention unangemessen und ineffektiv. Es ist kein typisches Ergotherapie-Modell, von daher kann es den Blick auf die Betätigungsperformanz verlieren, wenn der Therapeut nicht bewusst darauf achtet. Wenn der personen-zentrierte Gesichtspunkt verloren geht, kann es übermäßig reduktionistisch oder direktiv werden.

10 Ergotherapeutische Modelle

Ich habe das Konzept, das der Schaffung von ergotherapeutischen Modellen unterliegt, als 'reine Ergotherapie' beschrieben. Streng genommen gibt es keine reine Ergotherapie, denn jegliches Wissen kommt von irgendwo her. Aber als Ergotherapie-Modell gilt eines, das nur solche Theorien enthält, die sehr genau durch die ergotherapeutische 'Brille' gefiltert sind, zusammen mit Ideen und Techniken, die tatsächlich aus der Ergotherapie-Praxis stammen.

Den Modellen, die zur Beschreibung in diesem Kapitel ausgewählt wurden, liegt eine Sichtweise zugrunde, die die zentrale Wichtigkeit der Betätigungen eines Menschen in seinem Leben und deren entsprechenden Wert als Therapie hervorhebt. Sie sind vorwiegend personen-zentriert und beruhen auf den Veränderungsprozessen, die im vorigen Kapitel beschrieben sind. Das betrifft besonders diejenigen, bei denen es um die Anpassung der menschlichen Performanz und um solche Fertigkeiten geht, die Menschen brauchen, um sich betätigen zu können. Jeder Autor versucht, ein integriertes Modell zu bieten – zur Lenkung der Therapie, als Anleitung zur Anwendung von Techniken und als Mittel, um den spezifischen Beitrag der Ergotherapie von dem anderer Berufe abzugrenzen.

Es ist wichtig, die jeweils neuesten Darstellungen eines Modells zu lesen, weil Modelle der Entwicklung unterliegen, sich also ständig verändern. Ein Modell, das sich nicht mehr ändert oder nicht mehr diskutiert und analysiert wird, ist wahrscheinlich nicht mehr aktuell. Daher ist die empfohlene Literatur auf die neuesten Veröffentlichungen beschränkt. Frühere Versionen von Modellen sind zwar akademisch interessant und können nachvollziehbar machen, wie diese entstanden sind und was die Autoren sich dabei gedacht haben; aber solche 'Historie' kann verwirrend auf den Studenten wirken, dessen Hauptanliegen darin besteht zu durchschauen, wie das Modell derzeit zu verstehen ist und wie es praktiziert wird.

10.1 Modell der menschlichen Betätigung (Model of Human Occupation)

Das Modell der menschlichen Betätigung wurde zuerst im *American Journal of Occupational Therapy* von Gary Kielhofner und anderen vorgestellt (Kielhofner und Burk 1980; Kielhofner 1980a; Kielhofner und Igi 1980). Kielhofner begann Mitte der 70er-Jahre mit der Entwicklung des Konzepts, aus dem dann das Modell hervorging. Die Ideen wurden in seinem Buch über das Modell dargestellt (Kielhofner 1985); über die letzten 15 Jahre verfei-

nerte er es ständig, in mancher Hinsicht veränderten sich dabei seine Ideen. Kielhofner selbst bezeichnete sein Modell als Grundlage zur Diskussion und Weiterentwicklung und nicht als vollständige und endgültige Erklärung ergotherapeutischer Praxis.

In der Vorstellung seines Modells von 1985 beschreibt Kielhofner den Menschen als offenes System, das mit der Umwelt ständig interagiert, sie dabei verändert und durch diese selbst verändert wird. Das System ist hierarchisch aufgebaut und hat folgende Subsysteme: Volition (Wille); Habituation (Rollen, Regeln); Performanz (Fertigkeiten). Es teilt die Betätigungsbereiche in Arbeit, Freizeit und Selbstversorgung ein. Diese grundlegenden Elemente des Modells sind weitgehend erhalten geblieben, in der Ausgabe von 1995 jedoch erweitert.

Das Modell hat zwar seit den 80er-Jahren in Großbritannien großes Interesse gefunden, man sollte aber bedenken, dass dies nur ein Modell innerhalb von vielen ist, die in den USA benutzt werden, und es wird auch durchaus kritisch gesehen. Es war aber auch zukunftsweisend und hat im britischen Raum sehr viel mehr Interesse an Modellbildung und grundsätzliches Nachdenken über Ergotherapie ausgelöst als vorher bestanden hatte.

Auf den ersten Blick mag dieses Modell etwas seltsam erscheinen wegen der ungewohnten Sprache und der detaillierten Komplexität seiner Struktur. Sobald man es sich aber 'übersetzt', wird es einem vertrauter.

Das Modell stellt den Versuch dar, die dem menschlichen Verhalten zu Grunde liegende Dynamik mit Begriffen aus der Systemtheorie zu beschreiben. Ein Ereignis an irgendeiner Stelle des Systems wirkt sich sofort auf das gesamte System aus – es 'hallt darin wider' – daher muss man das System als etwas untrennbar miteinander verbundenes Ganzes betrachten und darf nicht versuchen, es auf Teile zu reduzieren. Die Elemente des Systems verbinden sich, um effektives Betätigungsverhalten zu produzieren (das kann auch misslingen). Jedes Subsystem enthält noch einmal Unterteilungen. Eine erhebliche Veränderung der letzten Zeit besteht darin, dass Kielhofner das System jetzt nicht mehr als hierarchisch betrachtet. Wegen der sehr detaillierten Darstellung der Systemtheorie und weiterer wichtiger Konzepte ist es unbedingt notwendig, dass Sie es selbst lesen, um das Modell ganz zu durchschauen; in dieser Zusammenfassung können nicht viel mehr als Überschriften wiedergegeben werden. Der Versuch, das Modell gedrängt auf wenigen Seiten darzustellen, birgt die Gefahr, reduktionistisch zu sein – was der Tiefe und der Philosophie des Modells ganz und gar zuwider läuft.

10.1.1 Ursprung des Modells

Kielhofner hat eine Reihe verschiedener Wissensbereiche herangezogen, und es ist hilfreich, die Grundzüge dieser Theorien und ihre Terminologie zu kennen. Es handelt sich dabei um die Systemtheorie, kognitive Psychologie, humanistische Psychologie und Sozialpsychologie (einschließlich der Theorie des symbolischen Interaktionismus). Die Theorie dieser Systeme ist grundlegend wichtig, eine Zusammenfassung wird weiter unten gegeben.

Die ergotherapeutischen Wurzeln dieses Modells stammen von Mary Reilly, einer anerkannten amerikanischen Theoretikerin der Ergotherapie, deren Arbeiten in den 60er und 70er-Jahren besonders einflussreich waren. Reilly entwickelte eine Hypothese, in der die folgende zentrale Überzeugung zum Ausdruck kam: 'dass der Mensch durch den Gebrauch seiner Hände, die ihre Energie durch Geist und Willen erhalten, den Zustand seiner eigenen Gesundheit beeinflussen kann' (Miller u. Walker 1993).

Sie entwickelte das Paradigma (bzw. Modell) des Betätigungsverhaltens als auf vier Konzepten basierend: 'das menschliche Bedürfnis, kompetent zu sein und etwas zu erreichen; die Entwicklungsaspekte durch Arbeit und Spiel; die Art der Betätigungsrolle; die Beziehung zwischen Gesundheit und menschlicher Anpassung' (Miller u. Walker 1993), daraus entwickelte sie das Konzept eines Arbeit-Spiel-Kontinuums und investierte viel Zeit, um die Wichtigkeit des Spiels im menschlichen Leben zu studieren.

Kielhofner war ein Schüler Reillys, er schätzte sie sehr, und sein Denken ist deutlich durch ihr Werk beeinflusst.

10.1.2 Der Mensch als offenes System

Kielhofner fasst die Hauptidee hinter der Theorie des offenen Systems wie folgt zusammen:

»*lebende Phänomene sind dynamische, selbst-organisierende Einheiten, die fortwährende Interaktion mit ihrer Umwelt zeigen.* (Falls nicht anders angegeben, stammen alle Zitate aus Kielhofners Buch von 1995.)«

Der dynamische Aspekt dieser Theorie bezieht sich auf den Fluss der Energie im System; wenn neue Energie den Zustand einer kritischen Masse erreicht, 'erscheinen spontan ganz neue Zustände von Organisation'. Er schreibt auch, dass 'Komponenten eines dynamischen Systems sich in einer Weise verhalten, die nicht aufgrund ihrer jeweiligen Eigenschaften vorherzusagen ist'.

Die Konzepte von Energie und Organisation sind wichtig. Weil das menschliche Wesen ein offenes System ist, wird das Verhalten durch die Interaktionen des menschlichen Systems, der Aufgabe und der Umwelt und durch die Information, die die Umwelt und die Aufgabe zur Situation beisteuern, beeinflusst. Kielhofner beschreibt dies als 'das Ballett des normalen Betätigungsverhaltens'. Verhalten ist fließend und improvisierend, 'spontan organisiert in der realen Zeit und im Kontext der Aktion'.

Kielhofners Vorstellungen darüber, wie das menschliche System sich anpassend verändern kann, beinhaltet folgende Sichtweisen:
- dass neues Verhalten sich durch Wiederholung etabliert – z. B. wenn man sich über längere Zeit als Musiker oder Koch oder Fußballspieler betätigt, wird man zu einem solchen. Entsprechend verschwinden solche Rollen wieder, wenn das Verhalten nicht mehr aufrecht erhalten wird,
- dass Veränderung durch Änderungen innerhalb der Organisation des internen Systems oder durch äußere Veränderungen zustande kommen können,
- dass Veränderung manchmal drastisch sein und innerhalb kürzester Zeit zu einer neuen Gesamtorganisation führen kann,
- dass manchmal eine kleine Veränderung an signifikanter Stelle der Schlüssel zu starker Veränderung des Verhaltens sein kann,
- dass das menschliche System sich ständig verändert und anpasst: 'die Organisation ist zu jeder Zeit eine Spiegelung des dynamischen Lebensprozesses'.

10.1.3 Innere Organisation des menschlichen Systems

Ein offenes System funktioniert durch einen Zirkulationsprozess in sich, durch sich und aus sich heraus (Abb. 10.**1**).

Output (Ausgabe), oder auch Produkt des Systems, ist das *Betätigungsverhalten*, das in *Arbeit, Aufgaben des täglichen Lebens* und *Freizeit* oder *Spiel* eingeteilt wird. Output kann gut oder schlecht angepasst sein (funktional oder dysfunktional).

Input (Eingabe) in das System kommt aus der Umwelt; dazu gehört Information von Menschen, Ereignissen und Objekten aus der Umgebung.

Throughput (Durchgabe) verarbeitet den Input, strukturiert Information, macht Vorhersagen und entscheidet über weitere Aktionen oder Output.

Feedback (Rückkopplung) gibt Informationen über Performanz und Konsequenzen von Aktionen sowohl vom Input als auch vom Überprüfen der internen Prozesse (z. B. wie man das, was man getan hat, empfindet) an das System zurück.

Die drei Subsysteme können folgendermaßen zusammengefasst werden:

Subsystem der Volition – Wille. Die Mechanismen, durch die wir auswählen, was wir tun wollen.

Subsystem der Habituation – Rollen und Regeln. Die grundlegenden kognitiven Strukturen, mit denen wir unser Leben organisieren.

Subsystem der Geist/Gehirn/Körper-Performanz – Fertigkeiten. Die Mittel für unser Betätigungsverhalten.

10.1.4 Subsysteme des Modells der menschlichen Betätigung

▬ Subsystem der Volition

'System von Dispositionen und Selbsterkenntnissen, das Personen dazu prädisponiert und befähigt, sich zu beteiligen, Erfahrungen zu machen und Betätigungsverhalten zu interpretieren.'

Volitionsstruktur: 'Stabiles Dispositionsmuster (kognitive/emotionale Orientierungen bezüglich Betätigungen) und Selbsterkenntnis (Bewusstheit über sich selbst als Handelnder in der Welt), entstanden aus und aufrecht erhalten durch Erfahrung.'

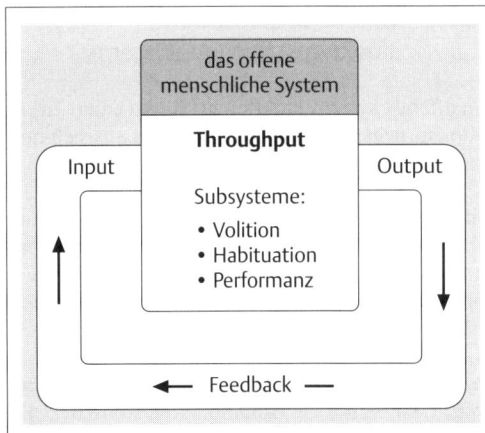

Abb. 10.**1** Das Modell der menschlichen Betätigung (Abdruck mit Erlaubnis von Creek J 1990 *Occupational Therapy and Mental Health*. Churchill Livingstone, Edinburgh).

Drei Bereiche der Volitionsstruktur:
– Selbstbild (Kenntnis der Fähigkeiten: Wissen um eigenes Können; Gefühl der Wirksamkeit: Wahrnehmen der eigenen Steuerung)
– Werte (persönliche Überzeugungen; Pflichtgefühl)
– Interessen (sich hingezogen fühlen: bestimmte Aktivitäten gern tun; Vorlieben: Dinge auf bestimmte Weise gern tun)

Volitionsprozess:
– Dabei sein (Aufmerksamkeit; Vorfreude; Gelegenheiten nutzen)
– Erfahren (Spaß an Betätigungen; sich mehr oder weniger fähig fühlen)
– Auswählen (Betätigungs- und Aktivitätenauswahl).

Volitionsnarrativen: Dieser Begriff geht auf Mattingly zurück und bezieht sich auf die Rolle des persönlichen 'Geschichten-Erzählens', wie sie von Personen benutzt werden, um das eigene Leben zu verstehen (siehe auch Narratives Argumentieren, Box 5.1).

▬ Subsystem der Habituation

'Eine interne Organisation von Informationen, die dem System ermöglicht, wiederkehrende Verhaltensmuster zu zeigen.' Die Funktion des Habituations-Subsystems nutzt Prozesse und Systeme, die in der kognitiven Psychologie beschrieben werden.

Habituations- (Gewohnheits-) Struktur:
– Gewohnheit (durch Wiederholung erworben; funktioniert auf einer vorbewussten Ebene, um Verhalten zu beeinflussen; Gewohnheiten schließen kognitive Prozesse ein)
– Vertrautheit (leitet die Wahrnehmung bei bekannten Ereignissen und vergleichbaren Aktionen)
– Verinnerlichte Rollen (Bewusstsein der sozialen Identität und der damit verbundenen Verpflichtungen, Situationen und Verhaltensweisen)
– Rollenskripte (Verstehen sozialer Situationen und zu erwartende Reaktionen)
– Einfluss der Gewohnheiten auf Betätigungsverhalten
– Einfluss der Rollen auf Betätigungsverhalten

Habituationsprozess: Die Struktur dieses Subsystems leitet spontane Reaktionen, aber auch langfristige Veränderungen. Zu den Prinzipien gehören:
– Entstehung und Veränderung von Gewohnheiten (Gewohnheiten halten Gewohnheitsmuster aufrecht, sind nicht leicht zu verändern, können auch bestehen bleiben, wenn sie nicht mehr sinnvoll sind)

– Sozialisation und Rollenwechsel (formelle und informelle Rollen verändern sich und müssen während des ganzen Lebens immer wieder neu austariert werden).

■ Subsystem der Geist/Gehirn/ Körper-Performanz

'Bezieht sich auf die Organisation physischer und mentaler Anteile, die zusammen die Kapazität für Betätigungsverhalten bilden.'

Teile des Performanz-Subsystems
– Muskulatur- und Skelett-System
– Neurologisches System
– Kardio-pulmonales System
– Symbolische Bilder (leiten das System beim Ausbilden von Verhaltensweisen).

Die Komponenten des Subsystems empfangen, organisieren und verarbeiten Informationen, um Handlungen zu planen und Performanz zu bewirken.

Kielhofner erörtert dieses Subsystem ausführlich und untersucht die Einflüsse der Umwelt auf das Betätigungsverhalten und auf die Entwicklung von Betätigung. Innerhalb der Konzepte und Begriffe diese Modells werden auch Betätigungsdysfunktion, Methoden zur Informationssammlung und Prinzipien der therapeutischen Intervention definiert und untersucht. Während der letzten 10 Jahre wurde auch erhebliche Arbeit in die Anwendung investiert. Da die Erörterung sehr detailliert ist und nur im Original richtig gewürdigt werden kann, wo auch Fallbeispiele vorgestellt werden, soll hier kein Versuch der Zusammenfassung unternommen werden.

Viel Arbeit wurde auch in die Entwicklung von Erhebungsinstrumenten zur Anwendung dieses Modells investiert. Dazu gehören das 'Occupational Case Analysis Interview' (OCAIRS: Kaplan u. Kielhofner 1989) und mehrere Checklisten zu Rollen und persönlichen Interessen sowie Selbst-Einschätzungsbögen zu Stärken und Schwächen (Bei-

spiele und Fälle sind bei Kielhofner 1995 nachzulesen).

Eine besondere Entwicklung, die sich aufgrund des Modells ergeben hat, ist die Untersuchung der Fertigkeiten bei der Betätigungsperformanz. Die Taxonomie der Fertigkeiten ist in Tabelle 10.1 zusammengefasst. Zu jeder Fertigkeit gehört eine Liste von Aktionen.

Diese Untersuchungen haben zur Erstellung eines ausführlichen Erhebungsinstruments geführt, dem 'Assessment of Motor and Process Skills (AMPS)'. Die Erhebung hängt von sehr präzisen Beobachtungen bei Benutzung der angegebenen Aktionen im Zusammenhang mit funktioneller Performanz ab. Um das Instrument anwenden zu können, muss der Therapeut durch ein spezielles Training als Benutzer anerkannt werden. Die Entwicklung und Forschung geht weiter, und es kann gut sein, dass dieses Instrument auch außerhalb des Modells der menschlichen Betätigung zum Einsatz kommt.

10.1.5 Einfluss der Umwelt

Kielhofner unterstreicht die Bedeutung der Umwelteinflüsse auf das Individuum. Er beschreibt den Druck durch die Umwelt – die Anforderungen, die die Umwelt an ein Individuum für angemessenes Betätigungsverhalten stellt. In der Umwelt gibt es Dinge, die uns anregen können und Handlung fördern – Objekte, Aufgaben, soziale Gruppen, kulturelle Zwänge. Neuerung und Stimulation macht bis zu einem gewissen Grad Spaß und fördert die Lust am Ausprobieren und Meistern. Im Allgemeinen erbringen die Menschen unter solchen Bedingungen gute Leistungen.

Zu hohe Anforderungen, z.B. zu große Neuerungen, Überstimulation und Einstürmen zu großer Umweltanforderungen führen zu Stress, Ängsten, Unsicherheit, Hilflosigkeit, Frustration, Ärger, Übererregung und Unfähigkeit zur Bewältigung (Flucht oder Kampf als Reaktion). Die Menschen schaffen es in solcher Umwelt nicht, adäquat zu handeln. Zu geringe Anforderungen führen zu Apathie, Rückzug oder Desinteresse, wodurch die Menschen

Tabelle 10.1 Motorische und Prozessfertigkeiten (nach Kielhofner 1995)

Motorische Fertigkeiten	Prozessfertigkeiten	Kommunikations-/Interaktionsfertigkeiten	Soziale Interaktionsfertigkeiten
– Haltung – Mobilität – Koordination – Kraft und Wirkung – Energie	– Energie – Kenntnisse – Zeitorganisation – Raum- und Objekt-organisation – Adaptation	– Körperlichkeit – Sprache – Beziehungen – Informations-austausch	– zur Kenntnis nehmen – senden – zeitlich planen – koordinieren

ebenfalls keine guten Leistungen vollbringen können.

10.1.6 Ein Kontinuum von Funktion und Dysfunktion

In früheren Veröffentlichungen beschreibt Kielhofner ein Kontinuum als eine gleitende Skala, die von ausgezeichneter Funktion bis zur Dysfunktion reicht. Funktionierendes Betätigungsverhalten wird durch *Ausprobieren* erreicht ('neugieriges Erkunden in einer sicheren Umwelt, um Handlungsmöglichkeiten in und Eigenschaften der Umwelt herauszufinden'), was zu *Kompetenz* ('Bestreben, den Anforderungen einer Situation gewachsen zu sein') und *Gelingen* führt ('Bestreben, bestimmte Standards der Performanz zu erreichen und zu halten').

Dysfunktion reicht von *Ineffizienz* ('Reduktion oder Beeinträchtigung der Performanz, was zu Unzufriedenheit führt') über *Inkompetenz* ('Unfähigkeit zu adäquater und routinierter Performanz') bis schließlich zu *Hilflosigkeit* ('völliger oder nahezu völliger Abbruch der Performanz').

Um Funktionen wieder herzustellen, kann es notwendig sein, den Patienten durch Stadien des sicheren Ausprobierens zu begleiten, bis Kompetenz erreicht wird; anschließend muss der Patient eine Zeit lang kompetentes Verhalten erfahren, um ein Gefühl der Leistungsfähigkeit zu bekommen.

Levy (Willard u. Spackman 1993) bestätigt diese Idee in ihrer Beschreibung des 'Bezugssystems für das Modell der menschlichen Betätigung'. Allerdings scheint Kielhofner sich in seiner neuesten Veröffentlichung wieder von diesem Konzept weg zu bewegen, dabei beschränkt er sich darauf, Dysfunktion mit den Begriffen seines Modells zu beschreiben.

10.1.7 Umsetzung des Modells in die Praxis

Ich interpretiere die grundsätzlichen Behandlungsprinzipien als eine Reihe von Fragen, an die sich die Intervention zur Lösung der festgestellten Probleme anschließt.

▨ Volition

1 Was ist dem Patienten am wichtigsten und warum ist es ihm wichtig?
2 Wie weit hat der Patient das Gefühl, sein Leben selbst steuern zu können?

3 Was macht er gern und was ist sein Betätigungsmuster – passt beides zusammen?
4 Glaubt er, dass er Fähigkeiten besitzt und etwas erreichen kann?

▨ Habituation

5 Welche Rollen hat er inne, hat er überhaupt welche, und kann er sie ausfüllen?
6 Welche Rollen hat er aus seiner eigenen Sicht, welche Verpflichtungen hängen seiner Meinung nach damit zusammen?
7 Wie gut kann er seine Zeit strukturieren?
8 Hat er anpassungsfähige, akzeptable Gewohnheiten?
9 Ist er starr oder flexibel und anpassungsfähig?

▨ Performanz

10 Welche Fertigkeiten beherrscht er bezüglich sämtlicher Aspekte von Arbeit, Freizeit und Selbstversorgung?
11 Wie gut sind seine motorischen, sozialen und Verarbeitungsfunktionen in Bezug auf seine Betätigungen?
12 Hat er irgendwelche Funktionsdefizite?

(Diese Liste ist zufälligerweise der bei OCAIRS gebräuchlichen sehr ähnlich.)

10.1.8 Zusammenfassung des Modells der menschlichen Betätigung

Metamodell: Organismisch

Ursache des Problems: Wird in der Sprache des Modells als Dysfunktion der Volition, Habituation oder der Geist/Gehirn/Körper-Performanz beschrieben.

Hauptannahmen
– Der menschliche Organismus kann als offenes System gesehen werden.
– Betätigung steht im Mittelpunkt menschlicher Erfahrung, Lebensbewältigung und Zufriedenheit.
– Die Betätigungsbereiche von Arbeit, Selbstversorung und Spiel (Freizeit) entstehen und verändern sich im Laufe des Lebens.
– Betätigungsperformanz ist das Ergebnis von Interaktion eines dynamischen Systems, das sich aus Volition, Habituation und Performanz zusammensetzt.

– Der Mensch erforscht und meistert seine Umwelt. Die Umwelt bietet Möglichkeiten, verlangt aber auch Performanz.
– Die individuelle Wahrnehmung von Rückmeldung aus der Umwelt ist wesentlich für den weiteren Output an adaptiver Betätigungsperformanz.

Terminologie: Patient/Klient; Therapeut; Intervention/Behandlung; gute/schlechte Anpassung; Funktion/Dysfunktion; spezielle Terminologie des Modells (siehe vorherige Angaben).

Patient/Therapeut-Beziehung: Der Therapeut erhebt die Probleme, schlägt Intervention zur Problemlösung vor; erklärt das Modell und seine Anwendung; der Patient kooperiert oder übernimmt die Führung.

Anwendungsbeispiele: Es scheint keinerlei Einschränkungen für die Anwendung zu geben: in der Literatur wird die Anwendung bei psychischer und körperlicher Dysfunktion, bei Lernstörungen und für alle Altersgruppen angegeben. Allerdings ist das Modell wohl am wenigsten bei ausschließlich motorischen Problemen angezeigt, wo ein biomechanischer Ansatz genügt und der Einsatz des Modells zeitraubend und unpassend wäre.

Beispiele für Ansätze: Das Modell orientiert sich stark an der Anwendung von Betätigungen. Innerhalb dieses Rahmens kann alles aus organismischen Ansätzen benutzt werden, besonders kognitive und entwicklungsbezogene Techniken.

Evaluation der Ergebnisse: Der Patient zeigt Besserung bei vorher definierten Defiziten innerhalb des Volitions-, Habituations- oder Performanz-Subsystems; das Ergebnis ist größere Kompetenz und Erfolg bei Betätigungsverhalten.

Vorteile: Eine zusammenhängende Gruppe von Theorien wird als Hilfe für die Abfolge und Prioritäten der Intervention dargestellt. Psychische Aspekte bei körperlicher Dysfunktion werden erkannt. Das Modell kann bei einer großen Bandbreite von unterschiedlichen Patienten angewandt werden, besonders hilfreich kann es beim Aufrollen komplexer Problemstellungen sein. Die Motivation des Patienten wird als unerlässlich angesehen. Das Modell stellt enge Verbindungen zwischen Individuum, Aufgaben und Umwelt her. Es werden standardisierte Erhebungsinstrumente benutzt.

Nachteile: Das Modell ist auf einer unbewiesenen und bisher wenig untersuchten Hypothese über die Basis menschlichen Verhaltens begründet. Konzepte und Sprache sind komplex. Wenn es sich um ein einfaches Problem handelt, kann der gesamte Prozess zu umständlich sein, 'ein Schmiedehammer zum Knacken einer Nuss'. Der Erhebungsprozess ist gründlich, aber langwierig; als Resultat kann ein Problem zwar gut definiert, aber ein volles Behandlungsprogramm zu zeitraubend sein, als dass man es durchführen könnte. Zugang zu angemessenen Erhebungsinstrumenten ist erforderlich. Das Modell tendiert eher dazu, Dysfunktion als Problem der Volition denn als ein physiologisches zu sehen. Die Erhebung von sensorischen Fertigkeiten/Defiziten hat Schwächen. Verhaltenstechniken und analytische Techniken sind mit diesem Modell nicht kompatibel.

Literaturempfehlung

Kielhofner G. A model of human occupation. Theory and application, 2nd. edn. Baltimore: Williams & Wilkins; 1995.
Levy L. Model of human occupation frame of reference. In: Hopkins HL, Smith HD, eds. Willard & Spackman's occuparional therapy, 8th edn. Philadelphia: Lippincott.
Miller RJ, Walker KF. Perspectives on theory for the practice of occupational therapy. Gaithersburg: Aspen; 1993.
(*Anmerkung der Übersetzer*: Mehrere Erhebungsinstrumente sind in deutscher Sprache erschienen, erhältlich über Aha, Arbeitstherapeutische Initiative, Rohdehof 3, 30853 Langenhagen)

10.2 Modell der Anpassung durch Betätigung (Adaptation through Occupation)

Das Modell ist – wie Kielhofners – im Verlaufe von 15 oder mehr Jahren entstanden und gründet sich ähnlich wie dieses auf Reillys Arbeiten. Es wurde 1980 erstmals von Kathleen Reed und Sharon Sanderson in *Concepts of Occupational Therapy* vorgestellt. Die Darstellung hier bezieht sich auf die 1992 veröffentlichte dritte Auflage und auf einige Unterlagen aus der Zusammenfassung von Reed selbst (1984).

Anders als das Modell der menschlichen Betätigung ist dieses Modell prozessbestimmt, aber beiden Modellen gemeinsam ist die Sichtweise, dass Betätigung unerlässlich für die menschliche Existenz und Gesundheit ist. Reed und Sanderson benutzen eine Version des Modells der menschlichen Betätigung, in der der Mensch im Besitz von sensomotorischen, kognitiven und psychosozialen (früher inter- und intrapersonell genannten) Fertigkeiten ist, Produktivität, Freizeit und Selbstversorgung nachgeht und nach Adaptation mit der und an die Umwelt strebt (Abb. 10.**2**).

Das Modell hält sich wie Moseys streng an die Prozesse von Entwicklung, Lernen und Anpassung. Sowohl Beteiligung an Betätigungen als auch Ver-

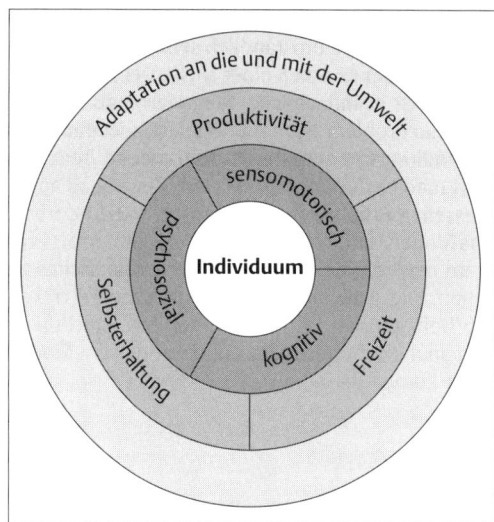

Abb. 10.**2**   Das Modell menschlicher Betätigung. (Abdruck mit Erlaubnis von Reed, *Concepts of occupational therapy*, Copyright bei Williams u. Wilkins, 1992).

änderungen der Umwelt werden als starke Mechanismen für Wandlung angesehen. Der Ansatz ist zunehmend klienten-zentriert geworden. Er ist problem-orientiert, und teilt Probleme in vier Bereiche ein: biologisch, psychologisch, sozial und betätigungs-bezogen. Der wichtigste dieser Bereiche ist der betätigungs-bezogene; die anderen überschneiden sich, so dass bio-soziale, psycho-soziale und bio-psychologische Aspekte entstehen.

Reed und Sanderson sind besonders interessiert daran, die speziellen Prozesse, Konzepte, Techniken, Anliegen, Annahmen und Ergebnissen der Ergotherapie herauszuarbeiten. Sie richten den Blick auf 'Wohlbefinden', nicht auf das medizinische Modell der 'Krankheit'. Ihre Sichtweise von Prozess und Anwendung der Ergotherapie ist bis in Einzelheiten strukturiert. Sie betonen, dass Betätigung deshalb therapeutisch wirkt, weil sie das natürliche Vehikel für normale Entwicklung und Anpassung und für das grundsätzliche Erlernen von Fertigkeiten ist. Erhebung, Entwicklung und Wiedereinüben von Fertigkeiten sollte das hauptsächliche Betätigungsfeld von Ergotherapeuten sein. Die ET kann Menschen dazu verhelfen, anpassende Reaktionen durch Beteiligung an Betätigungen zu entwickeln.

Die Schlüsselkonzepte des Modells werden im Detail dargestellt und anschließend als Annahmen formuliert, die der Praxis der Ergotherapie zu Grunde liegen. Einige der Schlüsselaussagen werden unten zusammenfassend aufgeführt.

Einzelheiten von ET-'Programmen', z. B. das Angebot, das Ergotherapeuten in verschiedenen Spezialgebieten bereithalten, werden genannt, Management-Aspekte werden untersucht, und es gibt ein erläuterndes Glossar. Der Zugriff auf dieses Modell ist relativ einfach, es findet verbreitet Anwendung. Außerdem bildet es die Grundlage für die Entwicklung des kanadischen klienten-zentrierten Modells, das später beschrieben wird.

10.2.1   Hauptannahmen

Annahmen über den Menschen

– **Ein Mensch ist**: ein bio-psycho-soziales und spirituelles Wesen; ein vereintes Ganzes; eine Energie-Einheit mit offenem System; die Gesamtsumme seiner Lebenserfahrung.
– **Ein Mensch hat**: die Kapazität zu denken und zu fühlen; Bedürfnisse; Verantwortungen; Potentiale; Grundrechte.

Annahmen über Betätigungs-Performanz

Dazu gehören Aussagen zur zentralen Rolle von Betätigungen, die das Individuum befähigen, sich ständig zu verändern und anzupassen, Verantwortung zu übernehmen und die Umwelt zu verändern, außerdem Aussagen zur Bedeutung von Betätigung beim Aufrechterhalten von Gesundheit und befriedigendem Leben. Betätigungen werden durch Umweltfaktoren beeinflusst und angeregt.

Annahmen über Betätigungs-Dysfunktion

Dysfunktion tritt auf, wenn Veränderungen (Erkrankung, Verletzung, Altern, Umwelteinflüsse) die Fähigkeit beeinträchtigen, sich durch Betätigung anzupassen und dazu seine Kenntnisse, Fertigkeiten oder Einstellungen sinnvoll einzubringen.

Annahmen über Gesundheit

Gesundheit ist eine Gesamtbedingung, die dynamisch und veränderlich ist. Krankheit wirkt sich auf Betätigungs-Performanz unterschiedlich aus, durch reduzierte Energie, Unterbrechung von Verhaltensmustern und durch Veränderung der Fähigkeit, Betätigungen auszuüben.

Annahmen über humanistische Gesundheitsversorgung

Hier handelt es sich um philosophische Aussagen, die die Person, den Therapeuten, die Bedeutung von Krankheit und die Praxis der Gesundheitsversorgung betreffen, diese Aussagen lassen sich nicht ohne Sinnverlust in der gebotenen Kürze darstellen. Daher wird hier darauf verzichtet. Die Gesamtsicht bei Reed ist optimistisch und ganzheitlich, zusammengefasst in der Aussage: 'sowohl die Person, die behandelt wird, als auch der Berufsangehörige sind ganzheitliche menschliche Wesen, die im Bemühen um Heilung interagieren'.

Annahmen über die Inanspruchnahme von Gesundheitsdiensten

Aussagen zu Rechten und Erwartungen der Patienten.

Annahmen über das Behandlungsangebot durch die Ergotherapie

Diese Aussagen beziehen sich auf die Ziele der Ergotherapie, die dem Klienten dazu verhelfen sollten:
- die höchst mögliche Ebene von Betätigungs-Performanz und anpassendem Verhalten in Einklang mit den Zielen des Klienten zu erreichen,
- in ein normales Wohnumfeld zurückzukehren, sofern möglich,
- unabhängiges, adaptives Verhalten zu erweitern und abhängiges, schlecht angepasstes oder unangepasstes Verhalten abzubauen,
- erfolgreiche Betätigungs-Performanz zu steigern und unproduktive Betätigungsperformanz zu verringern.

Behandlungsprogramme der Ergotherapie werden folgendermaßen eingeteilt:
- Prävention
- Entwicklung
- Heilung
- Anpassung der Umwelt
- Erhalt von Fähigkeiten

Annahmen über Ergotherapie

Der Nutzen von aktiver Betätigung in Zusammenhang mit Förderung der Betätigungs-Performanz und Erweiterung oder Wiedererlangen von Fertigkeiten wird beschrieben.

Therapie (in der Ergotherapie) ist der Gebrauch von gerichteter sinnvoller Betätigung, um das Gefühl von Wohlbefinden einer Person, also ihren Gesundheitszustand, positiv zu beeinflussen.

Therapeutische Betätigungen. Sie sollten eine oder mehrere Bedingungen erfüllen: bedeutungsvoll, sinnvoll, zielgerichtet, auffordernd sein. Reed erörtert die individuelle und subjektive Art von Bedeutung für Betätigungs-Performanz ausführlich und betont, dass therapeutische Aktivitäten unbedingt zielgerichtet sein müssen (Reed 1984).

Annahmen über den therapeutischen Einsatz von Betätigungen.

Diese Aussagen fassen die Begründung für den Gebrauch von Betätigungen als Therapie zusammen.

Die Umwelt. Reed und Sanderson schreiben, dass Betätigungs-Performanz durch den Kontext der Umwelt, der Lernen und Performanz steigern oder erschweren kann, beeinflusst wird. Ihrer Meinung nach ist die Analyse der Umwelt durch den Therapeuten ein wesentliches Werkzeug, um Fälle von schlechter Anpassung zu erkennen und um adaptive Performanz zu steigern und zu erleichtern. Die Umwelt kann unterteilt werden in:
- Physische Umwelt: unbelebte, nicht-menschliche und natürliche Aspekte.
- Psycho-biologische Umwelt: das Individuum selbst – das menschliche Wesen.
- Gesellschaftliche, kulturelle Umwelt: Menschen und ihre Kultur, Einstellungen, Werte und Mittel zur Strukturierung.

Betätigungen. Diese können je nach Kontext unterteilt werden in:
- Selbsterhaltung
- Produktivität
- Freizeit

und in Aufgabenkomponenten (aber jede Betätigung wird als Ganzes ausgeführt).
   Betätigungen haben drei *Performanz-Bereiche*. Jeder Bereich erfordert den Gebrauch von Fähigkeiten und *Fertigkeiten*, die folgendermaßen klassifiziert werden:
- sensomotorisch
- kognitiv
- psychosozial
   - psychisch (früher intrapersonell)
   - sozial (früher interpersonell)

Jede dieser Fertigkeiten wird unterteilt und definiert.

Die Betätigungs-Performanz erfordert drei *allgemeine Elemente*, die erlernt sind:
- Kenntnisse
- Fähigkeiten
- Einstellungen/Werte

In ihrer Zusammenfassung von 1984 beschreibt Reed auch drei *spezifische Elemente* in Bezug auf die Ergotherapie:
- Orientierung: zeitlich, örtlich, zur eigenen Person
- Ordnung: Muster und Gerichtetheit
- Aktivierung: Fähigkeit, sich zu bewegen und zu denken.

Betätigungsanpassung. Das Ziel des Menschen ist Lebenszufriedenheit durch Betätigungsanpassung. Betätigungen sollten dem Menschen ermöglichen, der Umwelt zu entsprechen und deren Anforderungen zu erfüllen durch ausgeglichene Performanz zwischen den Bereichen Selbsterhalt, Produktivität und Freizeit. Zu Betätigungen gehören bestimmte Standards, Rollen und Bedeutungen für den Menschen. Betätigungsverhalten kann mehr oder weniger gut angepasst sein:
- Angepasstes Verhalten: Benutzen von Fertigkeiten, um ausgeglichene Betätigungserfahrungen im Einklang mit sozialen Normen und Selbstzufriedenheit zu erreichen.
- Fehl-angepasstes Verhalten: ist erfolglos für die Person und nicht akzeptabel für die Gesellschaft und eventuell für die Person selbst.
- Unangepasstes Verhalten: führt nicht zu effektivem Ergebnis, ist aber nicht inakzeptabel für die Umwelt.
- Betätigungsdysfunktion: Probleme bei der Planung oder Ausführung einer Betätigung oder beim Auswerten der Rückmeldung durch die Ergebnisse.

Ergebnisse. Reed beschreibt 1984 in ihrer Zusammenfassung des Modells deutlich und klar die Ergebnisse der Ergotherapie; sie werden am besten durch Zitat dargestellt:
- Die Person wird fähig sein, Betätigungen auszuführen oder ausführen zu lassen, die ihren Bedürfnissen entsprechen und für sie selbst und die Gesellschaft annehmbar sind.
- Die Person wird die Fertigkeiten haben, die für Betätigung in ihrem Bereich der Selbstversorgung, Produktivität und Freizeit notwendig sind.
- Die Betätigungen einer Person werden so ausgeglichen sein, dass Lebenszufriedenheit, Autonomie und Bewältigung zu größtmöglicher Adaptation führen.
- Die Person wird fähig sein, sich der Umwelt anzupassen oder zu veranlassen, dass sich die Umwelt ihr selbst anpasst.

- Die Person wird fähig sein zu erkennen, wo ihre Defizite, aber auch ihre Entwicklungsmöglichkeiten liegen.
- Wenn es einer Person nicht möglich ist, Fertigkeiten selbständig auszuführen, können Hilfsmittel oder -geräte oder andere Umweltanpassungen benutzt werden. (Reed 1984)

10.2.2 Zusammenfassung des Modells der Anpassung durch Betätigung

Metamodell: Organismisch: humanistisch/entwicklungsbezogen/erziehend/adaptiv.

Ursache des Problems: Der Patient zeigt dysfunktionale, fehl- oder unangepasste Performanz: der Patient ist unfähig, eine Fertigkeit zu gebrauchen, gebraucht sie nicht, hat sie nicht entwickelt oder nie erworben.

Hauptannahmen
- Eine Person ändert sich, passt sich an, erreicht Befriedigung durch Betätigungs-Performanz in der physischen und sozio-kulturellen Umwelt.
- Betätigungsperformanz besteht aus erlernten Fertigkeiten.
- Üben von Fertigkeiten, Betätigung und Modifizierung der Umwelt kann zu Wiederherstellung von angepasster Performanz führen.

Terminologie: Patient; Therapeut; Therapie; Funktion/Dysfunktion; Anpassung/Fehlanpassung; Beschreibung der Umwelt; Betätigungen; Aufgaben; Fertigkeiten innerhalb des Modells.

Patient/Therapeut-Beziehung: Ein klienten-zentriertes partnerschaftliches Modell. Die Ziele des Klienten werden für die Prioritätensetzung der Therapie herangezogen.

Anwendungen: Bei allen Personen, die – warum auch immer – :
- Betätigungsfertigkeiten in einem der drei Bereiche nicht entwickelt haben.
- Betätigungsfertigkeiten vorübergehend oder auf Dauer verloren haben.
- spezielle Modifikation ihrer Betätigungsfertigkeiten brauchen.
- in Gefahr sind, ihre Betätigungsfertigkeiten zu verlieren. (Sanderson u. Reed 1980)

Ansätze: Jeder dem Problem angemessene ganzheitliche Ansatz. Kognitiv-verhaltensbezogene Techniken können angemessen sein, auf jeden Fall werden entwicklungsbezogene und biomechanische empfohlen. Analytische Techniken erscheinen weniger relevant, weil sie nicht mit deutlich humanistischen Ansätzen kompatibel sind und das Modell wenig Wert auf unbewusste Mechanismen legt.

Vorteile: Ein flexibler, praktischer, ganzheitlicher, klienten-zentrierter, problem-lösender Ansatz; starke, einheitliche Darstellung ergotherapeutischer Theorie; mit einer großen Anzahl von Techniken kompatibel. Konzentriert sich auf 'Wohlbefinden', nicht auf 'Krankheit'.

Nachteile: Nur wenige bekannt: berücksichtigt unbewusste Motivation nicht und sagt wenig über Gruppenprozesse, die nicht auf zielgerichteten Betätigungen basieren. Es ist vorwiegend körperorientiert.

Literaturempfehlung

Reed KL, Sanderson S. Concepts of occupational therapy, 3rd edn. Baltimore: Williams and Wilkins; 1992.

10.3 Kanadisches Modell der Betätigungs-Performanz (Canadian Model of Occupational Performance)

Das kanadische Modell der Betätigungs-Performanz (*Canadian Model of Occupational Performance*, CMOP, Richtlinien für klienten-zentrierte Praxis) ist aus einer gemeinsamen Initiative des kanadischen Ergotherapie-Verbandes und des '*Canadian Department of National Health and Welfare*' (kanadisches Institut für nationale Gesundheit und Wohlfahrt) (1983) entstanden.

Es begann mit dem Versuch, klare Richtlinien für die Praxis zu schaffen und dabei Dinge mit einzubeziehen, mit denen man Standards setzen und Qualitätssicherung fördern konnte. Das Hauptanliegen bestand darin, ein Ergebnis-Messinstrument für die Ergotherapie zu entwickeln.

Die Arbeitsgruppe veröffentlichte einen Bericht, der konzeptionelle Aussagen zur Philosophie und zu den Prinzipien der Ergotherapie verband mit praktischen Richtlinien für Befunderhebung und Intervention auf der Grundlage des ergotherapeutischen Prozesses und eines klienten-zentrierten Ansatzes. Beinahe zufällig stellte sie fest, dass sie dabei war, ein Modell zu erarbeiten.

Die Arbeitsgruppe erforschte die verfügbare Literatur zu theoretischen und philosophischen Konzepten der Ergotherapie, das Modell stützt sich jedoch hauptsächlich auf die von Reed und Sanderson formulierten konzeptionellen Grundlagen zur Praxis und deren Sichtweise der Betätigungs-Per-

formanz, nämlich die Balance zwischen Arbeit, Freizeit und Selbstversorgung. Anpassung wird verstanden als 'zentrales einheitliches Konzept in der klienten-zentrierten Praxis der Ergotherapie' (CAOT 1991).

Das Modell ist in Abbildung 10.3 dargestellt. Es sollte mit Abbildung 10.2 verglichen werden, mit der Version von Reed und Sanderson.

Der detaillierte Bericht zum konzeptionellen Rahmen (Arbeitsgruppenbericht 1983) hat fünf Elemente:

– Der Wert des Menschen
– Ganzheitliche Sichtweise der Person
– Modell der Betätigungs-Performanz
– Therapeutische Nutzung von Aktivitäten
– Entwicklungsperspektive.

Law et al. fassen die konzeptionellen Grundlagen des Modells in einer Reihe von Auffassungen zusammen, die für die Ergotherapie bedeutsam sind (1990):

– dass der individuelle Klient ein wesentlicher Teil der ergotherapeutischen Praxis ist,
– dass der Klient ganzheitlich behandelt werden sollte,
– dass Aktivitätsanalyse und -anpassung benutzt werden können, um Änderungen in der Performanz eines Klienten zu bewirken,
– dass der Entwicklungsstand des individuellen Klienten ein wichtiger Gesichtspunkt für die Therapie ist,

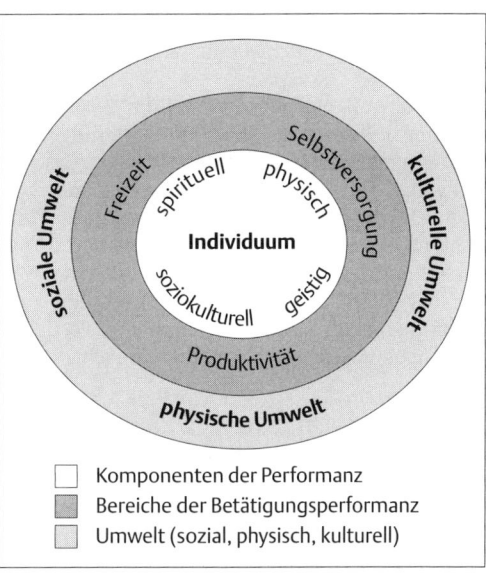

Komponenten der Performanz
Bereiche der Betätigungsperformanz
Umwelt (sozial, physisch, kulturell)

Abb. 10.3 Das kanadische Modell der Betätigungs-Performanz (Aus *Guidelines for Client-Centred Practice of Occupational Therapy*, 1983. Abdruck mit Genehmigung des *Minister of Supply and Services Canada*, 1996.)

– dass die Rollenerwartungen des Klienten in die Überlegungen einbezogen werden müssen, wenn seine Performanz evaluiert wird. (Law et al. 1990)

Das Modell beschreibt auch – und folgt dabei wiederum Reed – die Wichtigkeit der Performanz-Komponenten (physisch, geistig, sozio-kulturell, spirituell) und der Umwelt (physische, soziale, kulturelle) und betont dabei den Zusammenhang zwischen sinnvoller Betätigung und Gesundheit. Spätere Neufassungen der Richtlinien (1986 und 1991) haben die Konzepte und Prinzipien präzisiert, und das ursprünglich konzeptionelle Modell ist jetzt zu einem Praxis-Modell (Ergotherapie-Modell) geworden.

Als konzeptionelles Modell bietet das kanadische Modell der Betätigungs-Performanz nützliche Aussagen zu grundsätzlichen ergotherapeutischen Prinzipien und Denkweisen, außerdem eine sehr klare Darstellung des ergotherapeutischen Prozesses. Ein besonderes Merkmal ist der streng klienten-zentrierte Ansatz.

In einer Kritik dieses Modells zeigen McColl und Pranger (1994) einige Ungereimtheiten und Schwächen des Praxis-Modells auf, bestätigen aber, dass das konzeptionelle Modell nützlich ist.

Man kann fragen, warum die kanadische Arbeitsgruppe eine neue Version schaffen wollte, wo doch das Modell von Reed und Sanderson inzwischen gut entwickelt ist und die Verbindungen zwischen Theorie und Praxis klar darlegt. Möglicherweise wollte sie die ziemlich kompakte Originalversion vereinfachen, da sie etwas schwierig für diejenigen zu erfassen ist, die nicht so versiert im Umgang mit Theorie sind.

Aber obwohl es diesem Modell im Vergleich zu anderen teilweise an Konzeptualisierung fehlt und es nicht schlüssig die Verbindung zwischen sinnvoller Aktivität und verbesserter Gesundheit oder Performanz erklärt, ist es dennoch ganz offensichtlich ein ergotherapeutisches Modell. Mit der Entstehung des Modells (beeinflusst durch das Modell der menschlichen Betätigung) wurden auch Zusammenhänge zwischen Aktivitäten, Fertigkeiten, Anpassung und Bewältigung erforscht.

10.3.1 Ergotherapeutischer Prozess

Dieses Modell ist prozessgesteuert; die Wahl des Ansatzes ergibt sich aus der Erhebung. Der ergotherapeutische Prozess wird mit Hilfe eines systemischen Ansatzes beschrieben. Das zugehörige Flussdiagramm zeigt deutlicher als viele der linearen Prozessmodelle die Rückmeldeverbindungen zwischen den einzelnen Stadien, obwohl die Grundsta-dien des Prozesses ähnlich sind. Zur Durchführung jedes Behandlungsstadiums werden spezielle Anleitungen gegeben. Diese Klarheit macht es zu einem brauchbaren Mittel, um anderen die notwendigen praktischen Elemente zu verdeutlichen; es gibt Ergotherapeuten eine Struktur für Erfolgsnachweis und Qualitätssicherung, die auf der 'Struktur/Prozess/Ergebnis-Formel' nach Donabedian (1980) aufbaut.

Eckpunkte sind: dass die Behandlungsplanung auf der Erhebung der Bedürfnisse aufbauen muss, dass sie den speziellen Ergotherapie-Plan deutlich machen und aufzeigen sollte, wie dieser mit anderen Interventionen zusammenhängt, und – besonders wichtig – dass sie den Klienten in die Erstellung und Durchführung mit einbezieht.

10.3.2 Zielsetzung

Der Klient sollte so weit wie möglich selbst die Prioritäten und die anzustrebenden Ziele setzen. Die Ziele sollten einzeln mit jedem Klienten entsprechend seiner Situation ausgehandelt werden. Ziele beziehen sich auf Wiederherstellung, Erhalt und Entwicklung von Funktionen und auf die Prävention von Dysfunktion.

10.3.3 Auswahl des Bezugsrahmens

Ein Bezugsrahmen wird definiert als 'ein theoretischer Entwurf, innerhalb dessen therapeutische Planung geschehen kann. Der gewählte Rahmen hängt von der Situation, den Ressourcen und der Ausbildung und Erfahrung des Therapeuten ab' (CAOT 1991). Um ganzheitlich mit den Bedürfnissen des Klienten umzugehen, kann mehr als ein Bezugsrahmen (Ansatz) notwendig sein.

10.3.4 Intervention

Grundsätzliche Elemente werden beschrieben, dazu gehören:

Spiritualität. Das Bedürfnis, den Sinn des Lebens zu verstehen, sowie sich selbst und die eigene Erfahrung als menschliches Wesen zu durchschauen, wird für wichtig gehalten. Therapeuten sollten dem Klienten Gelegenheit geben, sich mit existentiellen Themen wie Leiden, Schuld und Vergebung, Freude, Freiheit oder Einsamkeit zu beschäftigen. Dabei wird auf die Schwierigkeit und Sensibilität dieses Prozesses hingewiesen.

Motivation. In der Ergotherapie steht die Motivation in enger Verbindung mit Erfahrungen bei der Beteiligung an sinnvollen, persönlich relevanten und bedeutungsvollen täglichen Aktivitäten.

Die therapeutische Beziehung. 'Ein zielgerichteter Austausch, der den Klienten aus einem Abhängigkeitsverhältnis zu funktioneller Autonomie führt.' Es handelt sich um eine persönliche und therapeutische Beziehung, in der sich folgende Faktoren vereinen: die Protagonisten (Therapeut und Klient); Grundlagen (gegenseitiges Vertrauen, nicht-wertende Haltung und weitere Anteile von klientenzentrierter Beziehung – siehe Seite Kapitel 6 und 8); Prozess der Beziehung (beginnen; arbeiten; beenden).

Der Lehr/Lern-Prozess. Er steht im Mittelpunkt, um dem Klienten zum Entwickeln, Ändern und Anpassen zu verhelfen.

Ethik. Humanistische Werte liegen ihr zu Grunde.

Evaluation wird als wichtig angesehen. Sie dient dem Nachweis sowohl von der Effektivität, mit der der ergotherapeutische Prozess ausgeführt wurde, als auch vom Erreichen der Ziele, die am Anfang der Behandlung festgelegt wurden. Für diesen Prozess gibt es in dem Modell Richtlinien.

(*Anmerkung der Übersetzer*: Das inzwischen weiterentwickelte Modell ist ausführlich und aktuell in dem Buch '*Enabling Occupation. An Occupational Therapy Perspective*' (CAOT 1997) dargestellt.)

10.3.5 Ergebnis-Messinstrumente

Die Arbeitsgruppe berichtete in ihrer zweiten Veröffentlichung *Towards Outcome Measures in Occupational Therapy'* (Entwicklung von Instrumenten zur Ergebnismessung in der Ergotherapie) ausführlich über die Probleme und die Komplexität der Suche nach einem zufrieden stellenden Messinstrument. Law und Kolleginnen beschreiben die Entwicklung des '*Canadian Occupational Performance Measure*' (kanadisches Instrument zu Messung der Betätigungs-Performanz) (COPM). Eine Zusammenfassung wird im Handbuch vorgestellt (zweite Auflage 1994); darin wird beschrieben, dass 136 verschiedene Instrumente durchgesehen wurden, von denen wiederum 54 in Bezug auf 10 Kriterien genauer untersucht wurden. Da kein Instrument zufrieden stellend oder zur Adaptation geeignet schien, entwickelte die Gruppe ihr eigenes.

Das COPM ist ein Kriteriums-Messinstrument, das auf der Selbsteinschätzung des Klienten bezüglich seiner Probleme und Prioritäten beruht. Die dritte Auflage des Handbuchs und die Erfassungsbögen liegen seit 1999 in deutscher Sprache vor.

Die Erhebung und das Errechnen der Werte ist einfach durchzuführen, es braucht zwar etwas Übung aber kein spezielles Training. Es geschieht in fünf Schritten:

Problemdefinition. Der Klient berichtet über die drei Bereiche Selbstversorgung, Produktivität und Freizeit und zeigt auf, wo er Probleme hat; er stuft die derzeitige Wichtigkeit für ihn auf einer Skala von 1 bis 10 ein. Wenn es mehr Probleme gibt, als am Anfang bewältigt werden können, werden die zurzeit weniger wichtigen zur späteren Behandlung zurückgestellt.

Problembewertung. Der Klient wird gebeten, seine derzeitige Performanz einzustufen und zwar wiederum auf einer Skala von 1 bis 10, und anschließend seine Zufriedenheit mit der Performanz.

Die Wahrnehmung des Klienten wird als gültig angesehen, ohne dass zu diesem Zeitpunkt ein objektiver Test vorgenommen wird. Wenn der Klient nicht fähig ist zu antworten, kann eine Betreuungsperson einspringen; dies ist allerdings weniger befriedigend, da die Subjektivität eingeschränkt wird.

Werte errechnen. Eine einfache Rechnung ermöglicht dem Therapeuten, für jede Aktivität die Werte als Ausgangsbasis für die Intervention zu ermitteln.

Die Zielplanung kann dann nach Prioritäten vorgenommen werden. Das COPM wird als erste Orientierung bei der Zielplanung angesehen, nicht als Ersatz für andere Befunderhebungen, die zur genaueren Untersuchung eines Problems nötig werden können, sobald die Prioritäten feststehen.

Erneute Erhebung. Diese Erhebung stellt ein Ergebnis-Messinstrument dar, das die Besserung der Performanz und der Zufriedenheit aus Sicht des Klienten erfasst, sobald die Intervention beendet ist.

Abschluss-Untersuchung. Klient bzw. Betreuer werden gefragt, ob noch weitere Probleme bestehen; wenn dies der Fall ist, werden Erhebung und Intervention erneut durchgeführt.

Die COPM-Erhebung ist einfach, verhältnismäßig schnell durchzuführen, kann bei sehr unterschiedlicher Klientel angewandt werden und lässt leicht die Behandlungsprioritäten erkennen. Sie kann in allen Performanzbereichen die speziellen Probleme herausfinden. Probleme, die dem Klienten nicht relevant oder wichtig erscheinen, werden nicht weiter beachtet. Die Aufmerksamkeit von Klient und

Therapeut ist auf den Problemlöseprozess gerichtet, die Relevanz der Therapie ist gegeben, Ergebnismessungen sind eingebaut.

Das COPM ist ein flexibles, problem-orientiertes Instrument, das in unterschiedlichen Settings benutzt werden kann, nicht nur beim Modell der Betätigungs-Performanz.

10.3.6 Zusammenfassung des kanadischen Modells der Betätigungs-Performanz

Metamodell: Holistisch: das Modell geht von einer umfassenden Sichtweise des Menschen aus, es integriert den spirituellen Erfahrungsaspekt. Wesentlich sind Prozesse der Entwicklung, des Lernens und der Adaptation.

Ursprung des Problems: Im Allgemeinen kommen Probleme durch ein Ungleichgewicht zwischen geistigen, physischen, spirituellen und sozialen Aspekten der betreffenden Person zustande, was zu Performanz-Schwierigkeiten oder -Defiziten führt. Dieses Modell konzentriert sich jedoch weniger auf den Ursprung der Probleme der Dysfunktion als auf Abläufe, die zur Heilung führen.

Hauptannahmen: Ein ganzheitlicher Mensch braucht ganzheitliche Therapie; der Ansatz ist klienten-zentriert; individuelle Rollen, Umwelt und Erfahrungen müssen berücksichtigt werden; Aktivitäten sind wertvoll als Therapie; der Entwicklungsstand muss berücksichtigt werden.

Terminologie: Richtlinien; klienten-zentrierte Praxis; Betätigungs-Performanz; Dysfunktion; Adaptation; COPM.

Patient/Therapeut-Beziehung: stark klienten-zentriert; Ziele müssen vom Klienten gesetzt werden.

Ansätze: Je nach vom Klienten identifizierten Problemen; müssen aktivitäts-orientiert sein. Dazu gehören z. B. Betätigungs-Performanz; sensorische Integration; neurophysiologische Entwicklung, Verhaltensorientierung, Psychodynamik.

Anwendungsbeispiele: Breite Anwendung; eventuell weniger geeignet, wenn der Klient nicht am Zielplanungsprozess beteiligt werden kann, allerdings kann ein Betreuer den Klienten vertreten.

Vorteile: Beruht deutlich auf dem ergotherapeutischen Prozess und der Betätigungs-Performanz; bezieht den Klienten zu jeder Zeit mit ein; flexibel, praktisch, leicht zugänglich; vermeidet Fachsprache; erläutert Ergotherapie für andere; bietet Standards und Ergebnismessungen.

Nachteile: Das Praxismodell ist noch in der Entwicklung, es fehlt ihm möglicherweise an akademischer Genauigkeit und Geschlossenheit.

Literaturempfehlung

Canadian Association of Occupational Therapists. Occupational therapy guidelines for client centred practice. Ontario: CAOT; 1991.
Enabling Occupation: An Occupational Therapy Perspective. Canadian Association of Occupational Therapists, 1997.
Law M et al. The Canadian occupational performance measure: an outcome measure for occupational therapy. CJOT. 1990: 2; 82.
Law M et al. Canadian occupational performance measure (Manual), 2nd edn. Toronto: CAOT publications. 1992.
McColl MA, Pranger T. Theory and practice in the occupational therapy guidelines for client centred practice. CJOT. 1994; 5: 250.
(*Anmerkung der Übersetzer*: COPM dritte Auflage in deutscher Sprache erhältlich über Aha, Arbeitstherapeutische Initiative, Rohdehof 3, 30853 Langenhagen)

10.4 Modell der Anpassungs-Fertigkeiten (Concept of Adaptive Skills)

Im Gegensatz zu den bisher vorgestellten Modellen ist das von Ann Cronin Mosey vorgestellte hauptsächlich auf die psychiatrische Praxis bezogen. Sie entwickelte ihre Ideen zuerst Ende der 60er und Anfang der 70er-Jahre; ihr wichtiges Buch *Psychosocial Components of Occupational Therapy* (Psychosoziale Komponenten der Ergotherapie) (1986) stellt eine Synthese ihrer früheren Ideen dar. Ebenso wie Reed sieht sie Ergotherapie als hauptsächlich mit Fertigkeiten und Adaptation befasst, und sie hat feste Ansichten bezüglich legitimer Werkzeuge und Anliegen der Ergotherapie. Sie benutzt wie Kielhofner die systemische Sprache mit Input, Throughput, Output und Feedback, um den Ergotherapie-Prozess zu beschreiben. Sie selbst benutzt für ihre Ideen nicht das Wort 'Modell', weil sie diesen Ausdruck für eine höhere Ebene bewahrt, die andere 'Paradigma' nennen. Von der Struktur und Integration her ist es im Vergleich zu anderen hier beschriebenen aber durchaus als Modell zu bezeichnen.

In ihrem Modell geht es um Probleme der psychosozialen Funktion. Sie erklärt sie entweder als erworbene Fehlanpassungen oder als Mangel an Fertigkeiten. Dadurch sind die Handlungsplanung und -durchführung, Interaktion oder die Fähigkeit, Bedürfnisse zu erkennen und zu befriedigen, betroffen.

In diesem Zusammenhang nennt sie vier Performanz-Komponenten:
- sensorische Integration
- kognitive Funktion
- psychische Funktion
- soziale Interaktion

Diese vier Komponenten kommen in fünf Betätigungsbereichen vor:
- in der familiären Interaktion
- bei Aktivitäten des täglichen Lebens
- in der Schule/bei der Arbeit
- bei Spiel/Freizeit/Erholung
- bei der zeitlichen Anpassung

Betätigungs-Performanz findet innerhalb der Umwelt statt, die man in *kulturelle, soziale* und *physische Umwelt* einteilen kann.

10.4.1 Drei Bezugsrahmen

Drei Bezugsrahmen werden für die Anwendung in der psychiatrischen Ergotherapie vorgestellt. Alle drei befassen sich mit dem Einsatz von Aktivitäten als Mittel zur Fertigkeits- oder Rollenentwicklung.

Der *analytische Bezugsrahmen* wird empfohlen, wenn man mit Patienten zu tun hat, in deren Lebenssituation es Schwierigkeiten mit 'allgemeinen Dingen' gibt. Damit sind Realität, Vertrauen, Intimsphäre, Angemessenheit, Abhängigkeit/Unabhängigkeit, Sexualität und Aggression gemeint. Moseys Interpretation des analytischen Ansatzes ist eklektisch, er scheint eher auf Objektbeziehungs- als auf freudschen Theorien zu beruhen.

Der *lerntheoretische Bezugsrahmen* hat eine kognitive/verhaltensorientierte Basis und befasst sich hauptsächlich mit dem Erlernen von Fertigkeiten und Rollen.

In der *Rekapitulation der Ontogenese* benutzt Mosey einen entwicklungsbezogenen/humanistischen Bezugsrahmen, aber verbindet ihn mit Elementen der kognitiven Theorie und der des sozialen Lernens. Sie benennt sechs *Anpassungs-Fertigkeiten* (ursprünglich sieben; die Trieb-/Objekt-Fertigkeit wurde später weggelassen). Diese Fertigkeiten werden nacheinander erworben und sind universell. Es sind (Mosey 1986):
- Die sensomotorische Fertigkeit. Die Fähigkeit, vestibuläre, propriozeptive und taktile Information zu empfangen, zu selektieren, zu kombinieren und zu koordinieren.
- Die kognitive Fertigkeit. Die Fähigkeit, sensorische Information zu empfangen, gedanklich zu repräsentieren und zu ordnen, um denken und Probleme lösen zu können.

- Die dyadische Interaktionsfertigkeit. Die Fähigkeit, an unterschiedlichen dyadischen (Zweier-) Beziehungen teilzunehmen.
- Die Gruppen-Interaktionsfertigkeit. Die Fähigkeit, an Aktivitäten unterschiedlicher Gruppen teilzunehmen.
- Die Eigenidentitäts-Fertigkeit. Die Fähigkeit, sich selbst als relativ autonome, ganzheitliche und akzeptierte Person, die Beständigkeit und Kontinuität über längere Zeit hat, wahrzunehmen.
- Die sexuelle Identitätsfertigkeit. Die Fähigkeit, seine eigene Sexualität als gut zu empfinden und zu einer relativ langen sexuellen Beziehung zu kommen, die sich an gegenseitiger sexueller Befriedigung orientiert.

(Zur Beachtung: diese Aufzählung ist aus Moseys Veröffentlichung von 1986 entnommen und unterscheidet sich von ihren früheren Definitionen in kleinen aber signifikanten Aspekten.)

Diese Anpassungs-Fertigkeiten setzen sich aus Teilfertigkeiten zusammen und diese wiederum aus Fertigkeitskomponenten. Der wahrscheinlich interessanteste und brauchbarste Aspekt des Modells ist die Analyse jeder der sechs Fertigkeiten als jeweils eine Entwicklungssequenz, die mit den chronologischen Entwicklungsstufen, in denen jede Fertigkeit voll ausgeprägt wird und ihr Anpassungs-Potential erhält, in Zusammenhang steht. Durch eine Befunderhebung der Funktionsstufe kann man Entwicklungsalter oder -stufe für den Betreffenden in jeder Fertigkeit feststellen. Dadurch können Aktivitäten und Interaktionen auf der richtigen Stufe ausgewählt werden, so dass frühere Fertigkeiten vor späteren erlernt werden können, um die richtige Entwicklungsabfolge einzuhalten. (Dies ist ähnlich wie bei Allen (1985), die ein Kognitions-/Entwicklungssystem vorstellt, das strukturierte Aktivitäten sehr gut nutzt, die auf festgelegte Stufen abzielen; siehe nächstes Modell).

Erhebungen und Intervention beziehen sich auf diese Bereiche (Stufen) und hängen von der Art der Dysfunktion ab; mehrere standardisierte Tests gehören dazu.

Wie Reed und Kielhofner zitiert auch Mosey hier Reilly und betont dabei den Einsatz von Aktivitäten, sowohl für Einzelne als auch für strukturierte Gruppen. Experimentelles Lernen durch Aktivitäten, Interaktionen und Gruppenarbeit wird als Mittel zur Entwicklung von Anpassungsreaktionen oder zur Verbesserung von Fertigkeiten angesehen.

Wie Reed beschäftigt sich Mosey eher mit 'Wohlbefinden' als mit 'Krankheit' und erstellt ein Liste mit 'Gesundheitsbedürfnissen', die der Therapeut kennen und versuchen sollte, sie in seinem ergotherapeutischen Programm umzusetzen. Es scheint, als ob Mosey wegen ihres psychiatrischen

Hintergrundes beabsichtigt, mit dieser Liste gegen Beziehungen und Programme, die die Hospitalisierung fördern, anzugehen.

Diese Liste hat Ähnlichkeit mit Maslows Bedürfnishierarchie, sie enthält:

- psycho-physische Bedürfnisse (psychische, umweltbezogene)
- zeitliche Ausgewogenheit und Regelmäßigkeit (unterschiedliche Muster für Betätigung und Zeiteinteilung)
- Sicherheit (physisch und emotional)
- Liebe und Akzeptanz (Klient/Therapeut-Beziehung)
- Gruppenzugehörigkeit (etwas miteinander teilen)
- Meistern (erfolgreiche Teilnahme an Aktivitäten)
- Ansehen (eine wertgeschätzte, lohnende Rolle)
- sexuelle Bedürfnisse (Bedürfnisse erkennen; dazu verhelfen, Bedürfnisse zu erfüllen)
- Freude (individuelle Definition des Klienten)
- Selbstzufriedenheit (sinnvolle Aktivitäten und Beziehungen)

Mosey stellt Ergotherapie differenziert und gut begründet dar, was hier nicht auf wenigen Seiten wiedergegeben werden kann. Ihre Ideen sind pragmatisch, und denjenigen, die sie interessant finden, wird empfohlen, sich ihr Buch zu besorgen. (Mosey gibt keine visuelle Darstellung ihrer Vorstellungen, und es wäre vermessen, eine zu erfinden.)

10.4.2 Zusammenfassung des Modells der Anpassungs-Fertigkeiten

Metamodell: Organismisch. Reed (1984) kritisiert an dem Modell, dass es philosophisch inkonsequent ist, weil es deterministische Elemente aus Behaviorismus und analytischer Theorie mit entwicklungsbezogenen/humanistischen Theorien kombiniert. Obwohl Mosey drei Bezugsrahmen vorstellt, impliziert sie doch nicht, dass alle drei gleichzeitig angewandt werden, sie sieht sie eher als Alternativen, die sich pragmatisch auf einen Problemlöse-Ansatz je nach Bedürfnis des Klienten stützen. Das Modell bleibt aber grundsätzlich holistisch.

Ursprung des Problems: Mangel an Anpassungs-Fertigkeiten aufgrund von inkorrektem oder unvollständigem Lernen; unterbrochene Reifung oder unvollständige Entwicklungsabfolge; Belastung durch die Umwelt; physische oder psychische Anomalie.

Hauptannahmen:
- Anpassungs-Fertigkeiten werden zur zufrieden stellenden Performanz von Aktivitäten und Interaktionen erworben.
- Anpassungs-Fertigkeiten sind erlernt und können in entwicklungsbezogener Abfolge trainiert oder wiedererworben werden.
- Therapeutische Aktivitäten und Interventionen sollten so festgelegt werden, dass sie zum derzeitigen Entwicklungsstand des Betroffenen passen, mit Erreichen jeder weiteren Stufe müssen sie fortschreiten.

Terminologie: Klient/Patient; Therapeut; anpassende Fertigkeiten; Funktion/Dysfunktion; gute/ schlechte Anpassung.

Patient/Therapeut-Beziehung: Der Therapeut erhebt den Befund und schafft die notwendige Intervention; der Patient kooperiert und kann bei der Zielfestlegung behilflich sein. Betont werden der Wert einer zu schaffenden vertrauensvollen und zugewandten Beziehung und der bewusste Einsatz der eigenen Person durch den Therapeuten als therapeutisches Mittel.

Anwendungsbeispiele: Sowohl akute als auch längerfristige psychische Störungen. Menschen mit Symptomen von psychischer Dysfunktion.

Ansätze: Analytische; lerntheoretische; entwicklungsbezogene.

Beispiele für Techniken: Die zum jeweiligen Ansatz passenden. In der Rekapitulation der Ontogenese beziehen sie sich auf die sechs Anpassungs-Fertigkeiten, darunter: Aktivitäten zur Förderung der sensorischen Integration; kognitive Aktivitäten; perzeptive Aktivitäten; Zweier- und Gruppenaktivitäten und -interaktionen; Aktivitäten zur Hebung des Selbstbildes und der Identität; sexuelle Beratung und interaktives Rollenspiel; Lerntechniken für Verhalten; soziales Modellieren.

Vorteile: Ein flexibler und undogmatischer Ansatz, der gut bei psychosozialer Dysfunktion angewandt werden kann. Auf Aktivität basierend. Stellt fest, dass Fortschritt nicht erreicht werden kann, wenn die Person nicht auf der entsprechenden Entwicklungsstufe steht – identifiziert die Stufe, hilft bei der korrekten Auswahl der Aktivität in korrekter Abfolge. Gut brauchbar für Klienten auf der unteren Funktionsebene.

Nachteile: Die deutlich psychosoziale Ausrichtung bedingt eingeschränkte Anwendung bei physischen Erkrankungen.

Literaturempfehlung

Miller RJ, Walker KF. Perspectives on theory for the practice of occupational therapy. Gaithersburg: Aspen; 1993.
Mosey AC. Activities therapy. New York: Raven Press; 1973.
Mosey AC. Occupational therapy: configuration of a profession. New York: Raven Press; 1981.
Mosey AC. Psychosocial components of occupational therapy. New York: Raven Press; 1986.

10.5 Modell der kognitiven Behinderung (Cognitiv Disability Model)

Dieses Modell wurde über die letzten 20 Jahren in den USA von Claudia Allen entwickelt, ursprünglich als Alternativmodell zur Behandlung chronisch psychisch Kranker, besonders für jene, deren Schädigung zur Unfähigkeit führt, Dinge des täglichen Lebens zu bewältigen. Es ist begrenzter als andere Modelle in diesem Kapitel, aber es hat die Sichtweise der therapeutischen Aktivitäten mit ihnen gemein.

Allen erkannte, dass der Rehabilitationsprozess – mit der implizierten Annahme, dass er zur Heilung führt – und das traditionelle 'Erweitern der Fähigkeiten' als Mittel zur Besserung bei Patienten mit chronischen Störungen, bei denen sich die kognitiven Funktionen eher verringern oder sogar verfallen, nicht zum erwarteten Ergebnis führte.

Diese Erkenntnis, bei der Allen sich auf Theorien der kognitiven, entwicklungsbezogenen und biologischen Sichtweisen der Psychologie stützt, brachte sie dazu, die Konzepte, auf die sich die traditionelle Therapie stützt, in Frage zu stellen. Ihre Schlussfolgerungen wurden als radikal angesehen, als sie sie vorstellte, und werden von Einigen immer noch als kontrovers empfunden.

Sie entwickelte den Begriff der 'kognitiven Behinderung': 'eine Einschränkung der willentlichen motorischen Handlung, die von physischen oder chemischen Strukturen des Gehirn herrührt und zu beobachtbaren Einschränkungen des routinemäßigen Verhaltens führt' (Allen 1985).

Allen stellte die Hypothese auf, dass kognitive Behinderung tatsächlich von einer Hirnschädigung herrührt, sei es chemisch (vorübergehend oder dauernd) oder anatomisch. Diese Schädigung reduziert die normale Funktion. Sechs Ebenen der kognitiven Funktion wurden von ihr festgestellt und beschrieben (Box 10.**1**).

Allen hält sich an Modelle der Informationsverarbeitung und beschreibt die folgenden Faktoren als Teile bei der Performanz von Aufgaben: Aufmerksamkeit für sensorische Reize; motorische Aktionen; bewusste Wahrnehmung; Sinn; Erfahrung; Prozess; Zeit.

Der besondere – und seinerzeit kontrovers diskutierte – Teil ihrer Theorie war die Ansicht, dass ein Mensch nur innerhalb der Grenzen seiner kognitiven Entwicklungsstufe funktionieren kann und dass man nicht erwarten darf, dass er auf einer höheren Stufe funktioniert, wenn nicht eine fundamentale Änderung eintritt, sei es durch Medikation oder Rückbildung der Krankheit. Sie schuf aufgabenbezogene Tests, mit deren Hilfe sie die Ebene der kognitiven Funktion erfassen konnte.

Allen formuliert ihre These recht kühn: 'Therapeuten könnten annehmen, dass die Beschreibung von sechs Ebenen darauf hindeutet, ihre Bemühungen sollten jeweils auf die Erreichung einer höheren kognitiven Ebene gerichtet sein. Diese Annahme enthält eine Frage: kann Ergotherapie die kognitive Ebene verändern? Die Antwort ist nein, jedenfalls zurzeit' (Allen 1985).

Sie führt weiter aus, dass es keinen Sinn macht, Menschen mit kognitiver Behinderung zu verwirren und zu frustrieren, indem man sie mit schwierigen Aufgaben konfrontiert, die sie nicht bewältigen können. Stattdessen sollten die Aufgaben, Werkzeuge und die Umwelt sehr genau strukturiert sein, um die Defizite der Personen zu kompensieren und optimale Performanz auf der jeweiligen Ebene zu ermöglichen.

Allen hat ihre Theorien seit der ersten Vorstellung verfeinert und weiterentwickelt. Sie sind auch auf anderen Gebieten als der Psychiatrie angewandt worden, zum Beispiel bei der Behandlung von Schädelhirntraumen und bei Insult, bei Lernstörungen, Demenz und solchen Störungen, bei denen kognitive Behinderung ein Merkmal ist.

10.5.1 Aufgaben- und Umweltanalyse

Auf der jeweiligen Ebene werden verschiedene Arten von Aufgaben, Informationsvermittlung, Werkzeug und Material sowie Umweltsignale benötigt. Diese werden differenziert beschrieben und sind auch unabhängig von diesem Modell interessant, da sie ein klares Beispiel für den ergotherapeutischen Ansatz bei der therapeutischen Anwendung und Anpassung der Aktivität bieten.

Allen hat ihr Modell im Kontext der Langzeit-Psychiatrie entwickelt. Vielleicht liegt darin der Grund, dass sie die Anwendung einfacher Werkarbeiten, die auch sonst in großen Institutionen zum Einsatz kommen, benutzt hat, sowohl als Mittel der Befunderhebung als auch, um die notwendigen Adaptationen für die jeweilige Stufe aufzuzeigen.

Einigen Therapeuten war dieser spezielle Gebrauch von traditionellem Handwerk willkommen, andere, die weniger von Mosaikbildern und Lederarbeiten halten, empfanden dies als sehr einschränkend; dennoch lässt sich der generelle Ansatz leicht auf einfache Alltagsdinge wie z. B. Kochen übertragen.

Box 10.1 Sechs kognitive Ebenen

Ebene 1: Reflexe (automatische Aktionen)
Der Mensch scheint sich der äußeren Umgebung oder der Reize nicht bewusst. Nur einfache, einzelne, automatisierte, grobe Bewegungsmuster werden initiiert. Kein Versuch, eine konstruktive Aufgabe anzugehen, kann unternommen werden; Ein-Wort-Anweisungen können eine automatische Reaktion hervorrufen. Vorgemachte Handlungen werden nicht nachgeahmt.

Ebene 2: Bewegung (Haltungsaktionen)
Der Mensch beachtet die eigenen Bewegungen, oder die anderer, oder die von Objekten. Bewegung folgt einfachen groben Mustern wie herumlaufen oder schaukeln, ohne einen Zweck außer dem des Wohlfühlens. Einige Handlungen werden eventuell nachgeahmt, aber nur wenig oder keine sinnvolle Aufgabenperformanz wird erreicht.

Ebene 3: Sich wiederholende Handlungen (manuelle Aktionen)
Objekte sind das Zentrum der Aufmerksamkeit und werden wiederholt angesehen oder zur Hand genommen, allerdings mit wenig Sinn. Objekte werden als von der eigenen Person unabhängig erkannt, aber der Patient bemerkt andere Personen oft nicht und ist allgemein desorientiert. Sehr einfache, sich wiederholende Handlungen können bei genauer Instruktion und Anleitung versucht werden, aber die Aufmerksamkeitsspanne ist sehr kurz.

Ebene 4: Endprodukt (zielgerichtete Aktionen)
Der Mensch kann aufmerksam für materielle Elemente seiner Umwelt sein, so lange diese sich innerhalb seiner Sicht- und Reichweite befinden. Ein Gegenstand außer Sichtweite 'verschwindet' und wird nicht gesucht. Eine sehr gut bekannte Aufgabe kann bewältigt oder ein einfaches Muster oder eine Aufgabe schrittweise mit verbaler Begleitung verfolgt werden. Aufgabenbewältigung führt zu Zufriedenheit. Beurteilung ist kaum und Problemlösung gar nicht vorhanden.

Ebene 5: Variationen (erforschende Aktionen)
Allen behauptet, dass ein gewisser Prozentsatz der 'normalen' Bevölkerung auf dieser Ebene funktioniert. Der Mensch ist fähig, Handlungen zu initiieren, um persönliche Ziele zu erreichen. Er kann Handlungen bis zu einem gewissen Grad der fortschreitenden Aufgabe anpassen, z. B. ein fehlendes Teil suchen, hat allerdings Schwierigkeiten mit dem Vorausplanen, Vorhersehen oder Problemlösen, es ist nur durch Versuch und Irrtum möglich. Persönliche Bedürfnisse kommen immer zuerst, und der Mensch denkt normalerweise nicht, bevor er handelt oder hält nicht inne zum Überlegen.

Ebene 6: Klare Gedanken (geplante Aktionen)
Der Mensch ist zu symbolischem Denken fähig, kann begründen und Probleme lösen, auch Initiative und Kreativität zeigen. Komplexe und aneinander gereihte Handlungen können bewältigt werden. Ebene 6 wird mit höherer Ausbildung und beruflicher Bildung in Verbindung gebracht.

10.5.2 Instrumente zur Befunderhebung

Der *Allen Cognitive Level (ACL)* Test benutzt Lederriemelung als Test für kognitive Fähigkeiten.

Diese Aufgabe ist für manche Patienten zu komplex; in einem Test für die unteren kognitiven Ebenen 1, 2 oder 3 werden die Patienten aufgefordert, das Klatschen der Hände nachzuahmen.

Die *Routine Task Inventory (RTI)* ist eine Checkliste für Aktivitäten des täglichen Lebens, die in einem Interview oder bei Beobachtung bewertet werden. Es gibt die Unterteilung in Arbeit, Kommunikation und physische Aktivitäten.

Diese Instrumente werden in Großbritannien zusammen mit einem Handbuch vertrieben, für die Anwendung ist kein spezielles Training notwendig.

10.5.3 Ansatz

Das Modell der kognitiven Behinderung benutzt vorwiegend einen kompensatorischen Ansatz, um durch Aufgaben- und Umweltanpassung die Restfunktionen maximal auszuschöpfen. Der Schwerpunkt liegt darauf, Aufgabe und Setting für Performanz an die Fähigkeiten der Person anzupassen und nicht zu erwarten, dass die Person sich ändert oder anpasst.

Allen sucht die Punkte im Leben eines Menschen herauszufinden, an denen Veränderungen stattfinden können, (Struktur; Prozess; Umwelt) und zeigt, warum die adaptiven Modelle, die vom Patienten Änderung erwarten mit dem Ziel, Anforderungen erfüllen zu können, ungeeignet sind für Personen, die unfähig sind, Neues zu lernen und bei denen eine 'magische Heilung' unwahrscheinlich ist.

10.5.4 Forschungsergebnisse

Untersuchungen zu diesem Modell haben vielfach stattgefunden, und es wird weiterhin daran gearbeitet.

10.5.5 Zusammenfassung des Modells der kognitiven Behinderung

Metamodell: Reduktionistisch

Ursprung des Problems: kognitive Dysfunktion aufgrund von chemischen oder physischen Veränderungen im Gehirn, die sich nachteilig auf die motorische Performanz auswirken.

Hauptannahmen:
– Effektive Performanz hängt von intakter Kognition ab.
– Ergotherapie kann die Kognition nicht verbessern, wenn das Defizit durch Hirnschädigung bedingt ist.
– Wenn eine kognitive Behinderung vorliegt, kann der Therapeut dem Patienten durch Umweltsignale und -adaptation und durch Aufgabenanalyse bei der Kompensation helfen.

Terminologie: Kognitive Behinderung; kognitive Ebenen; Aufgabenanalyse; Umweltanpassung.

Patient/Therapeut-Beziehung: Der Therapeut unterstützt, ist dabei aber direktiv.

Anwendungsbeispiele: Chronisch psychiatrische Zustandsbilder wie psychotische Störungen; Lernschwierigkeiten; Hirnschaden.

Ansätze: Kognitive Behinderung (diagnostisch); kompensatorisch.

Vorteile: Akzeptiert die Realität, dass einige Menschen sich nicht anpassend verändern können, begrenzte Fähigkeiten haben und spezielle Hilfen brauchen, um die Restfertigkeiten optimal zu nutzen. Es gibt einen einfachen Satz diagnostischer Instrumente. Die Konzepte sind klar verständlich und gut erklärt. Das Modell beseitigt das Gefühl von beruflicher Frustration, das vom ausbleibenden Erfolg herrührt.

Nachteile: Es ist möglich, dass in größeren Institutionen das reduktionistische Modell dazu führt, dass ein Patient als 'die Ebene 3' abgestempelt wird. Dies kann die Wahrnehmung des Personals negativ beeinflussen und in 'Self-fulfilling Prophecy' von schwacher Performanz oder im Nicht-Erkennen von Veränderungen durch Chemotherapie oder Rückbildung der Krankheit resultieren – was die Autorin zweifellos nicht beabsichtigt hat. Das Modell hat eine sehr schmale theoretische Basis und lässt andere Erklärungen für Dysfunktion, z. B. motivationale, unberücksichtigt. Die dogmatische Aussage, dass Ergotherapie die Kognition nicht verbessern kann, bedarf weiterer Untersuchungen.

Literaturempfehlung

Allen CA. Occupational therapy for psychiatric diseases: measurement and management of cognitive disabilities. Boston: Littel Brown; 1985.
Allen CA. Cognitive disabilities. In: Katz N, ed. Cognitive rehabilitation: models for intervention in occupational therapy. Boston: Andover Medical Publishers; 1992.
Kielhofner G. Conceptual foundations of occupational therapy. Philadelphia: FA Davis; 1992.
Levy LL. Cognitive disability frame of reference. In: Willard and Sparkman's Occupational Therapy. Philadelphia: Lippincott; 1993.
Miller RJ, Walker KF. Perspectives on theory for the practice of occupational therapy. Gaithersburg: Aspen; 1993.

10.6 Modell der Aktivitätsgesundheit (Activities Health Model)

Dieses Modell wurde ursprünglich von Simme Cynkin in den 80er-Jahren in den USA entwickelt. Später wurde es in einer weiterentwickelten Form (Cynkin und Robinson 1990) vorgestellt, zusammen mit einem zugehörigen studenten-zentrierten Curriculum mit experimentellen Aktivitäten für die Ergotherapie-Ausbildung.

Wie die meisten amerikanischen Modelle, die in dieser Zeit entstanden, ist auch dieses den Arbeiten zur Betätigungsperformanz von Mary Reilly zu Dank verpflichtet. Es unterscheidet sich jedoch von anderen durch den Blick auf 'Aktivitäten' und nicht auf 'Betätigungen' und die Bezeichnung 'Handelnde' für Teilnehmer. (Der Unterschied mag akademisch sein, aber möglicherweise hat Cynkin dadurch an Unterstützung eingebüßt, weil sie sich nicht an die von anderen amerikanischen Theoretikern benutzte Terminologie der Betätigungsperformanz gehalten hat.)

Das Modell ist vielleicht etwas weniger konzeptionell durchdacht als die ausführlich begründeten theoretischen Modelle, aber sein Wert liegt in dem tiefen Verständnis der Autorin für die subjektive Art der Beteiligung an Aktivitäten, die Wichtigkeit von Aktivitäten für das menschliche Leben und das gegenseitige Bedingen von Aktivität und Gesundheit. Es ist sowohl eine philosophische Aussage als auch eine praktische. Studenten werden ermutigt, verschiedene Aufgaben durchzuführen und über diese zu reflektieren, um das Ausmaß und die Bedeutung ihrer eigenen Erfahrung als Handelnde zu verstehen.

Das Modell macht sich einen stark klienten-zentrierten Ansatz zu Eigen und legt den Schwerpunkt auf Erfahrung sowie deren Bedeutung für die betreffende Person und die Gefühle, die Aktivitäten bei ihr hervorrufen.

Dieses Modell ist in Großbritannien zwar nicht sehr weit verbreitet; ich habe es aber trotzdem in dieses Kapitel aufgenommen, weil es zur Diskussion über den Reichtum von menschlicher Beteiligung an Aktivitäten und über die Art einlädt, wie der Therapeut mit diesem Reichtum umgeht und ihn für therapeutische Zwecke nutzt (Abb. 10.**4**).

10.6.1 Annahmen über Aktivitäten

Cynkin untersucht eine Reihe von Vermutungen, die Schlüssel zum Konzept der Gesundheit durch Aktivität darstellen. Diese beruhen auf Theorien aus der verhaltensorientierten, kognitiven, Erziehungs- und Sozialpsychologie und der Soziologie.
– Aktivitäten unterschiedlicher Art sind charakteristisch für die menschliche Existenz und definieren sie.
– Aktivitäten werden sozio-kulturell reguliert durch ein System von Kulturen, Überzeugungen und Sitten und werden auf diese Weise durch akzeptierte Verhaltensnormen definiert und definieren diese wiederum selbst.
– Änderung im aktivitäts-bezogenen Verhalten kann von Dysfunktion hin zu Funktion führen.
– Änderung im aktivitäts-bezogenen Verhalten von Dysfunktion zu Funktion geschieht durch motorisches, kognitives und soziales Lernen (Cynkin und Robinson 1990).

10.6.2 Anforderungen an Betätigungstaxonomien

Cynkin kritisiert die übliche Einteilung in Arbeit/Freizeit/Selbstversorgung als zu einengend und weist darauf hin, dass die Wahrnehmung von Rollen und die Art der Beteiligung höchst individuell ist. Sozio-biologische und sozio-kulturelle Einteilungen werden als Alternative vorgeschlagen.

10.6.3 Aktivitätsgesundheit

Diese wird folgendermaßen definiert: ein Zustand von Wohlbefinden, in dem das Individuum Aktivitäten des täglichen Lebens in Zufriedenheit und Wohlergehen ausführen kann, in Strukturen, die sozio-kulturelle Normen und typische Spielarten in Zahl, Variation, Ausgeglichenheit und Kontext der Aktivitäten widerspiegeln.

10.6.4 Erhebung der Aktivitätsgesundheit

Dies erfordert eine sehr genaue Überprüfung der individuellen Zusammensetzung der Aktivitäten.

Die Muster der Beteiligung des Menschen, deren Angemessenheit und Balance und der Grad an individueller Zufriedenheit und Wohlergehen werden benutzt, um die Aktivitätsgesundheit festzustellen. Mehrere Selbsteinschätzungs-Instrumente stehen zur Verfügung, mit denen man diese Aspekte untersuchen und dadurch eine genaue Vorgeschichte der Beteiligung erhalten kann.

10.6.5 Ergotherapie und Aktivitätsgesundheit

Aktivitäten, die die Gesundheit fördern, stellen folgende Anforderungen an den Handelnden: den Einsatz der Hände; bewusstes Problemlösen; kreative Aktivität.
Cynkin untersucht die Art, wie Aktivitäten zu Zweck und Mittel in der praktischen ergotherapeutischen Arbeit werden. Aktivitäten beziehen den Handelnden auf sehr spezifische Weise ein: durch das Ausführen einer Aktivität wird man mehr und mehr zu dem, was man versucht zu sein – durch die Übernahme von Rollen, Fertigkeiten, Kultur, Bedeutung von Aktivitäten. (Kielhofner entwickelt ein ähnliches Konzept, 1995.) Daher kann Funktion durch Beteiligung an systematisch ausgewählten Aktivitäten entwickelt und wieder hergestellt werden.
Die Aktivitätsanalyse bedeutet bei diesem Modell weit mehr, als das herkömmliche Anforderungsprofil zu erstellen. Es gehören Erkenntnisse der historischen und kulturellen Bedeutung jeder Aktivität dazu, ihre subjektiven und phänomenologischen Aspekte – Symbolwert, Bedeutung für die betreffende Person, persönliche Vorliebe und Stil, Gefühle und Wirkung der Umwelt.
Zur Strukturierung der Therapie in diesem Modell werden übliche ergotherapeutische Prozesse benutzt.

10.6.6 Zusammenfassung des Modells der Aktivitätsgesundheit

Metamodell: Holistisch.

Ursache des Problems: die Aktivitätsgesundheit ist (aus unterschiedlichen Gründen) gestört, dies wird durch Erhebungen festgestellt.

Hauptannahmen: Wie oben zusammengefasst: Beteiligung an Aktivitäten wird mit Gesundheit gleichgestellt; Nicht-Beteiligung ist ein Zeichen für schlechte Gesundheit oder Dysfunktion.

Terminologie: Aktivitätsgesundheit; Dysfunktion; Funktion; Aktivitätsanalyse.

Abb. 10.**4** Das Modell der Aktivitätsgesundheit. (Nach Abb. 5.**1** in *Occupational Therapy and Activities* von Cynkin, mit Genehmigung, Veröffentlicht bei Little Brown & Company).

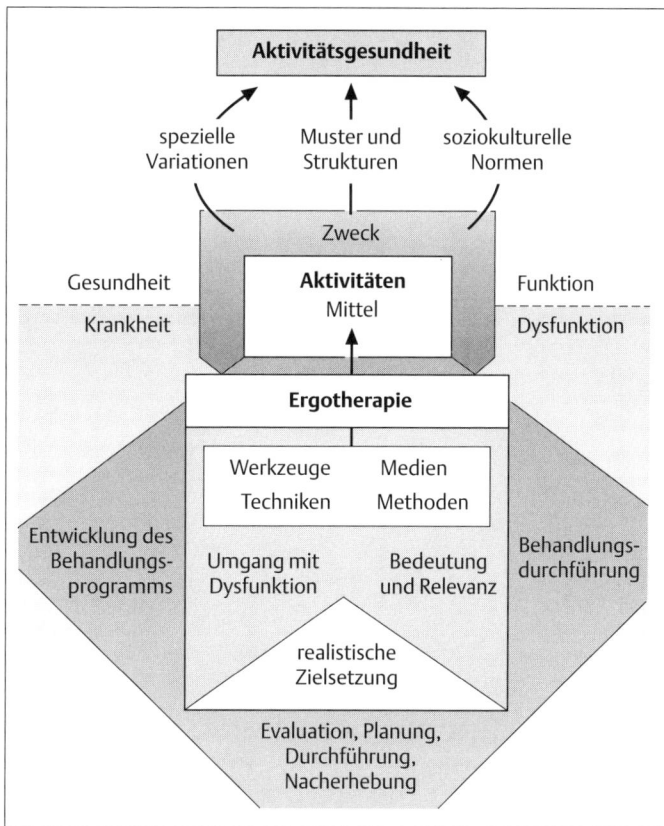

Patient/Therapeut-Beziehung: Ein klienten-zentriertes, partnerschaftliches Modell.

Anwendungsbeispiele: Eine große Anzahl an physischen, entwicklungsbezogenen und psychiatrischen Fallstudien werden vorgestellt, dadurch werden breite Anwendungsmöglichkeiten in allen Altersstufen erkennbar.

Beispiele für Ansätze: Die Therapie muss aktivitätsbezogen sein; der Ansatz der abgestuften Aktivitäten und Lehr-/Lernansätze überwiegen, sie können jedoch aus biomechanischer, entwicklungsbezogener, kognitiv-verhaltensbezogener, kognitiv-perzeptiver oder projektiver (psychotherapeutischer) Sichtweise benutzt werden; auch der kompensatorische Ansatz kann angewandt werden. Auf Gruppenarbeit wird kaum eingegangen, und analytische Theorien scheinen in diesem Modell wenig Raum einzunehmen.

Vorteile: Das Modell legt großen Wert auf die Anwendung von Aktivitäten und auf Aktivitätsanalyse; Ergotherapeuten, die in Theorie und Praxis dieses Modells ausgebildet sind, werden ein tiefes Verständnis von den subjektiven Aspekten von Aktivität und ihrer Rolle bei der Gesundheitsförderung gewinnen. Der Schwerpunkt liegt mehr auf Einzel- als auf Gruppentherapie.

Nachteile: Von der Darstellung her ist nicht so deutlich, wie diese Prinzipien in die Praxis umgesetzt werden sollen: die Beschreibung von Therapien ähneln solchen, bei denen andere gebräuchliche Bezugsrahmen benutzt wurden. Die Erhebung nimmt wahrscheinlich mehr Zeit in Anspruch, als in vielen Settings zur Verfügung steht. Die Forschungsbasis ist unklar.

Literaturempfehlung

Cynkin S, Robinson AM. Occupational therapy and activities health: towards health through activities. Boston: Little Brown & Co; 1990.

Literatur

Abraham B. The dilemmas of helping someone towards independence: an experiential account. British Journal of Occupational Therapy. 1988.

Allen CA. Occupational therapy for psychiatric diseases: measurement and management of cognitive disabilities. Boston: Littel Brown; 1985.

Allen CA. Cognitive disabilities. In: Katz N, ed. Cognitive rehabilitation: models for intervention in occupational therapy. Boston: Andover Medical Publishers; 1992.

American Association of Occupational Therapy. Position Paper: occupation. AJOT. 1995; 49 : 1015.

American Association of Occupational Therapy. The philosophical base of occupational therapy. AJOT. 1995; 49 : 1015.

American Journal of Occupational Therapy. 1991; 11.

Arnold ME, Penn B. Expert systems and occupational therapy. British Journal of Occupational Therapy. 1990; 9 : 365.

Atkinson RL, Atkinson RG, Smith E, Benn D. Introduction to psychology, 11th edn. Florida: Harcourt Brace Jovanovich; 1993.

Baron RA, Byrne D. Social psychology, 5th edn. Massachussetts: Allyn and Bacon; 1987.

Balint M. The basic fault. Bristol: Arrowsmith; 1984.

Bandura A. Social learning theory. Prentice Hall; 1977a

Bandura A. Self-efficacy: towards a unifying theory of behaviour change. Psychological Review. 1977b: 84;191.

Barnitt R. Knowledge, skills and attitudes; what happened to thinking? British Journal of Occupational Therapy 1990: 11; 450.

Barris R. Environmental interactions, an extension of the model of human occupation. American Journal of Occupational Therapy. 1982: 10.

Benner P. From novice to expert: excellence and power in clinical nursing practice. Massachusetts: Maddison-Wesley; 1984.

Bigge M. Learning theories for teachers, 4th edn. New York: Harper & Row; 1987.

Bion WR. Experience in groups. London: Tavistock Publications; 1961.

Bobath B. 1986. Adult hemiplegia: evaluation and treatment, 2nd edn. London: Heinemann; 1986.

Brewin CR. Cognitive foundations of clinical psychology. Hove: Lawrence Erlbaum; 1988.

Bruce MA, Borg B. Frames of reference in psychiatric occupational therapy. New Jersey: Slack; 1987.

Bruner J. Acts of meaning. Cambridge: University Press, MA.

Bumphrey E, ed. Occupational therapy in the community. Cambridge: Woodhead & Faulkner; 1987.

Burke JP, DePoy E. An emerging view of mastery excellence and leadership in occupational therapy practice. AJOT. 1991: 1; 1027.

Canadian Association of Occupational Therapists. Occupational therapy guidelines for client centred practice. Ontario: CAOT; 1991.

Canadian Association of Occupational Therapists. Enabling Occupation: An Occupational Therapy Perspective. CAOT; 1997.

Canadian Association of Occupational Therapists. Canadian Occupational Performance Measure, 3rd edition. 1998; deutsche Ausgabe 1999 (erhältlich über: Aha, Initiativen zur Ergotherapie, Rohdehof 3, 30853 Langenhagen bzw. [Hyperlink]http://members.aol.com/aha1997[HyperlinkE], E-mail: aha1997aol.com)

College of Occupational Therapists. Core skills and a conceptual foundation for practice: a position statement. London: COT; 1994.

Creek J, ed. Occupational therapy and mental health: principles, skills and practice. Edinburgh: Churchill Livingstone; 1990.

Creek J, ed. Occupational therapy and mental health: principles, skills and practice, 2nd. Edinburgh: Churchill Livingstone; 1996.

Cynkin S, Robinson AM. Occupational therapy and activities health: towards health through activities. Boston: Little Brown & Co; 1990.

Donabedian A. The definition of quality and approaches to assessment. Michigan: Health Administration Press; 1980.

Douglas T. Groupwork in practice. London: Tavistock Publications; 1976.

Drouet VM. Individual behavioural programme planning with long-stay schizophrenic patients. British Journal of Occupational Therapy. 1986; 7.

Dryden W, Golden W, eds. Cognitive behavioural approaches to psychotherapy. London: Harper and Row; 1986.

Eagan G. The skilled helper. California: Brooks Cole; 1986.

Eggers O. Occupational therapy in the rehabilitation of adult hemiplegia. London: Heineman; 1988.

Finlay L. Occupational therapy practice in psychiatry. London: Croom Helm; 1988.

Fleming MH. The therapist with the threetrack mind. AJOT. 1991; 11: 1007.

Foulkes SH, Anthony EJ. Group psychotherapy: the analytical approach. Harmondsworth: Penguin; 1965.

Gagné RM. The conditions of learning and theory of instruction, 3rd edn. Holt Saunders; 1977.

Galley PM, Forster AL. Human movement, 2nd edn. Edinburgh: Churchill Livingstone; 1987.

Gerard BA, Boniface WJ, Howe BH. Interpersonal skills for health professionals. Virginia: Reston; 1980.

Goodwill CJ, Chamberlain MA, eds. Rehabilitation of the physically disabled adult. London: Croom Helm, 1988.

Grant L, Evans A. Principles of behavioural analysis. Harper Collins College Publishers; 1994.

Gross R. Psychology: science of mind and behaviour, 2nd edn. London: Hodder and Stoughton; 1992.

Hagedorn R. Occupational therapy perspectives and processes. Edinburgh: Churchill Livingstone; 1995a.

Hagedorn R. The first intervention: an exploratory study of clinical decision making in occupational therapy. MSc (unpublished): University of Exeter; 1995b.

Heap K. Process and action in working with groups. Oxford: Pergamon Press; 1979.

Hopkins H, Smith H, eds. Willard and Spackman's occupational therapy, 8th edn. Philadelphia: Lippincott; 1993.

Howe MC, Schwartzberg SL. A functional approach to group work in occupational therapy. Philadelphia: Lippincott; 1986.

Hume C, Pullen M. Rehabilitation in psychiatry. Edinburgh: Churchill Livingstone; 1986.

Javetz Katz. Knowledgeability of theories of occupational therapy practitioners in Israel. American Journal of Occupational Therapy. 1989;10.

Jerosch-Herold et al, ed. Ergotherapie – Reflexion und Analyse. Konzeptionelle Modelle für die ergotherapeutische Praxis. Berlin, Heidelberg: Springer; 1999.

Johnson-Laird PN, Wason PC, eds. Thinking: readings in cognitive science. Cambridge: Cambridge University Press; 1977.

Jones MC. Behaviour problems in handicapped children. London: Souvenir Press; 1983.

Jones M. An approach to occupational therapy. London: Butterworths; 1960.

Jones M, Jay P, ed. An approach to occupational therapy, 3rd edn. London: Butterworths; 1977.

Kaplan K, Kielhofner G. Occupational case analysis interview and rating scale. New York: Thorofare; 1989.

Kielhofner G. A model of human occupation, part 2. Ontogenesis from the perspective of temporal adaptation. American Journal of Occupational Therapy. 1980a; 10. 657.

Kielhofner G. A model of human occupation, part 3. Benign and vicious cycles. American Journal of Occupational Therapy. 1980b; 11. 731.

Kielhofner G, ed. A model of human occupations. Baltimore: Williams & Wilkins; 1985.

Kielhofner G. The model of human occupation workbook. Workshops, London, Edinburgh, York.

Kielhofner G. Conceptual foundations of occupational therapy. Philadelphia: FA Davis; 1992.

Kielhofner G. A model of human occupation theory and application, 2nd. edn. Baltimore: Williams & Wilkins; 1995.

Kielhofner G, Burke JP. A model of human occupation, part 1. Conceptual framework and content. American Journal of Occupational Therapy: 1980; 9 : 572.

Kielhofner G, Burke JP, Igi CH. A model of human occupation, part 4. Assessment and intervention. American Journal of Occupational Therapy: 1980; 12 : 777.

Kirshenbaum H, Henderson VL, eds. Carl Rogers dialogues. London: Constable; 1990.

King LJ. A sensory integrative approach to schizophrenia. American Journal of Occupational Therapy. 1974: 28; 529.

Kings Fund Centre. The problem orientated medical record (POMR): guidelines for therapists. London: Kings Fund Centre; 1988.

Knowles M. The adult learner: a neglected species. Houston: Gulf; 1978.

Kortman B. The eye of the beholder: models in occupational therapy. Australian Journal of Occupational Therapy. 1994: 41; 115.

Law M et al. The Canadian occupational performance measure: an outcome measure for occupational therapy. CJOT. 1990: 2; 82.

Law M et al. Canadian occupational performance measure (Manual), 2nd edn. Toronto: CAOT publications. 1992.

Levy LL. Cognitive disability frame of reference. In: Willard and Sparkman's Occupational Therapy. Philadelphia: Lippincott; 1993.

Lovell RB. Adult learning. London: Croom Helm; 1987.

Macdonald J. The international course on conductive education at the Peto Andras State Institute for Conductive Education Budapest. British Journal of Occupational Therapy. 1990: 7; 295.

McColl MA, Pranger T. Theory and practice in the occupational therapy guidelines for client centred practice. CJOT. 1994; 5: 250.

McKay EA, Ryan S. Clinical reasoning through storytelling: examining a student's case story on a fieldwork placement. British Journal of Occupational Therapy. 1995; 6: 234.

Maslow AH. Towards a psychology of being. New York: Van Nostrad; 1968.

Maslow AH. Motivation and personality. New York: Harper & Row; 1970.

Mattingly C, Fleming MH. Clinical reasoning; forms of inquiry in a therapeutic practice. Philadelphia: FA Davis; 1994.

McDonald EM. Occupational Therapy in rehabilitation, 2nd edn. London: Bailliére Tindall; 1964.

Miller RJ, Walker KF. Perspectives on theory for the practice of occupational therapy. Gaithersburg: Aspen; 1993.

Mills D, Fraser C. Therapeutic activities for the upper limb. Bicester: Winslow Press; 1989.

Mocellin G. A perspective on the principles and pratice of occupational therapy. British Journal of Occupational Therapy. 1988.

Mosey AC. Recapitulation of ontogenesis: a theory for the practice of occupational therapy. American Journal of Occupational Therapy. 1968; 5.

Mosey AC. Three frames of reference for mental health: New Jersey: Slack; 1970.

Mosey AC. Activities therapy. New York: Raven Press; 1973.

Mosey AC. Occupational therapy: configuration of a profession. New York: Raven Press; 1981.

Mosey AC. Psychosocial components of occupational therapy. New York: Raven Press; 1986.

Newell A. On the analysis of human problem solving protocols. In: Johnson-Laird PN, Wason PC, eds. Thinking: readings in cognitive science. New Jersey: 1977.

Norkin CC, White J. Measurement of joint motion. Philadelphia: FA Davis; 1985.

Pedretti L, ed. Occupational therapy: practice skills for physical dysfunction, 2nd edn. CV Mosby.

Pedretti LW, Zolton B. Occupational therapy: practice skill for physical dysfunction, 3rd edn. CV Mosby.

Perry WG. Forms of intellectual and ethical development in the college years: a scheme. New York: Rinehart & Winston; 1970.

Priestly R et al. Social skills and personal problem solving. London: Tavistock Publications; 1978.

Reed KL. Models of practice in occupational therapy. Baltimore: Williams & Wilkins; 1984.

Reed KL, Sanderson S. Concepts of occupational therapy, 3rd edn. Baltimore: Williams & Wilkins; 1992.

Remocker AJ, Stroch ET. Action speaks louder. Edinburgh: Churchill Livingstone; 1982.

Robertson E. The role of the occupational therapist in a psychotherapeutic setting. Britisch Journal of Occupational Therapy. 1984; 4.

Rogers C. Freedom to learn for the 80s. Columbus Ohio: Merrill; 1983.

Rogers C. Client centred therapy: its current practice, implications and theory. Boston: Houghton Miffin; 1984.

Rogers C. On becoming a person. Constable; 1986.

Rogers JC, Holm MB. Occupational therapy diagnostic reasoning: a component of clinical reasoning. American Journal of Occupational Therapy. 1991; 11 : 1045.

Ross M, Burdick D. Sensory Integration. New Jersey: Slack; 1981.

Slater DY, Cohn ES. Staff development through the analysis of practice. American Journal of Occupaional Therapy. 1991; 11 : 1038.

Tornebohm H. What is worth knowing in occupational therapy? American Journal of Occupational Therapy. 1991; 45: 451.

Trombley CA. Occupational therapy for physical dysfunktion, 3rd edn. Baltimore: Williams & Wilkins; 1989.

Turner A, ed. The practice of occupational therapy, 2nd edn. Edinburgh: Churchill Livingstone; 1987.

Turner A, ed. The principles, skills and practice of occupational therapy, 4nd edn. Edinburgh: Churchill Livingstone; 1996.

Turner A, ed. The principles, skills and practice of occupational therapy, 3nd edn. Edinburgh: Churchill Livingstone; 1992.

Watts N. Handbook of clinical teaching. Edinburgh: Churchill Livingstone; 1990.

Watts F, Bennett D, eds. Principles of psychiatric rehabilitation. Chichester: Wiley; 1981.

Weed LL. Medical records that guide and teach. New England Journal of Medicine. 1968;278: 593.

Weed LL. Medical records, medical education and patient care. Cleveland: Western Reserve University; 1969.

Wilcock AA. Occupational therapy approaches to stroke. Edinburgh: Churchill Livingstone; 1986.

Whittaker DS. Using groups to help people. London: Routledge & Kegan; 1985.

Willson M. Occupational therapy in short-term psychiatry, 2nd edn. Edinburgh: Churchill Livingstone; 1984.

Willson M. Occupational therapy in long-term psychiatry, 2nd edn. Edinburgh: Churchill Livingstone; 1987.

Wing JK, Morris B, eds. Handbook of psychiatric rehabilitation. Oxford: Oxford University Press.

Yallom ID. Theory and practice of group psychotherapy. New York: Basic Books; 1975.

Yallom ID. In-patient group psychotherapy. New York: Basic Books; 1983.

Young M. Models of practice for occupational therapy. British Journal of Occupational Therapy. 1984; 12: 381.

Young M, Quinn. Theories and practice of occupational therapy. Edinburgh: Churchill Livingstone; 1992.

Yule W, Carr J. Behaviour modification for the mentally handicapped. London: Croom Helm.

Yura H, Walsh MS. The nursing process, assessing, planning, implementing, evaluation, 5th edn. Norwalk Conn: Appleton and Lange; 1988.

Zoltan B, Seive E, Freishtat B. Perceptual and cognitive dysfunction in the adult stroke patient, 2nd edn. Slack; 1986.[GSE]

Glossar

▰ Zur Beachtung

Das Glossar enthält Wörter, die im Text definiert sind, und Wörter, die im Zusammenhang mit Modellen und in der Berufspraxis gebräuchlich sind. Es enthält keine medizinischen und psychologischen Termini (Fachbegriffe), die man unmittelbar in entsprechenden Wörterbüchern nachschlagen kann; nur einige Begriffe, die sich schwer finden lassen oder die unterschiedlich benutzt werden, sind hier definiert. Wo mehrere Bedeutungen oder unterschiedliche Definitionen existieren, werden sie alternativ angegeben.

▰ Quellen für die Definitionen

(At)   Atkinson et al. Introduction to psychology, 11th edn. Javanovich: Harcourt Brace; 1993.
(Cr)   Creek J, ed. Occupational therapy and mental health: principles, skills and practice. Edinburgh: Churchill Livingstone; 1990.
(WS)   Hopkins HL, Smith HD, eds. Willard and Spackman's occupational therapy, 7th edn. Philadelphia: Lippincott; 1988.
(Kh)   Kielhofner G. Conceptual foundations of occupational therapy. Philadelphia: F A Davis; 1992.
(Kh95)   Kielhofner G. A model of human occupation, theory and application. Baltimore: Williams and Wilkins, 1995
(Lov)   Lovell RB. Adult learning. London: Croom Helm; 1987.
(Polgar) Polgar S, Thomas SA. Introduction to research in the health sciences, 2nd edn. Edinburgh: Churchill Livingston, 1991.
(R)   Reed KL, Sanderson SA. Concepts of occupational therapy, 3rd edn. Baltimore: Williams and Wilkins; 1992.
(RH)   Hagedorn R
()   andere Autoren in Klammern

Abstufen (grading): Messbares Erhöhen oder Absenken der Anforderungen einer Aktivität, gestuft bezüglich Zeit, Ausmaß, Kraftaufwand oder Energieeinsatz. (R)
Adaptation: 1. Jede Änderung in Struktur, Form oder Gewohnheiten eines Organismus zur Anpassung an eine veränderte Umwelt. Die Veränderungen eines Menschen, die zu Anpassung führen. (WS) 2. Die Veränderung, die ein Therapeut an der Umwelt oder einem Objekt vornimmt, damit sie therapeutisch wirkt oder die Funktionsfähigkeit eines Klienten verbessert. (RH)
Adaptives Verhalten: Die Integration von Fertigkeitsbereichen mit sozial akzeptierten Werten, um Betätigungen und Aufgaben zu bewältigen. (R)
Aktivität: Eine integrierte Abfolge von Aufgaben, die zu einer bestimmten Zeit, während einer endlichen Zeitspanne, zu einem bestimmten Zweck stattfindet. (RH)
Anforderungen der Umwelt (environmental demands): Der kombinierte Effekt von Umweltkomponenten, der bestimmte menschliche Aktion und Reaktion erwarten lässt. (RH)
Angstmanagement (anxiety management): Techniken auf kognitiver oder Verhaltensbasis, die dem Klienten helfen sollen, seine eigene Angst zu kontrollieren und zu steuern.
Ansatz (approach): Wege und Mittel, um Theorie in Praxis umzusetzen. (RH)
Assessment: Der Prozess des Sammelns subjektiver und objektiver Daten, die für die Planung der Intervention relevant sind. (R)
Aufgabe (task): ein Teil oder eine Komponente einer Aktivität. (RH)
Betätigung (occupation): Eine Art des menschlichen Bestrebens, die eine Struktur für Zeit und Bemühung im Leben eines Menschen bietet. (RH)
Die Interaktion des Menschen mit der Umwelt, die einem inneren Drang zum Erkunden und Bewältigen entspringt; der Kern menschlicher Existenz und Anpassung. (Kh)
Aktivität oder Aufgabe, in die eine Person Zeit und Energie investiert, besonders in den Bereichen Selbsterhaltung, Produktivität und Freizeit. (R)
Jede zielgerichtete Aktivität, die für den Menschen von Bedeutung ist und sich aus Fertigkeiten und Werten zusammensetzt. (Cr)

Betätigungs-Performanz (occupational performance): Menschliches Verhalten in den drei Bereichen: Selbstversorgung, Produktivität und Freizeit, das von der Interaktion der geistigen, physischen, sozio-kulturellen und psychischen Performanz-Komponenten eines Menschen bestimmt wird. (aus Canadian Association of OT 1991)

Betätigungsverhalten (occupational behaviour): Struktur und Handlung, die auf Fertigkeiten, Kenntnissen und Einstellungen beruht und das Ausfüllen von Lebensrollen ermöglicht. (Reilly)

Bezugsrahmen: Siehe Anmerkung bei 'Bezugssystem'

Bezugssystem (frame of reference): Ein System von Überzeugungen, das sich auf konzeptionelle Modelle stützt; strukturierte Theoriebasis, Beschreibung von Funktion und Dysfunktion, Evaluation und Behandlungsansätzen, Voraussetzungen für Veränderung in der Therapie. (WS)
Ein System von Annahmen, die einer Untersuchung zugrunde liegen. (R)
Ein System von Theorien als Basis für eine einheitliche Therapiekonzeption. (Creek, Foster, Turner, Hagedorn)
Besonderheit bei R.Hagedorn: primary frame of reference (Bezugssystem)*, applied frame of reference* (Bezugsrahmen)

Chaining: Technik, um erwünschte Verhaltensmuster durch Verstärkung individueller Verhaltenskomponenten zu lehren; sie können einzeln gelehrt und dann zu einem Ganzen zusammengefügt (verkettet) werden. Rückwärts (backwards) Chaining ist eine Form des fehlerlosen Lernens, bei der eine Aufgabe oder ein Verhalten gelehrt wird, indem man am Punkt der Vollendung beginnt und dann rückwärts auf den Anfang hin arbeitet.

Divergentes Denken: Eine kognitive Operation, bei der der Mensch in verschiedene Richtungen denkt. Die Qualität des divergenten Denkens wird nach Quantität, Varietät und Originalität der produzierten Ideen beurteilt. (Lov)

Dyadische Interaktion: Interaktion zwischen zwei Personen.

Dysfunktion: Die vorübergehende oder chronische Unfähigkeit, diejenigen Rollen, Beziehungen und Betätigungen auszufüllen, die von einer Person mit vergleichbarem Alter, Geschlecht und Kultur erwartet werden. (RH)
Unfähigkeit, sich selbst in der Umwelt bei angemessenem Standard zu erhalten, weil die notwendigen Fertigkeiten zur Bewältigung der gegenwärtigen Situation fehlen. (Cr)

Energieeinsatz, ökonomischer: Techniken des Zeit-Management, des Zeit- und Bewegungsstudiums, der Problemlösung und Umweltplanung; dadurch wird der Klient zur maximalen Nutzung eines begrenzten Energie-Potentials befähigt.

Fazilitation: 1. [bei Gruppen] Hilfreicher, non-direktiver Führungsstil (RH)
2. [bei neurophysiologischen Techniken] Spezielle Behandlung, die sensomotorische Integration und die Wiedererlangung bzw. Entwicklung normaler Bewegungsmuster fördert. (RH)

Fehlerfreies Lernen (errorless learning): Kognitive und verhaltensbezogene Lehrmethoden, die Fertigkeiten lehren, indem Material oder Instruktion so ausgewählt wird, dass die Möglichkeit des Versagens ausgeschlossen ist.

Fertigkeit (skill): Eine spezielle Fähigkeit oder eine Reihe von integrierten Fähigkeiten (z. B. motorische, sensorische, kognitive, perzeptive), die bis zur benötigten Perfektion erlernt und ausgeübt werden zwecks effektiver Performanz einer Aufgabe oder Teilaufgabe. (RH)

Holistisch [Therapie]: der bewusste Versuch, alle Aspekte des Problems oder der Situation eines Klienten als Ganzes zu sehen und die Therapie entsprechend auszurichten. (RH)

Humanistische Psychologie: Ein psychologischer Ansatz, der die Einzigartigkeit jedes Menschen betont: er befasst sich mit subjektiver Erfahrung und menschlichen Werten. (At)

Illuminative Studie: Studie, die über subjektive persönliche Erfahrung berichtet im Hinblick auf Einsicht in Gründe, Prozesse und Effektivität von Vorgehensweisen. (RH)

Informationsverarbeitung (information processing) [kognitive Psychologie]: Der mentale Prozess zum Speichern, Abrufen und Benutzen von Information. Modelle, die diesen Prozess beschreiben. (RH)

Interpersonell [Fertigkeiten]: Diejenigen Fertigkeiten, die für die Interaktion zwischen Personen sowohl bei dyadischer oder als auch bei Gruppen-Interaktionsfertigkeit notwendig sind. (WS)

Intervention: Aktion des Therapeuten für den Klienten. Der Prozess des Umsetzens des Behandlungsplans, die Durchführung. (WS)

Intrapersonell [Fertigkeiten]: Diejenigen Fertigkeiten, die in der Psyche und den Gefühlen eines einzelnen Menschen wirken. (RH)

Kernfertigkeiten (core skills): Grundkomponenten der beruflichen Praxis, die relativ konstant bleiben, auch wenn sie für Bezugssysteme, Modelle und Ansätze adaptiert werden. (RH)

Klinisches Argumentieren, klinische Argumentation (clinical reasoning): Kognitive Prozesse der Informationsverarbeitung, Problemlösung, Beurteilung und Entscheidungsfindung, die von Therapeuten benutzt werden, wenn sie Merkmale einer individuellen Situation identifizieren und interpretieren, um ein Problem zu diagnostizieren und Behandlungsziele und Intervention zu planen. (RH)

Kognition: Gedanken, Kenntnisse, Interpretation, Verständnis und Ideen einer Person. (At)

Kognitive Prozesse: Mentale Prozesse der Perzeption, des Gedächtnisses und der Informationsverarbeitung, durch die der Mensch Informationen sammelt, Pläne macht und Probleme löst. (At)

Kompensatorische Techniken: Die Techniken, die eingesetzt werden, um ein physisches oder kognitives Defizit der Performanz auszugleichen, z. B. Beschaffung von Hilfsmitteln, Anpassung der Umwelt oder Anleitung zu einer neuen Art der Ausführung.

Lebensstilplanung (lifestyle planning): Techniken, die einen Menschen befähigen, zu einem Gleichgewicht zwischen Betätigungs-Elementen in seinem Leben (Arbeit, Freizeit, Selbstversorgung, Ruhe) zu kommen, um Stress abzubauen, die Lebensqualität zu erhöhen, Potential zu entwickeln und wichtige persönliche Ziele zu erreichen.

Mechanistisch: Die Tendenz, den Körper oder den Geist in seinen einzelnen Operationen wie eine Maschine anzusehen. (RH)

Eine Theorie, die besagt, dass man, um ein Phänomen zu erklären, es in seinen Teilen erkennen muss, wie sie zusammen gehören und wie sie mit einander agieren. (Kh95)

Modell: Eine Gruppe von Ideen aus unterschiedlichen Forschungsfeldern, die zu einer Synthese von Theorie- und Praxiselementen zusammengefügt sind. (RH)

Eine vereinfachte Darstellung von Struktur und Inhalt eines Phänomens oder Systems, die die komplexen Beziehungen zwischen Konzepten innerhalb des Systems beschreibt oder erklärt. (Cr)

Modellieren (modelling): 1. Ein Beispiel zum Nachahmen bieten [meist für soziales Verhalten]. (RH)

2. Das Formen mit plastischem Material.

Neurophysiologische Techniken (neurodevelopmental techniques): Techniken, die in der Behandlung von sensomotorischen Störungen benutzt werden, sie stützen sich auf Techniken wie Reflexhemmung, Einnahme bestimmter Stellungen und sensorische Integration (z. B. Bobath, Rood, PNF). (RH)

Objektbeziehungen (object relations): Die Fähigkeit einer Person, Objekten (und auch Personen) Gefühle und Emotionen entgegen zu bringen. (R)

Ontogenese: Entwicklung des Einzelwesens.

Organismisch: Eine Sichtweise der Realität, die das subjektive, interaktive und holistische Wesen der menschliche Erfahrung betont. (RH)

Paradigma (paradigm): Übereinstimmung über die grundsätzlichen Überzeugungen oder Annahmen in einem Bereich. Mittels des Ergotherapie-Paradigmas definiert der Beruf menschliche Wesen und ihre Probleme, es bildet die gedankliche Grundlage für den Weg, wie diese Probleme gelöst werden können. (Kh)

Eine allgemein akzeptierte Theorie, die die berufliche Einheit und Praxis erklärt und begründet; sie schließt alle Belange, Konzepte und das Wissen des Berufs ein und leitet Wertvorstellungen und Verpflichtungen. (Cr)

Performanz (performance): Art und Qualität der Aus- und Durchführung einer Aktivität, Handlung, Leistung.

Performanz-Fertigkeiten (performance skills): Fertigkeiten für das erfolgreiche Ausfüllen der Rollen, die von Menschen in ihrem Leben übernommen werden. (WS)

Phänomenologisch: Auf das Studium des Phänomens bezogen – Dinge, die als Teil der individuellen, bewussten, subjektiven Erfahrung wahrgenommen und wiedergegeben werden. (RH)

Problemorientierte medizinische Berichte (POMR): Ein Dokumentations-System für die Probleme eines Patienten einschließlich Planung und Strukturierung der Aktionen, um diese Probleme zu beheben. (RH)

Projektive Techniken: Die Anwendung kreativer Medien, besonders Malen, Musik, Modellieren und Schreiben, so dass die persönliche Interpretation der Arbeit angeregt und das Eingehen auf persönliche Erfahrungen, Symbole und Gefühle gefördert wird.

Reliabilität: Zuverlässigkeit, Verlässlichkeit. Das Ausmaß, in dem die Ergebnisse einer Messung oder eines Tests durch andere Personen oder zu anderen Zeiten wiederholbar sind.

Soziales Modellieren (social modelling): Verhalten oder Einstellungen formen, indem dem Lernenden ermöglicht wird, andere zu beobachten, wie sie kompetent handeln und dadurch Belohnung und Anerkennung für ihre Performanz erhalten.

Stress-Management: Unterschiedliche kognitive und verhaltensbezogene Modifikationen, bei denen der Mensch Anzeichen persönlicher Stressbelastung erkennen lernen und positive Vorbeugungs- und Verhaltensstrategien annehmen kann, um Stress zu reduzieren.

Theorie des offenen Systems (open systems theory): Lebende Organismen sind dynamische, sich selbst organisierende Einheiten, die ständig mit ihrer Umwelt interagieren. (Kh95)

Validität: Gültigkeit. Das Ausmaß, wie weit ein Messinstrument tatsächlich das misst, was es zu messen beabsichtigt. (Polgar)

Anhang

Die folgende Tabelle führt einige der allgemeinen Bereiche der Befunderhebung auf und dazu die Techniken, die mit den jeweiligen beschriebenen Ansätzen benutzt werden.

Assessment-Techniken bei Modellen und Ansätzen

Ansatz	Allgemeine Erhebungsbereiche	Techniken
Aktivitäten des täglichen Lebens	Persönliche ADL Häusliche ADL Bedarf an Hilfsmitteln	Beobachtung; Benutzung von Checklisten und Erhebungsbögen, Selbsteinschätzungs-Fragebögen; Interview
Ansatz der abgestuften Aktivitäten	Bewegungsausmaß Kraft Geschwindigkeit Händigkeit/Koordination Ausdauer Sensibilität Handfunktion – Greifen Funktionseinschränkungen Orthesenbedarf Prothesentraining	Beobachtung und funktionelle Überprüfung; Anwendung von Messgeräten; Checklisten und Tabellen; strukturiertes und unstrukturiertes Interview
Kompensatorischer Ansatz	Einsatz von Hilfsmitteln oder Veränderungen der sozialen oder physischen Umwelt	Beobachtung und Testmessungen
Verhaltensmodifikation	Performanz-Fertigkeiten, z. B. der persönlichen Versorgung, der Kommunikation, soziale und funktionelle Fertigkeiten Abnorme Reaktionen wie provozierendes Verhalten, Selbstverstümmelung, Aggression	Verschiedene standardisierte, validierte Tests für Performanz und Verhalten. Mehrere sind verfügbar, allerdings sind einige nur für Ergotherapeuten mit spezieller Fortbildung anwendbar. Informelle Tests für Verhalten können ebenfalls angewandt werden. Strukturiertes Interview
Kognitiv-perzeptiv	Apraxie Wahrnehmung von Objekten, Zeit, Ort, Person Zeitliche Orientierung Agnosie Problemlösung Strukturierung Einstellungen und Werte Flexibilität/Starrheit Gedächtnis Aufmerksamkeit/Konzentration intellektuelle Fähigkeiten – rechnen, lesen	Es gibt viele standardisierte, validierte kognitive Tests, aber für einige ist spezielle Fortbildung erforderlich. Bei perzeptiven Defiziten werden oft unstandardisierte Tests benutzt. Mehrere ergotherapeutische Tests verfügbar (z. B. Rivermead, COTNAB). Ausführliche kognitive Erhebung am besten durch klinischen Psychologen. Strukturiertes Interview, Performanz-Test

Fortsetzung

Ansatz	Allgemeine Erhebungsbereiche	Techniken
Kognitiv-verhaltensbezogen	Selbstwahrnehmung Zusammenhänge zwischen Verhalten und Gedanken/Gefühlen Angstzustände/Depression	Einstellungen Eigenwirkung Wahrnehmung der Vergangenheit/Zukunft Psychologische Tests zur Messung von Angst, Depression, Stress und Ausmaß der Beteiligung an Aktivitäten
Analytisch	Verbindung zwischen unbewussten Gefühlen und Realität Wahrnehmung der eigenen Person Wahrnehmung anderer Objektbeziehungen Gebrauch von Symbolen	Projektive Tests Persönlichkeitstests Standardisierte Tests werden bei diesem Ansatz im Allgemeinen nicht von Ergotherapeuten benutzt. Einige Tests nutzen projektive, assoziierende und symbolische Medien. Persönlichkeitstests können nur von Ergotherapeuten mit Spezialausbildung benutzt werden. Unstrukturiertes Interview
Gruppenarbeit	Wahrnehmung der eigenen Person Wahrnehmung anderer Kommunikations-Fertigkeiten Selbstbehauptungs-Fertigkeiten Ausmaß von Stress Ausmaß von Angst Soziale Fertigkeiten Reaktionen und Interaktionen in Gruppen	Einige standardisierte Tests sind für die Erhebung von Fertigkeiten verfügbar; sonst wird Patientenbeobachtung in interaktiven Settings benutzt. Unstrukturiertes Interview
Klienten-zentriert Studenten-zentriert	Assessment durch eine Person von außen ist irrelevant innerhalb dieses Modells, aber Selbsterhebung kann benutzt werden, um das Identifizieren eines Problembereiches, die Zielformulierung oder die Erfolgsmessung zu unterstützen. Interviews benutzen klienten-zentrierte, reflektierende Techniken.	
Veränderungsprozesse		
Rehabilitation	Assessments der Rehabilitation testen Funktionen, sind auf das Erkennen von Defiziten gerichtet und notieren Besserungen. Erhebungsinstrumente beziehen sich meist auf den gewählten Ansatz oder die Technik oder auf einen speziellen Betätigungsbereich – siehe an anderer Stelle dieser Tabelle.	
Entwicklung	Chronologische versus tatsächliche Entwicklungsstufen in Performanz-Fertigkeiten – motorisch, sensorisch, perzeptiv, kognitiv, interaktiv	Tests sind immer standardisiert, viele formale Tests für die Pädiatrie sind im Handel erhältlich. Strukturierte oder unstrukturierte Interviews
Lernen	Testen von Lernzuwachs gehört nicht zu den Aufgaben von Ergotherapeuten (außer auf einer sehr niedrigen Stufe) und sollte daher an einen Pädagogen oder pädagogischen Psychologen delegiert werden (siehe an anderer Stelle dieser Tabelle).	
Adaptation	Spezielle Tests für Adaptationsfähigkeit sind bisher nicht entwickelt worden, aber die unter kognitiv-verhaltensbezogen aufgeführten können geeignet sein; zusammen mit anderen Tests messen sie die Rigidität/Flexibilität und Einstellung zu Veränderungen.	
Problemorientiertes Prozessmodell	Hängt von dem gewählten Ansatz ab – siehe oben.	

Fortsetzung

Ansatz	Allgemeine Erhebungsbereiche	Techniken
Ergotherapie-Modelle		
Adaptive Fertigkeiten	Erhebung der Entwicklungsstufe in sechs Performanzbereichen: Sensorische Integration Kognition Perzeption Dyadische Interaktion Gruppeninteraktion Eigenidentität	Standardisierte Tests zum Gebrauch innerhalb des Interviews in dem jeweiligen Modell
Anpassung durch Betätigung	Evaluation der physischen, psycho-sozialen, entwicklungs-bezogenen und Umweltprobleme. Entwicklung von Fertigkeiten Verkettetes (chained) Verhalten Informations-Fertigkeiten Problemlöse-Fertigkeiten	Beobachtung der Performanz; Interview; informelles Testen, Testen spezieller Fertigkeiten; geeignete standardisierte Tests, simulierte Aufgaben; Erfolgsmessung; Zeitmessung
Menschliche Betätigung	Erheben der durch das Modell vorgegebenen Fertigkeiten. Beteiligung an Betätigungen (früher, jetzt, zukünftig) Eigenwahrnehmung bezogen auf Betätigungen	Beobachtung und Performanztests; entwickelt sind z. B.: Erhebung der motorischen und Prozessfertigkeiten (AMPS) Assessment der Kommunikations- und Interaktionsfertigkeiten (ACIS)* Fragebogen zur Volition* Worker Role Interview* Selbst auszufüllende Checklisten und Fragebögen: Rollen, Interessen, Betätigungen NIH Aktivitäts-Dokumentation Selbsterhebung der Betätigungs-funktion (SAOF) Interviews und differenzierte Erhebung der Vorgeschichte sind wichtig; manche sind standardi-siert wie: Interview zur Fallanalyse der Betätigung mit Einstufungs-skala; Assessment der Betäti-gungsfunktionen; Interview zur Vorgeschichte der Betätigungsper-formanz
Kanadisches Modell der Betäti-gungs-Performanz	Erhebung der Performanz-Komponenten: physisch, geistig, sozio-kulturell, psychisch	Canadian Occupational Performance Measure (COPM)*
	Erhebung der Aufgaben-bewältigung	Andere Beobachtungs- oder Performanz-Tests je nach Problem/Ansatz
	Erhebung der Betätigungs-Performanz: Selbstversorgung; Produktivität; Freizeit	

Fortsetzung

Ansatz	Allgemeine Erhebungsbereiche	Techniken
Kognitive Fähigkeitsstörungen	Assessment der kognitiven Ebene innerhalb der Strukturen des Modells	Allen-Test der kognitiven Ebene Test der unteren kognitiven Ebene Test der Objektklassifizierung Interview zur früheren Bewältigung routinemäßiger Aufgaben (strukturiertes Interview und Aufgabe für den Patienten) Auch Beobachtung der funktionellen/sozialen Performanz
Aktivitätsgesundheit	Detaillierte Vorgeschichte der früheren, jetzigen und beabsichtigten Beteiligung an Aktivitäten	Strukturierte Interviews und Beobachtungen Selbst-Einstufungsinstrumente Typische Arten von Aktivitäten (mit zugehörigem Plan der analysierten Aktivitäten)
	Assessment der Fertigkeiten und funktionellen Fähigkeiten	Übliche Methoden

Betätigungsbereiche

Manche ergotherapeutischen Erhebungsinstrumente sind eher Betätigungsbereichen zugeordnet als einem Modell, werden aber doch oft in Verbindung mit einem Modell angewandt.

Selbstversorgung	(siehe ADL-Ansatz)	
Arbeit	Für die Arbeit erforderliche Fertigkeiten, Kenntnisses, Einstellungen und Gewohnheiten. Speziell z.B.: Arbeitsausdauer Zeiteinhaltung Arbeitsbezogene Fertigkeiten – motorische, kognitive, sensorische, interpersonelle Rechnen, Schreiben Arbeitsplatz-Analyse Arbeitseignung	Beobachtung Performanz-Tests Checklisten und Einstufungsskalen Einige standardisierte Tests Strukturierte und unstrukturierte Interviews Zur ausführlichen Arbeitseignungsprüfung sollte der Patient am besten an einen Arbeitspsychologen oder Berufsberater überwiesen werden.
Freizeit	Fertigkeiten, Interessen und Einstellungen bezüglich Freizeit Einstellungen/Werte Zeiteinteilung/Planungsfähigkeit Interessenliste Eigenwahrnehmung Mapping der Freizeitbeteiligung	Fragebögen und Checklisten, oft als Selbsteinschätzung Strukturierte und unstrukturierte Interviews

* **in deutscher Sprache erhältlich bei:** Aha-Seminare in Arbeitstherapie, Klinik für Psychiatrie und Psychotherapie, Rohdehof 3, 30853 Langenhagen, Tel 0511 7300 – 548, Fax -549

> Sinnvolle Übungen zu diesem Teil:
> 1. Schreiben Sie auf, welche Erhebungsbögen Sie derzeit benutzen. Fühlen Sie sich bei einem Modell besonders wohl?
> 2. Benutzen Sie standardisierte oder validierte Tests bzw. haben Sie bei deren Einsatz zugesehen?
> 3. Besorgen Sie sich Erhebungsbögen und Anleitungen zu mehreren ergotherapeutischen Erhebungsinstrumenten und beurteilen Sie sie kritisch. Wie gut verständlich sind sie? Sind sie professionell aufgemacht? Versuchen Sie einzuschätzen, als wie valide die Ergebnisse mit diesen Instrumenten angesehen werden können.
> 4. Wenn Sie meinen, dass ein Bogen oder ein Instrument verbessert werden könnte – wie würden Sie vorgehen? Versuchen Sie, eine neue Version zu erstellen.

Index

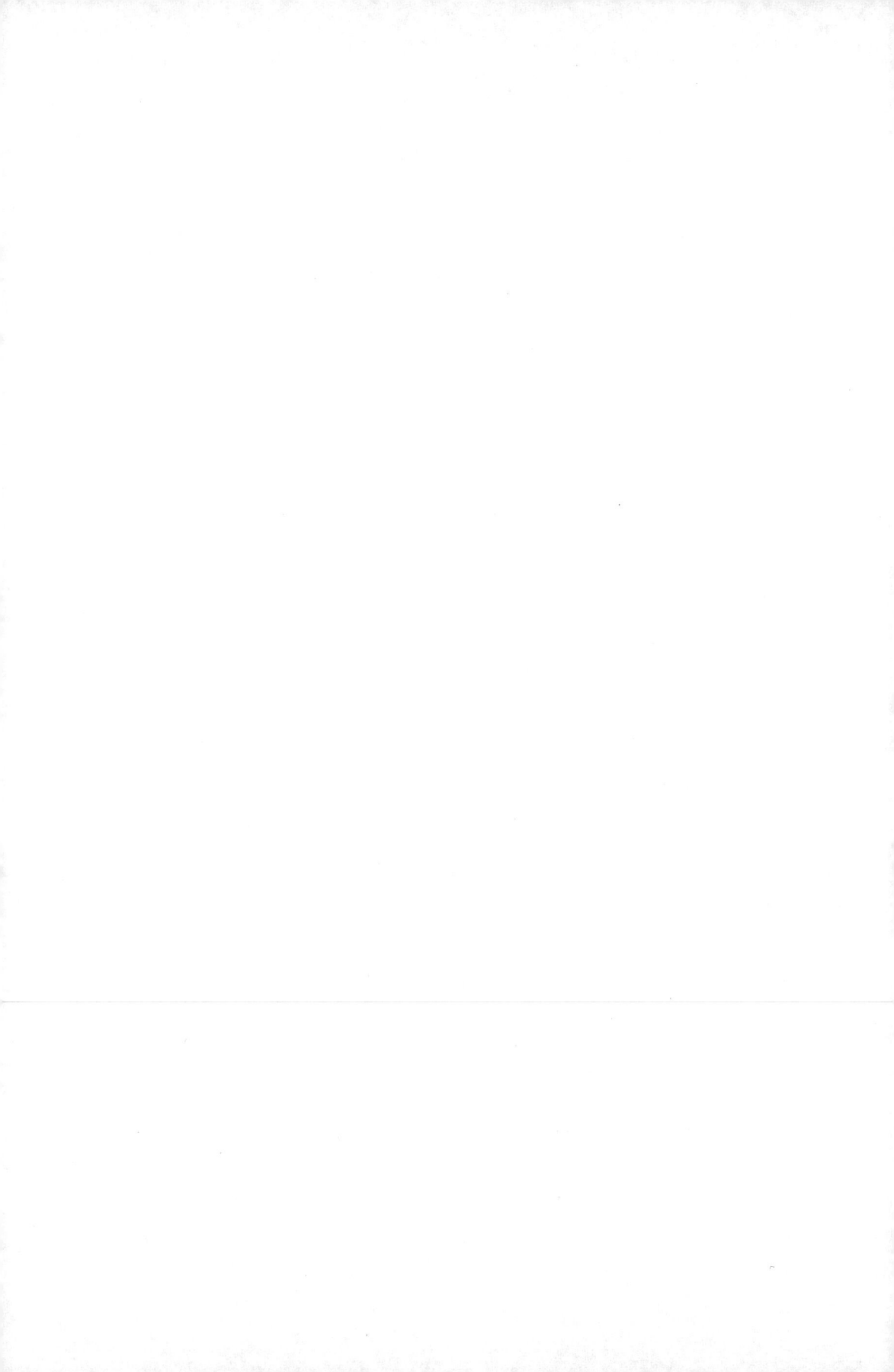